主 编 张必萌

副主编 寿 崟

针灸学

理论与实践

 中国出版集团有限公司

 世界图书出版公司

上海 西安 北京 广州

图书在版编目(CIP)数据

针灸学理论与实践 / 张必萌主编. — 上海 : 上海
世界图书出版公司,2024.6
ISBN 978 - 7 - 5232 - 0130 - 5

Ⅰ. ①针… Ⅱ. ①张… Ⅲ. ①针灸学 Ⅳ. ①R245

中国国家版本馆 CIP 数据核字(2024)第 099249 号

书　名	针灸学理论与实践	
	Zhenjiuxue Lilun yu Shijian	
主　编	张必萌	
副主编	寿　崟	
责任编辑	陈寅莹	
装帧设计	南京展望文化发展有限公司	
出版发行	上海世界图书出版公司	
地　址	上海市广中路 88 号 9 - 10 楼	
邮　编	200083	
网　址	http://www.wpcsh.com	
经　销	新华书店	
印　刷	江阴金马印刷有限公司	
开　本	787mm×1092mm　1/16	
印　张	14.5	
字　数	250 千字	
版　次	2024 年 6 月第 1 版　2024 年 6 月第 1 次印刷	
书　号	ISBN 978-7-5232-0130-5/ R · 737	
定　价	88.00 元	

编委名单

主　编
张必萌

副主编
寿　崟

编　委
（按所著章节排序）

刘　鹏　李斯雯　张开勇

作者简介

　　张必萌　上海交通大学医学院附属第一人民医院（暨上海市第一人民医院）针灸科主任，医学博士，主任医师，教授，硕士研究生导师。

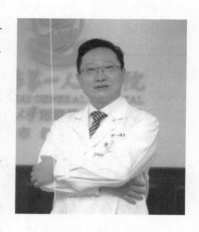

　　现任中国针灸学会针灸临床分会常务委员，中华中医药学会精准医学分会常务委员，中华中医药学会疼痛学分会常务委员，中国针灸学会实验针灸分会委员，上海市中医药学会疼痛学分会副主任委员，上海市针灸学会常务理事，上海市针灸学会针刺手法专业委员会副主任委员，上海市针灸学会针灸康复专业委员会副主任委员，上海市针灸学会针药结合分会主任委员。《上海针灸杂志》等期刊编委，全国高等中医药院校规划教材《经络腧穴学》编委；入选上海市中医药领军人才等。

　　作为课题主要负责人承担国家自然科学基金、国家中医药管理局、上海市科委和上海市卫健委（原上海市卫生局）等科研课题30余项，获国家科技进步二等奖、中国中西医结合学会科学技术二等奖、中华中医药科技进步三等奖、上海市科技进步三等奖等，参编出版学术专著5部，获国家发明专利3项，实用新型专利5项，在国内外各级学术期刊上发表论文100余篇，其中被SCI收录30余篇。

寿崟　医学博士,上海交通大学医学院附属第一人民医院(暨上海市第一人民医院)针灸科副主任医师。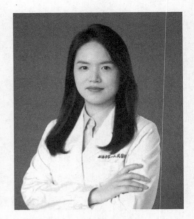

现任上海市第一人民医院"三导"优秀教师、上海交通大学医学院讲师、华东师范大学外聘讲师、《上海中医药报》卓越作者群成员,曾担任上海中医药大学留学生双语教学讲师、"基层常见病规范化诊疗医学教育活动"特约讲者、《新民周刊》和《康复杂志·健康家庭》医学顾问等。

中华中医药学会精准医学分会青年委员、中国针灸学会电针专业委员会委员、上海市针灸学会针药结合分会秘书长、上海市针灸学会刮痧分会常务委员、上海市中医药学会流派分会青年委员、上海市中医药学会芒针专委会委员。

主持省部级课题1项、市局级课题1项;参与1项国家重点研发计划及多项国家自然科学基金项目;获医学专项人才计划资助;以第一作者发表SCI论著及核心期刊论著十余篇、专利3项,参编专著2部,教学论文4篇。曾获《中国疼痛医学杂志》优秀论文二等奖、上海交通大学医学院优秀青年教师等奖项。

序

随着时代的进步,学科地位的提升,针灸硕士专业学位(代码:1059)在 2022 年已提升为一级学科,这一变化是国家中医药教育改革创新的重要成果,说明随着针灸国际影响力的扩大,国家对培养医药卫生领域人才有了新的培养模式和服务模式,凸显了中医药学非药物疗法在健康卫生领域的医学视角。为提高西医院校的临床医学本科生中医学教学质量,为顺应时代潮流与需求,编纂一本符合西医院校本科生特点,同时又适合教学与临床实际需求的针灸学教材是十分关键的课题。

针灸学的理论一直是西医院校临床专业的本科生学习理解上的难点,针灸学的实践又是学习者感兴趣的内容。本教材的特色在于打破传统针灸学教学体例,从身体部位入手,以临床病案为切入点,将中医针灸理论通过病案阐释,从而达到理论与实践的结合。既为学习者梳理针灸学理论,解除疑惑,夯实基础,又为其掌握针灸学临床思维与实践应用提供途径。本教材突破在于利用针灸学具备理论与实践技能兼备的特点,打破以往的课程常规,大量增加实践内容,给同学们以直观体验,从而更好地理解针灸学内涵,更好地树立文化自信,坚定信仰。该教材有助于西医院校学生学习和掌握针灸学,对于在职的中西医结合医生或者西学中的西医医生也是一本十分实用的参考用书。

该教材主编张必萌教授从事西医院校中医针灸学教学工作二十余年,分别执教过五年制临床医学、八年制临床医学,教学经验非常丰富。他为本教材的面世做了大量的组织、指导、编纂工作,他的教学团队先后发表过多篇西医院校中医针灸学教学论文,有较深入的研究与思考。本教材的编写获得了上海交通大学医学院 2022 年度一流本科教材建设项目的资助。

吴焕淦

编写说明

    针灸学是我国传统医学的一个重要组成部分,学科地位近年来逐渐攀升,目前已经成为一级学科。针灸学的国际影响力很大,是我国对外交流的一张世界级名片。针灸学作为非药物疗法的典型代表,它在医药领域的应用具有重要的意义。因此,西医院校的针灸教学应该引起足够的重视。提高针灸学的教学质量,教材是关键。

    本书着眼于编写适合西医院校针灸教学要求,并具有中西医结合特色的中医针灸学教材。通过人体部位来进行章节的分类,以具有针灸治疗特色的重点疾病的临床病案作为切入点进行重点介绍,将中医病因病机临床治法一一剖析。针灸学理论中的经络学、腧穴学、刺法灸法学、针灸治疗学等常规内容围绕疾病为中心,融会贯通,将理论带入实践,加深学生的临床印象,用实践来领悟理论,给西医学生带来更直观的针灸学感受。

    本教材为开拓学生临床思维,强调临床实用性,增加了大量针灸学科重点病种以及针灸特色疗法,以期培养学生对针灸学的兴趣,加深学生对针灸学特色的理解,增加中西医结合的领悟力。

    本教材由上海交通大学医学院附属第一人民医院针灸学理论与实践教研室编写。第一章由刘鹏、张必萌、寿崟编写;第二章由寿崟、张必萌编写;第三章由李斯雯、刘鹏、张开勇、张必萌编写;第四章由张开勇、张必萌编写。本教材编写过程中,得到了上海交通大学医学院、上海中医药大学的大力支持,谨以此表示感谢!

    编写一本适合西医院校学生特点、符合实际教学需要的针灸学教材一直是我们的理想。经过多年的酝酿,在上海交通大学医学院和世界图书出版上海有限公司的大力支持下,从 2022 年开始召开了多次主编会议,经过大家的努力,现在终于能够付梓刊行,实属不易。由于水平有限,书中的不足之处在所难免,恳请广大读者多多赐教。

本教材供高等医学院校西医临床专业学生使用,也可供临床医生和广大读者参考。

张必萌

2024 年 2 月于上海

本教材的编写获得了

上海交通大学医学院 2022 年度

一流本科教材建设项目的资助

目 ● 录

第一章
上肢部经络腧穴理论与临床应用实践

【导学】　本章主要介绍了肩颈部、肘关节、腕关节等部位的经络腧穴理论与临床应用实践内容，需要掌握颈椎病、肩关节周围炎、肱骨髁上炎、臂丛神经痛的常用腧穴配伍、刺法灸法、治疗治则；理解腕管综合征、落枕、正中神经损伤、狭窄性腱鞘炎的辨证分型；了解其他上肢部疾病的常见适应证的常用治疗方法。

第一节·肩颈部

一、颈椎病

【病因病机治法】

颈椎病是因颈椎骨质增生、颈项韧带钙化、颈椎间盘萎缩退化等改变，刺激或压迫颈部神经、脊髓、血管而产生的一系列症状和体征。本病发病缓慢，以头枕、颈项、肩背、上肢等部位疼痛以及进行性肢体感觉和运动功能障碍为主症。颈椎病分为6型，即：颈型、神经根型、脊髓型、椎动脉型、交感型和混合型。颈椎病属中医学"眩晕""痹证"等范畴,其发生常与伏案久坐、跌仆损伤、外邪侵袭或年迈体弱、肝肾不足等有关。本病病位在颈部筋骨,与督脉、手足太阳、少阳经脉关系密切。基本病机是筋骨受损,经络气血阻滞不通。《诸病源候论》亦云:"体虚弱,若中风寒,随邪所中之筋则挛急,不能屈伸。"风邪一旦入侵太阳经可导致体内营卫失和,造成颈肩僵硬等症状;寒邪一旦伤阳气就会造成体内气血不通,不通则痛,同时寒凝气滞,引起肌肉挛缩等症状;湿邪黏滞,胶结难除[1]。《针灸大全·卷之四》:颈项拘急引肩背痛,取后溪、承浆、百会、肩井、中渚。《扁鹊神应针灸玉龙经·针灸歌》:头强项硬刺后溪。《医宗金鉴·正骨心法要旨》云:"因跌、仆、闪、失,以致骨缝开错,气血郁滞,为肿为痛",闪挫伤等导致颈项肩臂筋脉受损,气血溢出脉外,经脉瘀阻而发本病。《素问·六节脏象论篇》曰:"肾者,封藏之本,精之处也;其华在发,其充在骨。"由此可见,本病的基本病机为本虚标实,本虚为气血亏虚、肝肾不足,标实为风、寒、湿、痰、血等邪瘀阻经脉,而以标实为主,故见本病多颈肩背臂疼痛、麻木,活动不利。辨证大致分为:① 风寒痹阻:久卧湿地或夜寐露肩而致项强脊痛,肩臂酸楚,颈部活动受限,甚则手臂麻木冷痛,遇寒加重。舌淡,苔白,脉弦紧。治疗以祛风散寒,通络止痛。② 气滞血瘀:多在外伤后出现颈项、肩臂疼痛,手指麻木,劳累后加重,项部僵直或肿胀,活动不利,肩胛冈上下窝及肩峰有压痛。舌质紫暗有瘀点,脉涩。治疗以行气活血,通络止痛。③ 肝肾亏虚:颈项、肩臂疼痛,四肢麻木乏力,头晕耳鸣,腰膝酸软,遗精,月经不调。舌红,苔少,脉细弱。治疗以补益肝肾,通络止痛。基本治法:通经止痛。取局部腧穴和手足三阳经穴、督脉穴为主。颈椎部常用腧穴见图1-1。主穴:颈夹脊、天柱、风池、曲池、悬钟、阿是穴。方义:颈夹脊能疏调局部筋骨;天柱疏通太阳经气;风池疏

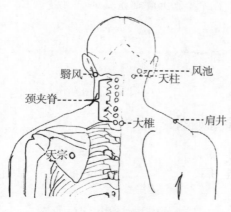

图1-1 颈椎部常用腧穴

通少阳经气;曲池疏通阳明经气;悬钟为髓会,有滋肾壮骨,以求治本的作用;阿是穴调节局部筋脉。诸穴配伍,共同疏导太阳、阳明、少阳及督脉经气,共奏通经止痛之功。配穴:病在太阳经配申脉;病在少阳经配外关;病在阳明经配合谷;病在督脉配后溪。外邪内侵配合谷、列缺;气滞血瘀配膈俞、合谷;肝肾不足配肝

俞、肾俞。上肢麻、痛配合谷、手三里；头晕头痛配百会或四神聪；恶心、呕吐配中脘、内关；耳鸣、耳聋配听宫、外关。

【病案举隅】

患者，男，33岁，2023年5月16日初诊，颈部疼痛伴右手麻木1个月。1个月前无明显诱因的情况下出现颈椎疼痛伴右手小指麻木，局部刺痛。患者自述平时办公长时间久坐，用电脑时间平均每天9h。2周前做颈椎X线检查示：颈椎生理曲度变直，椎体边缘增生，建议进一步做颈椎MRI。2023年5月11日查颈椎MRI示：颈椎生理曲度变直，椎体后缘增生，第5～6颈椎和第6～7颈椎椎间盘向右后方突出。查体：颈椎右转60°，伴颈部肌肉疼痛，左转90°，后仰60°，低头时候右手麻木加重，右上肢肌力正常Ⅴ级，大便不畅，夜寐差，舌红，苔白腻，脉涩。诊断为项痹（气滞血瘀证），治法：行气活血，通络止痛。操作：患者坐位或仰卧位，取天柱、颈夹脊穴、大椎、太冲、后溪、申脉、悬钟穴，利用华佗牌毫针，在患者百会穴针尖向后平刺0.5寸，下颌方向或鼻尖处针尖直刺1.5寸，在夹脊针刺直刺入1.0寸，脊柱方向用大椎穴针尖刺入0.5寸，下颌方向风府穴针刺缓慢刺入深度为0.5寸，太冲与内关垂直进针1.0寸，各处进针时均捻转平补平泄进针[2]，后溪穴直刺0.8寸，申脉穴直刺0.2寸，悬钟穴直刺1寸，留针30min。取针后，疼痛部位拔罐疗法，5min。耳穴疗法：取穴：颈、肩、神门，常规消毒后，取0.25mm×0.30mm揿针，贴在对应耳穴上，嘱患者每日按压3～5次，24h后取下。每次每穴按压1min，以出现酸、麻、痛感为准。2023年5月29日复诊，患者疼痛症状明显好转，仍有手指麻木症状，按原法继续治疗。6月20日患者告知手麻症状消失，已愈。嘱其加强颈椎肌肉锻炼，减少低头时间。

【小结】

颈椎病患者主要的临床表现为颈肩部的疼痛，因此缓解疼痛是治疗的首要任务[3]。颈夹脊、天柱、大椎为局部选穴，可舒筋骨、通经络，疏导颈项部气血；后溪、申脉分属手足太阳经，且均为八脉交会穴，后溪通督脉，申脉通阳跷脉，两穴上下相配，功在疏导颈项、肩胛部气血；悬钟为髓会，有滋肾壮骨，以达治病求本之功。《张氏医通》云："肾气不循故道，气逆挟脊而上，致肩背痛，……或观书对襄久坐致脊背痛。"由于长时间的不良姿势，如长期低头工作、久坐等致颈项部经脉受损，气血不通，气机瘀滞，经脉失养或颈项部气血阴阳失衡而发本病。本病近年来呈现出年轻化趋势，日常诊疗过程中要嘱患者加强颈部锻炼，增加颈椎肌肉力量。

【思考题】

你认为颈椎病的不同分型在针灸治疗上有何区别？

【参考文献】

［1］张威.针灸结合中药治疗神经根型颈椎病 41 例[J].光明中医,2009,24(4)：697－698.

［2］殷素婷.经颅多普勒对颈椎定点伸引术治疗椎动脉型颈椎病的血流动力学变化[J].中国老年学杂志,2012,32(10)：2030－2031.

［3］谢艺燕,赵学田.中医治疗神经根型颈椎病临床研究进展[J].辽宁中医药大学学报,2015,17(03)：194－196.

二、落 枕

【病因病机治法】

落枕是以颈部突然发生疼痛、活动受限为主症的病证,主要指急性单纯性颈项强痛。属颈部伤筋范畴,又称"失枕""失颈"。落枕的发生常与睡眠姿势不正、枕头高低不适、颈部负重过度、寒邪侵袭颈背部等因素有关。本病病位在颈项部经筋,与督脉、手足太阳和足少阳经密切相关。基本病机是经筋受损,筋络拘急,气血阻滞不通。《备急千金要方·卷三十》：少泽、前谷、后溪、阳谷、完骨、昆仑、小海、攒竹,主项强急痛不可以顾。《针灸资生经·第六》：肩井,治颈项不得顾……天牖、后溪,治颈项不得顾……天柱,治颈项筋急不得顾……天井,疗颈项及肩背痛。《灵枢·杂病篇》有言："项强不能(回)顾,取手太阳;不能俯仰,取足太阳"。因此,当患者表现为颈项强痛,部位主要在颈项部后外侧,距正中较远,或牵连耳后及肩胛,不能左右转动,病属手太阳经时,宜取该经腧穴后溪;部位主要在后项部,距后正中线较近,甚则痛连后头部或项背部,不能前后俯仰,病属足太阳膀胱经时,宜取本经腧穴束骨;若部位在颈侧部,不能左右偏头,则病属少阳经,可取手少阳经腧穴中渚及足少阳经腧穴足临泣;少部分病属阳明经者,可取手阳明经腧穴三间及足阳明经腧穴陷谷。此外,常常配用八会穴中的筋会阳陵泉。主症：颈项强痛,活动受限,项背部或颈肩部压痛明显。督脉、太阳经证：项背部强痛,低头时加重,项背部压痛明显。少阳经证：颈肩部疼痛,头部歪向患侧,颈肩部压痛明显。治法：通经活络,舒筋止痛。取局部穴为主,配合循经远端取穴。主穴：天柱、阿是穴、后溪、悬钟、外劳宫。配穴：督脉、太阳经证配大椎、申脉;少阳经证配风池、肩井。因为足少阳、手太阳经循行于颈项部,悬钟、后溪分属两经,与局部天柱、阿是穴合用,远近相配,可疏调颈项部经络气血,舒筋通络止痛;外劳宫又称落枕穴,是治疗本病的经验穴,有活血通络、解痉镇痛作用。用毫针泻法。先刺远端穴,持续捻转,嘱患者慢慢活动颈部和肩部,一般疼痛可有所缓解。再针局部的腧穴,根据需要可加艾灸或点刺出血。

【病案举隅】

患者,男,39 岁,于 2021 年 3 月 19 日初诊。主诉:颈项强痛 2 个月余。2 个月前突然发生左侧颈项强痛,经过推拿治疗 2 周左右,效果不显。又在其他医院行颈椎 X 线检查,被确诊为颈椎退行性病变。曾服中、西药物治疗,疗效甚微。近来症情更为严重,不能转侧和后仰,且每以夜间加剧,特来针灸科就诊。现病史:左侧颈项强痛,颈椎活动受限,夜间痛甚。食欲不振,精神疲惫,左侧胸锁乳突肌、左侧斜方肌明显压痛,舌苔薄白,脉浮紧。诊断:落枕(气滞血瘀证)治疗宜行气活血、通络止痛。取穴:取手三里(左侧用指针)、后溪穴(双)、阳陵泉。手三里针后疼痛立减,患者自觉患处热感,颈椎可以自由活动,右转颈椎时稍有疼痛。再针双侧后溪,在患者吸气时进针,行提插捻转泻法与呼吸泻法,同时嘱患者先小幅度颈部前屈、后伸,左右侧屈活动颈部,再缓慢活动至自己所能忍受的最大范围的幅度,且配合深呼吸(吸气时间短、呼气时间长)。如此行针 1min,继按上法针双侧阳陵泉,留针 15min,出针前嘱患者再深呼吸,在患者呼气时出针[1]。颈项部常规消毒后,采用梅花针局部叩刺并刺络拔罐,留罐 10min。取罐后,患者诉颈项不适症状消失,且活动自如。

二诊(2021 年 3 月 28 日):指针后疼痛基本消失,仅在活动时有微痛,按上法继续治疗。

三诊(2021 年 4 月 7 日):疼痛完全消失,食欲大增,精神尚佳。1 周后查访已痊愈。

此患者发病虽未感觉有明显的诱因,一般的落枕发病多为风寒之邪侵袭所致,致使阳明之经气运行不畅,经筋之气阻滞,故取阳明经之手三里穴以疏通阳明之气血,从经脉循行的角度来讲,手太阳小肠经行颈部,根据"俞主体重节痛",选取手太阳小肠经之"输穴"后溪以止痛,该例辨证又属实证,实则泻之,故运用提插捻转泻法,泻该穴可以疏通手太阳小肠经之经气,通则不痛;阳陵泉又为八会穴之筋会,故针刺该穴可以治疗筋经病证,与后溪穴配合,可增强通经活络、行气止痛之功。

【小结】

落枕大多由睡眠时颈部位置不当、负重颈部扭伤或风寒湿邪侵袭项背所致。由急性损伤和风寒湿外邪侵袭引起的,检查时发现颈部肌肉痉挛,有明显压痛点和局部疼痛、僵硬[2]。本病多因风寒外袭太阳经脉,致气血凝滞,脉络不通,项失所养,引发疼痛;或因颈项部用力不当、夜寐位置欠佳、外力损伤等造成血瘀气滞,经脉痹阻,而致项强不利,疼痛难忍。本证虽有外感、扭伤之别,针灸、药物、理筋等治疗方法均有较好疗效,诸法可同时并进,亦可单独使用。临床上根据病情四诊合参,结合患者的具体情况,灵活选用,方能达到最佳效果。

【参考文献】

[1] 李丹丹,吴清明,严洁,等.严洁教授针灸治疗落枕临床经验[J].中医药导报,2015,21(22):36-38.

[2] 陈宗勇.针灸治疗落枕3例[J].中国民间疗法,2013,21(2):15-16.

三、肩关节周围炎

【病因病机治法】

肩关节周围炎,中医称之为"漏肩风",是以肩部疼痛,活动受限为主症的病证。因本病多发于50岁左右的成人,故俗称"五十肩"。常出现肩关节疼痛甚至粘连,活动明显受限,又称"肩凝症""冻结肩"等。漏肩风的发生常与体虚、劳损及风寒侵袭肩部等因素有关。本病病位在肩部筋肉,与手三阳、手太阴经密切相关。基本病机是肩部经络不通或筋肉失于气血温煦和濡养。多由于感受风寒,气血痹阻,或劳作过度,外伤损及筋脉,或是年老气血不足,筋骨失养,导致本病的发生。《针灸甲乙经·卷十》:肩重不举、臂痛,肩髎主之。《玉龙赋》:风湿搏于两肩,肩髃可疗。《针灸资生经·第五》:肩髎,疗肩重不举。《循经考穴编》:肩贞,直刺入二寸五分,治肩骨一点大疼,宜单泻之。《针灸集成·卷二》:肩痛累月,肩节如胶连接,不能举,取肩下腋上两间空虚针刺,针锋几至穿出皮外,一如治肘之法,慎勿犯骨,兼刺筋结处,神效。西医学认为本病早期以疼痛为主,后期以功能障碍为主。西医对于肩周炎的主要治疗原则包括解除疼痛,对肌肉挛缩所致的活动障碍应对症治疗和改善关节挛缩。目前国际上缓解疼痛的治疗手段有很多,虽然均可以在一定程度上缓解肩周炎的疼痛症状,然而疗效维持时间短暂,不能改变自然病程[1-2]。根据临床辨证论治分为,手阳明经证:疼痛以肩前外部为主且压痛明显,肩髃穴处疼痛或压痛明显,外展疼痛加重。手少阳经证:疼痛以肩外侧部为主且压痛明显,肩髎穴处疼痛或压痛加重。手太阳经证:疼痛以肩后部为主且压痛明显,肩贞、臑俞穴处疼痛或压痛明显,肩内收疼痛加重。手太阴经证:疼痛以肩前部为主且压痛明显,中府穴处疼痛或压痛明显,后伸疼痛加重。基本治法是通经活络,舒筋止痛。取局部穴为主,配合循经远端取穴。主穴取肩髃、肩髎、肩贞、肩前、阿是穴、阳陵泉、条口、承山;配穴取手阳明经证配三间;手少阳经证配中渚;手太阳经证配后溪;手太阴经证配列缺。方义肩髃、肩髎、肩贞分别为手阳明、手少阳、手太阳经穴,与奇穴肩前、阿是穴均为局部选穴,可疏通肩部经络气血,通经活血而止痛;阳陵泉为筋会,可舒筋止痛;条口透承山可疏导太阳、阳明两经气血,为临床经验效穴。操作时,毫针刺,泻法或平补平泻。也可行透刺法:肩髃透极泉、肩髎透极泉、肩前透肩贞。局部穴位可加灸法。肩关节活动受限者,在局部穴针刺前或出针后刺远端穴,行针后让患者活动肩关节。其他方法还有:① 拔罐取肩部阿是穴。行刺络拔罐,2～3 日治疗 1 次。② 火针取肩部阿是穴。2～3 日治疗 1 次。③ 电针取穴参考基本治疗之主穴。局部、远端各取一组穴,选用密波或疏密波。④ 穴位注射取肩部阿是穴。选用当归注射液,穴位常规注射。⑤ 针刀肩关节出现粘连时,局麻下将针刀刺入痛点,可触及硬结和条索,顺肌纤维走行方向分离松解粘连。

【病案举隅】

患者,女,51 岁,初诊日期:2022 年 12 月 13 日。主诉:左肩疼痛、活动受限 1 个月。现病史:患者 1 个月前因受凉而致左侧肩部疼痛、活动受限,左臂外展不能平肩,内收上提时手不能触及对侧脸颊,家中休息后未见明显缓解,反而自觉逐渐加重,夜间为重,晨起活动后稍缓解,后自贴麝香解痛膏药于患处,亦未见缓解,故来就诊。查体及实验室检查(阳性指标):舌红苔薄白,脉弦。左上肢外展及后背活动均受限。西医诊断:肩关节周围炎;中医诊断:漏肩风;证候诊断:外邪内侵证;治疗原则:祛风散寒,活血通络。取穴:条口、肩髃、肩髎、肩贞、肩前、合谷、曲池、风池、内关(均取患侧)。操作:患者坐位,以上穴位及医者持针手指常规消毒,选用 0.25mm×40mm 一次性毫针进行针刺,先选右侧下肢条口穴,进针时嘱患者咳嗽一声,随咳进针。进针后活动患侧肩部 5min。5min 后依次针肩髃、肩髎、肩贞、肩前穴,用捻转补法,合谷、曲池、风池用捻转泻法,内关用平补平泻法。留针 30min,每日 1 次。针刺治疗 7 次后,患者即觉疼痛症状较前明显减轻,左臂活动幅度亦较前改善。继续治疗7次,疼痛基本消失,左臂外展、内收、上提均较自如,嘱坚持肩部功能锻炼,未再来诊。

【小结】

漏肩风一病,多因体虚、劳损,风寒侵袭肩部,使经气不利所致。本病好发年龄在50岁左右,女性发病率略高于男性,多见于体力劳动者,肩关节可有广泛压痛,并向颈部和肘部放射,还可出现不同程度的三角肌萎缩,本病如得不到有效的治疗,有可能严重影响肩关节的功能活动。治疗的目的主要在于改善肩部血液循环,加强新陈代谢,减轻肌肉痉挛,牵伸粘连和挛缩的组织,以减轻和消除腰痛,恢复肩关节的正常功能,恢复日常生活自理能力。本病早期针灸治疗效果较好,针灸治疗以近部取穴及循经远道取穴为主。条口穴为治疗肩痛症的特效穴,临床上常常用动留针法,往往取得不错的疗效。肩髃、肩髎、肩贞三穴,分别为手阳明经、手少阳经、手太阳经穴,加肩前穴,均为局部选穴,可疏通肩部经络气血;合谷、曲池为手阳明经穴,手阳明经循行经过肩部,取二穴可疏通经络,通利关节;风池穴可祛风散寒,内关穴行气活血,二穴活血祛风而止痛。

【思考题】

肩周炎在针灸治疗时如何配合活动类手法?

【参考文献】

[1] Buehbinder R, Hoving J L, Green S, et al. Short course prednisolone for adhesive capsulitis (frozen shoulder or stiff painful shoulder): a randomised, double blind, place bocon trolled trial[J]. Ann Rheum Dis, 2004, 63(11): 1460 - 1469.

[2] Dahan T H, Fortin L, Pelletier M, et al. Double blind randomized clinical trial examining the efficacy of bupivacaine suprascapular nerve blocks in frozen shoulder[J]. J Rheumatol, 2000, 27(6): 1464 - 1469.

四、臂丛神经痛

【病因病机治法】

臂丛神经痛是各种原因导致臂丛神经根、干出现无菌性炎症,以锁骨上窝、肩、腋、前臂尺侧等部位出现强烈的放射性,甚至呈刀割样、撕裂样、烧灼样或针刺样疼痛为主症,可伴有肢体运动、感觉障碍和肌萎缩的疾病。臂丛由第5~8颈椎及第1胸椎脊神经前支组成,主要支配上肢运动及感觉,受损时常产生神经支配区疼痛,故称为"臂丛神经痛"[1]。按病因分,原发性:原发性臂丛神经痛病因不明,可能是变态反应性疾病,偶有家族性病例见于轻度外伤、注射、疫苗接种、轻度系统性感染。继发性:臂丛神经痛为臂丛邻近病变压迫,有神经根压迫和神经干压迫。较为多见。按其病损部位分,根性臂丛神经痛:根性臂丛神经痛的原因有颈椎的各种病损、颈髓肿瘤、硬膜外转移癌等。干性臂丛神经痛:颈胸出口区综合征、臂丛神经炎、颈部肿瘤、外伤、结核、肺尖部肿瘤等。根据疼痛局限于臂丛神经所支配的范围内,刺激或压迫臂丛使疼痛加剧等临床特点,可以作出诊断。确定继发性臂丛神经痛的病因,应根据其临床表现、神经系统检查选择性肩关节、颈椎 X 线摄片,脑脊液化验,肌电图,上肢血流图,神经传导速度,颈椎 CT 或 MRI 检查。臂丛神经炎应与肩关节炎、肩关节周围炎相鉴别。肩关节炎的疼痛主要位于肩部及上臂,疼痛不放射,肩关节活动明显受限,且使疼痛加剧,而颈部活动则并不使疼痛增加,肩关节肌肉常有压痛点,而臂丛神经干上无压痛,无神经受损的临床表现。肩关节周围炎患者,当外展其上肢时,因肩盂肱骨运动发生障碍而出现耸肩。

臂丛神经痛属中医学"痹证""肩臂痛""腋痛"等范畴,其发生常与风寒湿热侵袭、跌打损伤等有关,与手三阳、手三阴经关系密切。基本病机是经络气血阻滞不通。主症锁骨上窝、肩、腋、前臂尺侧等部位出现强烈的放射性,甚至呈刀割样、撕裂样、烧灼样或针刺样疼痛。手阳明经证:肩前部疼痛为主,或向臂外桡侧放射。手太阳经证:肩后部疼痛为主,或向臂外尺侧放射。手三阴经证:腋下部疼痛为主,或向臂内侧手掌尺侧放射。

特发性臂丛神经痛或臂丛神经炎:泛指肩胛带和上肢疼痛、肌无力和肌萎缩综合征(神经痛性肌萎缩),以症状复发为特点,常染色体显性遗传。临床特点:成年人多见,有感染和疫苗接种史;急性或亚急性起病,病初伴发热和全身症状;典型以肩部或上肢剧烈疼痛起病,数日内出现上肢肌无力、反射改变、感觉障碍,第 5 和第 6 颈椎节段易受累导致肌萎缩,单侧多见,也可为双侧;对症治疗常在数周或数月内恢复。继发性臂丛神经痛:多为臂丛临近组织病变压迫所致。神经根压迫可因颈椎病、颈椎间盘脱出,颈椎结核、肿瘤、骨折和脱位,颈髓肿瘤和蛛网膜炎等。神经干压迫可因胸腔出口综合征、颈肋、颈部肿瘤、腋窝淋巴结肿大(转移性癌肿)、锁骨骨折、肺沟瘤和臂丛外伤等。临床特点:肩部及上肢不同程度疼痛,持续或阵发性加剧,夜间及肢体活动疼痛明显。臂丛分布区感觉障碍、肌萎缩、腱反射减低、自主神经障碍。

治法上通经活络止痛。取局部穴及手三阳经穴为主。肩肘腕部常用腧穴见图1-2。主穴取颈夹脊、极泉、肩髃、曲池、外关、后溪；配穴手阳明经证配合谷、三间；手太阳经证配小海、腕骨；手三阴经证配少海、太渊、内关。外邪侵袭配风池、合谷；瘀血阻滞配阿是穴、内关。根据西医神经节段理论，取颈夹脊可以治疗臂丛神经支配区域的疼痛；极泉疏通手少阴经气血；肩髃、曲池疏通手阳明经气血；外关、后溪分别疏导手少阳和手太阳经气血。诸穴合用，可奏通经活络止痛之功。操作：极泉穴直刺0.5～0.8寸，避开腋动脉，或在穴下1寸针刺，用提插泻法，使针感直达手指。余穴毫针常规刺。其他治疗有：① 电针取穴参考基本治疗之主穴。每次选1组，选密波或疏密波。② 耳针取颈椎、肩、颈、肘、腕、神门、交感、肾上腺、皮质下。每次选用3～4穴，毫针刺法，或埋针法、压丸法。③ 拔罐取局部阿是穴，闪罐法。④ 穴位注射取颈夹脊、肩髃、曲池、外关。选用利多卡因或维生素 B_1、维生素 B_{12} 注射液，常规穴位注射。

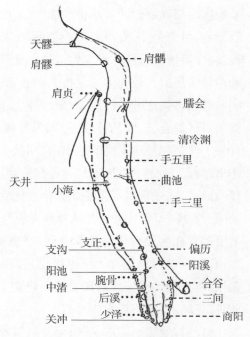

图1-2 肩肘腕部常用腧穴

【病案举隅】

患者，男，42岁，于2021年9月19日初诊。主诉：右肩臂疼痛2个月。现病史：患者2个月前因工作劳累后出现右肩臂轻度疼痛，未治疗，以后病情呈渐进性加重。患者右肩臂疼痛，活动受限，夜不能眠，经西医诊为臂丛神经痛，予以口服药物治疗后疗效不佳，遂中医门诊治疗。查体：呈急性痛苦面容，右肩胛骨、肩周、臂疼痛如折，冈上肌、冈下肌、三角肌肌肉萎缩，颈椎4～6棘突旁有按玉痛，活动受限，右上肢痛觉减弱，生理反射均存在，病理反射未引出，舌质暗红，苔黄，脉细涩。治法：通经活络止痛。取局部穴及手三阳经穴为主。主穴：颈夹脊、极泉、肩髃、曲池、外关、后溪；配穴：合谷、三间、阿是穴、内关。根据神经解剖理论，取颈夹脊可以治疗臂丛神经支配区域的疼痛；

极泉疏通手少阴经气血;肩髃、曲池疏通手阳明经气血;外关、后溪分别疏导手少阳和手太阳经气血。诸穴合用,具有通经活络止痛之功。操作:极泉穴直刺 0.5~0.8 寸,避开腋动脉,或在穴下 1 寸针刺,用提插泻法,使针感直达手指。余穴均用泻法。治疗过程:患者经过 6 次治疗后,右侧上肢疼痛减轻,活动度增加。可以适当拎重物,睡眠渐佳。

【小结】

本病的基本病机是经络气血阻滞不通。治法上通经活络止痛。取局部穴及手三阳经穴为主。主穴取颈夹脊、极泉、肩髃、曲池、外关、后溪;配穴手阳明经证配合谷、三间;手太阳经证配小海、腕骨;手三阴经证配少海、太渊、内关。外邪侵袭配风池、合谷;瘀血阻滞配阿是穴、内关。急性期患者要注意休息,避免提重物,同时注意保暖。

【思考题】

臂丛神经痛如何循经辨证?

【参考文献】

[1] 白丽敏,李亚东. 神经解剖学[M]. 北京:中国中医药出版社,2003.

第二节·肘　　部

五、肱骨髁上炎

【病因病机治法】

肱骨髁上炎是指肱骨外上髁炎(又名"肱骨外上髁综合征""桡肱滑囊炎""伸腕肌腱附着点扭伤""网球肘")和肱骨内上髁炎(又名"屈腕肌腱附着点扭伤""高尔夫球肘")。中医学认为,肱骨髁上炎属中医学"肘劳""筋痹"范畴。筋痹始见于《素问·长刺节论》,曰:"病在筋,筋挛节痛,不可以行,名曰筋痹"。本病多因局部长期反复劳累而致筋伤,造成局部气血循环不畅,筋脉瘀阻;或由于劳累之后风寒湿邪入侵,肘部经脉凝滞,肌肉失却温煦;或由于局部外伤后,陈伤瘀血未去,以致新血不生,血不荣筋,筋骨失养而发病。本病病机为气滞血瘀、寒凝阻滞、血虚失养,以理气活血止痛、温经散寒止痛、养血通络止痛为治则。《素问·

调经论》有"病在筋,调之筋"的治疗原则,《灵枢·卫气失常》也阐明"筋部无阴无阳,无左无右,候病所在",这都为针灸治疗肱骨外上髁炎提供了理论依据。肱骨外上髁炎的疼痛部位多为手阳明经循行部位,常规针刺手法以局部阳明经穴和阿是穴为治疗主穴,如手阳明大肠经上的曲池、手三里、合谷、肘髎穴及肘关节附近局部压痛点(阿是穴)[1]。而手法的选择,除了平补平泻,还可以施傍刺法、阿是穴滞针法等。西医认为本病是由于腕伸(屈)肌腱附着于肱骨上髁处的一些纤维不全撕裂及骨膜炎性反应的结果,造成肘外(内)侧的疼痛或放射痛。临床上以肱骨外上髁炎为多见,右侧多于左侧,好发于长期从事上肢单一劳动(以腕力为主)的劳动者。肘外侧或内侧疼痛,疼痛可放射到前臂或手指(但不向拇指放射),疼痛剧烈时可影响睡眠、吃饭,穿衣亦觉困难。手握物、前臂旋转、腕关节的屈伸或屈肘位的前臂以下的轻微动作,如端饭碗、拿茶壶、扫地等,均可使疼痛加重。上述动作均会使桡侧伸腕长、短肌,前臂旋前长、短肌,屈指总肌等的强力收缩,而这些肌肉的肌腱又附着于肱骨内、外上髁。当肌肉的收缩,牵拉了肌腱,致使已有病灶的附着点处痛势加重。主症:肘关节活动时疼痛,有时可向前臂、腕部和上臂放射,局部肿痛不明显,有明显而固定的压痛点,肘关节活动一般不受限。手阳明经证:肘关节外上方(肱骨外上髁周围)有明显压痛点,俗称网球肘。临床最为常见。手太阳经证:肘关节内下方(肱骨内上髁周围)有明显压痛点,俗称高尔夫球肘。手少阳经证:肘关节外部(尺骨鹰嘴处)有明显压痛点,俗称矿工肘。基本治法是通经活络,舒筋止痛。取局部穴为主。主穴:阿是穴、曲池、肘髎穴、阳陵泉。配穴:手阳明经证配手三里、三间;手太阳经证配小海、阳谷;手少阳经证配天井、外关。方义取阿是穴以通经活络、舒筋止痛;肘劳多发于肘外侧,此乃手阳明经脉所过之处,取手阳明经之曲池、肘髎旨在疏通经络气血;阳陵泉为筋会,配合局部穴位可舒筋止痛。操作:毫针泻法。可先针刺对侧阳陵泉处压痛点(多在腓骨头),属缪刺法,同时活动患部。在局部压痛点采用多向透刺,或齐刺,局部可加灸,以温和灸、温针灸、隔姜灸最为常用。其他治疗有:① 火针取阿是穴。2～3 日治疗 1 次。② 拔罐取阿是穴,行刺络拔罐。③ 穴位注射取阿是穴。选用当归注射液,常规穴位注射。④ 针刀用针刀松解相应部位肌腱附着点的粘连。

【病案举隅】

患者,男,60 岁,于 2022 年 7 月 22 日初诊。因"右肘关节外侧疼痛半年余"就诊。患者半年前无明显诱因出现右肘关节外侧疼痛,用力活动时疼痛加重,腕背伸时可诱发疼痛，未进行相关系统治疗，遂前来就诊。查体：右肘关节外侧压痛（＋），前臂伸肌腱牵拉试验（Mills征）阳性。舌淡暗，苔薄白，脉弦细。中医诊断：肘劳（气滞血瘀证）；西医诊断：肱骨外上髁炎；病因病机：由于长期慢性劳损，气血运行不畅，经脉不通，颈筋瘀阻从而"不通则痛"，造成局部疼痛或功能障碍或气血亏虚，血不荣筋，筋骨失养而发病。治则治法：舒筋通络，活血止痛。取穴：手三里（患侧）、曲池穴（患侧）、阿是穴。根据《灵枢·终始》："在筋守筋"原则，治疗以局部及邻近取穴为主，舒筋通络，活血化瘀止痛。根据该病的临床主要表现，可辨证属于"手阳明大肠经"。《灵枢·经脉》：指出手阳明大肠经的主治病证为"主津所生病者……臂前臑痛……"。手三里属于多气多血之手阳明大肠经穴，因经脉循行臂前，根据"经脉所过，主治所及"理论选用手三里。治疗该病其中使用频率最高的是阿是穴，其次是手三里；该病案选择手三里，而不是阿是穴或者该经脉的合穴、曲池穴。其选穴依据从下面3点考虑：① 手三里穴，又名三里，上三里，鬼邪，属手阳明大肠经腧穴，该穴存在肌肉缝隙间，脉气较深，针感强，进针后疼痛感小，患者易于接受。② 解剖结构：手三里浅层布有前臂外侧皮神经，前臂后皮神经。深层有桡侧返动静脉的分支或属支，桡神经深支。针刺层次依次为皮肤，皮下组织，桡侧腕长伸肌，桡侧腕短伸肌，指伸肌的前方，旋后肌。现代医学认为手三里有镇痛抗炎作用，能解除肌肉痉挛等作用，对该病起到镇痛抗炎之效。③ 阿是穴即是痛点处，避免对阿是穴过度刺激，造成对针刺的恐惧，故选择临近穴位手三里进行操作。操作：取适当体位，穴位常规消毒，采用规格0.25mm×40mm华佗牌针灸针，快速直刺入皮下，然后行输刺法1寸，局部酸胀感、得气感后，然后轻轻摆动针尾并缓慢退针，针推皮下时沿身体纵轴行合谷刺1寸，最后迅速出针并按压针孔1～2min，以减轻局部针感。曲池穴和阿是穴采用直刺法，进针得气后留针20min。注意事项：操作过程中，留意针柄是否有回血，如有出血，按压针孔1～2min，如患者有疼痛不适，及时调整进针方向，出针后按压针孔，防止迟发性出血，导致局部血肿。疗效：针灸结束后患者诉右肘关节外侧疼痛感完全消失，旋转及腕背伸无诱发疼痛，对该疗法甚是满意。后续观察，第二次复诊，诉近一周未复发，治疗后好转八成，仅针处手三里部位有少许肌肉疼痛感，旋转及腕背伸无诱发肘关节外侧疼痛。第三次复诊。已完全好转，肘关节外侧无疼痛，旋转及腕背伸无诱发肘关节疼痛，肘部活动正常。由于临床就诊各因素影响，第一次治疗后诉症状较前缓解，2天后反馈肘关节疼痛又再次复发，改善不明显。第二次治疗后肘关节疼痛完全消失,腕背伸及旋转无诱发疼痛,仅针处有少许肌肉疼痛,疗效明确。后续观察无复发。

【小结】

本病病机为气滞血瘀、寒凝阻滞、血虚失养,以理气活血止痛、温经散寒止痛、养血通络止痛为治则。本病的疼痛部位多为手阳明经循行部位,常规针刺手法以局部阳明经穴和阿是穴为治疗主穴,如手阳明大肠经上的曲池、手三里、合谷、肘髎穴及肘关节附近局部压痛点(阿是穴)[2]。而手法的选择,除了平补平泻,还可以施傍刺法、阿是穴滞针法等。临床上往往有复发的患者,所以除了治疗以外,日常生活和工作中,多注意休息也尤为重要,同时注意保暖。

【思考题】

肘劳的针灸治疗有哪些注意事项?

【参考文献】

[1] 高树中,冀来喜.针灸治疗学[M].中国中医药出版社,2021:81 - 83.

[2] 周玲.针灸治疗肱骨外上髁炎 63 例[J].云南中医中药杂志,2003,24(6):25 - 25.

六、肘管综合征

【病因病机治法】

肘管综合征是肘部尺神经在尺神经沟处受压所产生的一组证候群[1]。以手背尺侧、小鱼际、小指及环指尺侧半皮肤麻木或刺痛,小指无力、不灵活,手部肌肉萎缩为主要表现,是手外科最常见的周围神经卡压病种之一。查体示:小鱼际肌及骨间背侧肌萎缩,肌力消退,病情较重者出现 Froment 征(+)、Wartenberg 征(+),神经电生理检查可见尺神经损伤。肘管综合征,运用中医学的整体观念,从运动系统的角度理解可将其归纳为"痿证"范畴。可表现为"筋纵、筋急、痿废不用"。《张氏医通·痿痹》:"阴血衰,不能养筋,筋缓不能自收持,故痿弱不利"即气血瘀阻、荣卫不通,经络阻塞,以致组织失去濡养。又有《素问·痿论》的"宗筋主束骨而利机关"即经筋损伤导致筋不附骨,筋骨痿废不用。《灵枢·刺节真邪》篇提出:"一经上实而下虚者,此必有横络盛加于大经之上,令之不通"。隋代巢元方所著《诸病源候论》载有"伤绝经筋,荣卫不循行",说明损伤十二经筋不仅可导致气血运行不畅还可使营卫失调,损伤肢体经络,导致肢体经络病变,从而出现痿证的病变。就经筋功能而言,《素问·痿证》"主束骨而利机关",其表明经筋具有促使骨关节的运动功能;而经脉《灵枢·海论》言:"内属脏腑,外络肢节",《灵枢·本藏》经筋"血气调而营阴阳行",即气血运行通畅发挥其营养和联络肢节的功能,表明气血具有濡养作用[2-3]。由此可见,痿证基本病机为气血津液运行受阻,筋脉肌肉肢体失其濡养而导致萎废不用。痿证为筋脉失于濡养,致使血不循经,溢于脉外,形成离经之血,离经之血疲积阻滞气机运行,气机运动不畅,则肘部疼痛不适。"气为血之帅,血为气之母",气行则血行,若离经之血,溢于脉外则见血疲,无力推动脉道气血运动,气血不得宣通,不通则痛;其病机实质在于血瘀,气滞则血瘀,瘀血阻滞络脉,是痿证的基本病机改变。

经筋病即十二经筋异常引起的病变,在病理状态下形成的可触摸到条索物的阳性体征,也称"经筋病灶";临床表现为:筋纵、麻木、关节疼痛、屈伸不利和肌肉痿软无力,与肘管综合征临床表现相符。祖国医学认为退行性病变的病位在筋脉亦在于骨,其病理机制为筋不束骨,骨不附筋,致使筋骨同病。当以筋骨并重论治。人们越来越认识到肘管综合征是进展性发病的过程,分为早、中、晚三期,与经筋病理论中的"筋伤"到"骨痹"的演变过程相吻合。是功能失调、筋骨失衡后自身调节过程。《灵枢·经筋》曰:"其病,治在燔针劫刺,以知为数,以痛为输"表明了经筋病主要的治疗原则[4]。《灵枢·卫气失常》篇论述:"筋病无阴无阳,无左无右,候病所在",对十二经筋主病及其循行路线做了详尽描述,并为针刺治疗提供了诊治思路。十二经筋是十二经脉之气输布于筋肉骨节的体系,是附属于十二经脉的筋肉系统。具有结、聚、散、络的特点,其经筋病治疗原则为"松筋解结",恢复神经传导速度。第 7 版中医院校《针灸学》统编教材认为,依据经筋理论运用针刺的治疗方法[5]。具有舒筋活络、调节神经、改善局部血液循环、行气活血,从而促进新陈代谢的改善,并且可缓解炎症,减缓纤维瘢痕的形成,又可促进血流量,保证神经生长并为此提供血液供应,从而促进神经功能恢复。

在常用取穴方面,《针灸大成》曰:"少海主肘挛腋胁下痛,四肢不得举"。《百症赋》:"且如两臂顽麻,少海就傍于三里"。即少海具有治疗肘部挛痛、麻木,腋下胁肋部疼痛等作用。通里为局部取穴。极泉有调节肘臂、肩臂疼痛,上肢不遂作用。后溪为手太阳经筋穴位,浅层分布有神经手背支,尺神经掌支和皮下静脉等,深层有小指尺掌侧固有动、静脉和指掌侧固有神经。《圣惠方》:"肘臂腕重难屈伸,五指尽痛,不可掣也"。后溪穴有缓解手指及肘臂挛急作用。《甲乙经》:"臂内廉及胁痛,聋,咳,瘈疭,口干,头(一作,项)痛不可顾,少泽主之"。故少泽可缓解小指麻木、挛痛。《铜人》"治手臂不仁,肘挛不伸",《通玄指要赋》:"肩背患责肘前之三里",表明手三里具有治疗肩臂麻痛、上肢不遂等功效。阳陵泉为足少阳经筋穴位,痿痹常用穴。膏肓、心俞均为足太阳经筋穴位,膏肓外输膀胱经的气血物质为心脏与膈膜之间的膏脂。足三里为足阳明经筋穴位,《通玄指要赋》:"三里却五劳之赢瘦""冷痹肾败,取足阳明之上"主治痿痹,体现出治痿独取阳明的治则。以手少阴经循行部位取穴,可以激发上肢气血,疏通上肢经络气血运行,使少阴经气上达肘、肩、颈部,下达腕部及手指,气血流通畅达,筋脉皮肉受到滋养,舒筋活络,则痿证消除。手太阳经筋与手阳明经筋局部取穴,疏通经络,消除局部经筋结灶点。配伍膏肓、心俞、阳陵泉、足三里补益气血之穴,促进气血生成及运行。当代医家石学敏院士通过丰富的临床经验,将"以痛为腧"引申在整体观念基础上,根据病因病机以及病位进行局部取穴,灵活运用循经排刺、一针多向透刺、多针浅刺、常规刺等刺法,辅以刺络、理筋推拿,拔罐以及重要熏洗等疗法,在临床取得显著成果。

【病案举隅】

患者,男,45 岁,2023 年 4 月 20 日初诊。主诉:右上肢外伤后出现肘关节疼痛伴右上肢无名指和小指感觉障碍 1 个月。患者 1 个月前由于工作时机器撞击肘关节导致肘关节疼痛,3 日后出现无名指和小指感觉麻木,屈伸不利。口服止痛药和外用膏药没有缓解,遂至针灸科门诊诊疗。查体示:环小指感觉受损。肌肉萎缩在第 1 背侧骨间肌表现最明显,导致小指,内收及屈曲活动受限。肘部 Tinel 征阳性、屈肘试验阳性、拇指夹纸试验阳性。手指麻木及功能障碍进行性加重、灵敏性减低,环小指的屈曲力量以及屈腕力量减弱或消失,手指内收外展活动障碍以及手内在肌萎缩致使环小指出现爪形手畸形。刻下伴随症状有腰膝酸软无力,眩晕耳聋,耳鸣,五心烦热,口舌干燥,失眠多梦,健忘盗汗,舌红少津,脉细数。中医诊断:痹病(肝肾亏虚证)西医诊断:肘管综合征;治则治法:滋补肝肾,舒筋通络。取穴:极泉(患侧)、少海(患侧)、通里(患侧)、膏肓(双)、肾俞(双)、手三里(双)、足三里(双)。配穴:后溪、少泽、阳陵泉。操作:患者取坐位,常规消毒后,取 0.25mm×40mm 针灸针直刺极泉穴 1 寸,少海穴 0.8 寸,通里穴向指间方向斜刺 0.5 分,膏肓直刺 0.2 寸,肾俞直刺 1 寸,手三里直刺 1 寸,足三里直刺 1.5 寸;后溪直刺 0.5 寸,少泽 0.2 分,阳陵泉直刺 1.5 寸。平补平泻法，留针 30min。隔日一次，10 次为 1 个疗程。2023 年 5 月 25 日复诊，患者手指麻木症状好转，肌力恢复大部分，继续治疗 1 个疗程，8 月 20 日随访，患者仅剩肘关节酸胀不适，右手小指指间麻木。

【小结】

本病为筋脉失于濡养，致使血不循经，溢于脉外，形成离经之血，离经之血瘀积阻滞气机运行，气机运动不畅，则肘部疼痛不适。针对病因病机以及病位进行局部取穴，灵活运用循经排刺、一针多向透刺、多针浅刺、常规刺等刺法，辅以刺络、理筋推拿，拔罐以及重要熏洗等疗法，常用穴位有少海、极泉、少泽、后溪、阳陵泉等。

【参考文献】

［1］Assmus H，Antoniadis G，Bischoff C，et al．Cubital tunnel syndrome — a review and management guidelines[J]．Cent Eur Neurosurg．2011，72(2)：90－98．

［2］张惠东，董宝强，马铁明，等．从阴阳六气角度论经筋[J]．中华中医药杂志，2019，34(3)：912－915．

［3］侯春福，韦嵩．经筋理论与临床应用研究进展[J]．现代中西医结合杂志，2013，22(16)：1819－1821．

［4］肖红，郭长青．十二经筋与十二经脉关系探讨[J]．中华中医药杂志，2013，28(10)：2860－2863．

［5］张介宾．类经[M]．北京：人民卫生出版社，1982．

第三节·腕　　部

七、正中神经损伤

【病因病机治法】

正中神经由颈 5～8 与胸 1 神经根的纤维构成。从臂丛外侧束分出外侧头，从内侧束分出内侧头，两头联合组成正中神经。在上臂正中神经与肱动脉伴行，正中神经在上臂无分支。在肘窝，正中神经穿过旋前圆肌两头之间。正中神经损伤时，会出现 6 种症状。① 感觉障碍：若损伤部位在腕部或前臂肌支发出处远端,手的桡半侧出现感觉障碍。② 拇指对掌、对指功能受限:拇指处于手掌桡侧,形成"猿形手"畸形,拇指不能外展,不能对掌及对指。由于解剖的变异,在某些正中神经完全伤断的病例中,由于尺神经的代偿,拇指掌侧外展运动可不完全丧失,少数病例也有表现正常者。③ 拇指、示指屈曲受阻:若在肘部或其以上部位损伤时,除上述症状外,由于指浅屈肌和桡侧半指深屈肌麻痹,因此,拇指与示指不能主动屈曲。④ 前臂旋前不能或受限。⑤ 大鱼际肌群、前臂屈面肌群明显萎缩。⑥ 下述肌肉功能障碍:旋前圆肌、桡侧腕屈肌、掌长肌、拇长屈肌、示指深屈肌、拇指对掌肌。

中医学认为,周围神经损伤属于"痿证""痹证"范畴。神经损伤属邪中经络,因外伤后气血瘀滞,营卫失和,筋脉失养,血郁气滞、脉络不通久则形成血块,引发局部疼痛,同时由于气血运行不足,局部筋膜肌肉得不到充分濡养,致使筋脉挛缩并硬化,而出现麻木、僵硬等。早期病机为气滞血瘀、水液潴留;中期为经络不畅、筋脉失养;晚期为筋脉久伤、筋脉不濡。中医主症:肢体软弱无力,甚则肌肉萎缩或瘫痪。分型:① 湿热浸淫:肢体逐渐痿软无力,以下肢为重,或麻木而微肿,或自觉足胫有热感,小便赤。舌红,苔黄腻,脉滑数。② 脾胃气虚:肢体痿软无力,食少纳呆,腹胀便溏,面色白,神疲乏力。舌淡或有齿印,苔腻,脉细无力。③ 肝肾亏虚:起病缓慢或下肢痿软无力日久,腰脊酸软,不能久立,或伴眩晕耳鸣,无力行走,腿胫肌肉萎缩严重。舌红,苔少,脉沉细。④ 脉络瘀阻:四肢痿弱,肌肉瘦削,手足麻木不仁,四肢青筋显露。舌质暗淡或瘀点、瘀斑,脉细涩。常用腧穴为局部取穴,内关、中冲、曲泽、中冲、大陵、合谷、手三里等,电针、毫针刺、穴位埋针、针刀、艾灸、穴位敷贴等为常用治疗手段。

针灸作为祖国传统医学,其治疗周围神经损伤疗效显著。有研究表明,该治疗方法不仅具有针刺穴位本身的作用,还可以产生弱电场,促进再生神经向阴极生长,对周围神经损伤的疗效更为显著[1]。

【病案举隅】

患者,男,53岁,2021年3月12日初诊。右侧上肢疼痛伴右手活动不利1周。1周前工作时被机器挤伤右侧上肢,随即送急诊检查。上肢X线检查显示无骨折,查体:局部皮肤红肿,前臂部分区域皮损伴皮下瘀血。3天前出现右手桡侧3个半手指感觉障碍,屈腕力量减弱。查肌电图示:右手正中神经损害(感觉、运动纤维均受累)。患者舌暗红,苔黄腻,脉滑数。诊断:痿证(湿热浸淫证)。肘臂腕阴面常用腧穴见图1-3。选穴：内关、中冲、曲泽、中冲、大陵、合谷、手三里。操作：以上穴位常规消毒后，大陵穴用0.25mm×40mm针灸针朝掌心方向斜刺0.5mm，捻转泻法，得气后停止捻转，其余各穴直刺1寸，得气后接电针，疏密波，留针30min。其中手三里穴温针灸法，取1cm长度艾炷，灸2壮。每周治疗3次，10次为1个疗程。2021年4月22日复诊，患者拇指屈伸和麻木症状减轻，自述配合口服甲钴胺片和维生素B_6，症状减轻，屈腕力量恢复。嘱患者再行针灸治疗10次，2021年6月1日复诊，患者手腕活动自如，仅剩

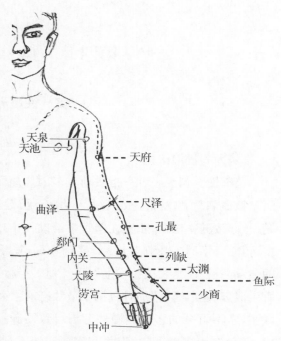

图1-3 肘臂腕阴面常用腧穴

皮肤偶有麻木症状，遂嘱患者居家康复锻炼上肢力量。半年后随访，患者已愈。

【小结】

神经损伤属邪中经络，因外伤后气血瘀滞，营卫失和，筋脉失养，血郁气滞、脉络不通久则形成血块，引发局部疼痛。临床治疗本病的关键穴位常取内关、大陵、中冲、合谷等穴，是根据"经脉所过，主治所及"理论，同时配合手三里穴艾灸，以温宫散寒，活血通络，促进局部神经和肌肉恢复[2]。其他针灸手段如电针、穴位埋针、针刀、穴位敷贴等也常用于本病的治疗。

【参考文献】

［1］章明星，刘阳阳，刘建卫，等.电针治疗周围神经损伤的机制研究进展［J］.辽宁中医杂志，2016，43(8)：1769－1771.

［2］李茜.电针夹脊穴合桂枝加葛根汤治疗前臂正中神经损伤术后32例临床观察［J］.湖南中医杂志，2020，36(6)：70－72.

第四节·其　　他

八、狭窄性腱鞘炎

【病因病机治法】

狭窄性腱鞘炎患者手指活动时多因疼痛而卡顿或活动时出现弹响，因而本病又被命名为触发指、扳机指[1]。由于肌腱反复通过纤维鞘管，过度摩擦腱鞘[2]，导致腱鞘增厚，肌腱在鞘管中滑动便出现卡顿。中医学认为本病属于"筋痹"范畴，《素问·长刺节论》曰："病在筋，筋挛节痛，不可以行，名曰筋痹。"《素问·宣明五气》言："久行伤筋"。《灵枢·经脉》中载"骨为干筋为刚"，《素问·五脏生成》篇也载有"诸筋骨皆属于节""宗筋主束骨而利关节"，说明了筋骨是相互联系，密不可分的。长期慢性劳损可致筋脉损伤，骨失约束，聚于关节，气滞血瘀，筋骨失于濡养，则发为关节疼痛屈伸不利，不通则痛。目前多采用针灸、手法、中药外用、局部封闭注射、浮针、针刀等疗法。施杞教授的"调衡法"（调衡筋骨、恢复平衡），为防治"慢性筋骨病"提供了理论依据[3]，认为"气虚血瘀、肾亏精衰、髓空骨损"是筋骨退变的重要病理基础。逐渐形成"以气为主，以血为先，痰瘀并祛，内外兼治，筋骨并重，脏腑调摄，动静结合，身心同治"的防治法则。从古至今，历代医家都特别强调筋骨的重要性，倡导"筋骨同治、筋骨并重、筋骨平衡"。尤其针对手法治疗，应充分重视"筋、骨"的作用，筋骨力学失衡是拇指狭窄性腱鞘炎发病的关键。

【病案举隅】

患者，女，52岁，保洁员，2023年8月24日初诊。主诉：右手拇指疼痛伴屈伸不利2月余。现病史：由于患者平时工作用手多度，经常冷水吸收，拇指掌侧疼并伴有卡顿，时有卡顿现象。近几日疼痛加重，晨起时更甚。遂来我院就诊。二便不畅，夜寐差，舌红，苔白腻，脉弦滑。诊断：狭窄性腱鞘炎；中医诊断：筋痹（气滞血瘀证）因气滞血瘀，筋骨失于濡养，则发为关节疼痛屈伸不利，不通则痛。治则：行气活血，化瘀止痛；针灸取穴：阿是穴、鱼际穴（右）、阳溪穴（右）、合谷穴（右）；操作：患者取坐位，常规消毒后，取0.25mm×25mm针灸针直刺阿是穴

0.5分,鱼际穴 0.5寸,阳溪穴 0.5分,合谷穴 0.8寸。平补平泻法,得气后留针20min。同时用艾条灸法悬灸合谷、阿是穴、阳溪穴,每穴 5min。取针后,予以患处涂抹1g扶他林乳膏,对拇指掌侧面进行按揉和弹拨手法2min,每周2次,10次为1个疗程。患者经过一次治疗后疼痛明显减轻,右拇指活动度增加,卡顿现象缓解,嘱患者回家注意患处休息,不要过劳。2023年9月28日患者再诊,右手疼痛消失,无明显活动不利。随访2个月,无再发作。从中医角度看,正常情况下,筋骨之间相互为用,保持动态平衡。《难经·十四难》记载:"四伤于筋,五伤于骨",说明伤筋可及骨,伤骨可及筋。筋炎、筋自伤、筋伤经久不愈,筋伤愈深,久之损骨。临床上对于轻症腱鞘炎多采用针刺和艾灸治疗,对于严重的患者,超声指导下的小针刀治疗,疗效更佳。日常生活中要多注意防寒和不要过劳,防止腱鞘炎反复发作。

【小结】

本病因长期慢性劳损可致筋脉损伤,骨失约束,聚于关节,气滞血瘀,筋骨失于濡养,则发为关节疼痛屈伸不利,不通则痛。目前多采用针灸、手法、中药外用、局部封闭注射、浮针、针刀等疗法。

【参考文献】

［1］Sood R F，Westenberg R F，Winograd J M，et al. Genetic Risk of Trigger Finger：Results of a Genomewide Association Study[J]. Plast Reconstr Surg，2020，146(2)：165e-176e.

［2］Makkouk A H，Oetgen M E，Swigart C R，et al. Trigger finger：etiology，evaluation，and treatment[J]. Curr Rev Musculoskelet Med，2008，1(2)：92-96.

［3］王拥军,梁倩倩,唐德志,等.施杞防治慢性筋骨病学术思想与研究[J].上海中医药杂志,2017,51(04)：1-5.

九、上肢肌萎缩

【病因病机治法】

上肢肌萎缩属于"痿证"范畴,是指以肢体筋脉弛缓、软弱无力,日久因不能随意运动而致肌肉萎缩的一类病证。临床以下肢痿弱多见,故又有"痿躄"之称。痿证的发生常与感受外邪、饮食不节、久病房劳、跌打损伤、药物损伤等因素有关。本病病位在筋脉肌肉,根于五脏虚损。基本病机实证多为筋脉肌肉受损,气血运行受阻;虚证多为气血阴精亏耗,筋脉肌肉失养。西医学中,痿证多见于运动神经元疾病、周围神经损伤、急性感染性多发性神经根炎、重症肌无力、进行性肌营养不良、外伤性截瘫等疾病中。辨证分为5型:① 肺热伤津:发热多汗,热退后突然出现肢体软弱无力,心烦口渴,小便短黄。舌红,苔黄,脉细数。② 湿热浸淫:肢体逐渐痿软无力,以下肢为重,或麻木而微肿,或自觉足胫有热感,小便赤。舌红,苔黄腻,脉滑数。③ 脾胃虚弱:肢体逐渐痿软无力,食少纳呆,腹胀便溏,面色白,神疲乏力。舌淡或有齿印,苔腻,脉细无力。④ 肝肾亏虚:起病缓慢或下肢痿软无力日久,腰脊酸软,不能久立,或伴眩晕耳鸣,无力行走,腿胫肌肉萎缩严重。舌红,苔少,脉沉细。⑤ 脉络瘀阻:四肢痿弱,肌肉瘦削,手足麻木不仁,四肢青筋显露。舌质暗淡或瘀点、瘀斑,脉细涩。

治法宜调和气血,濡养筋肉。取手足阳明经穴和相应夹脊穴为主。主穴取肩髃、曲池、合谷、颈夹脊穴、胸夹脊穴、阳陵泉、三阴交。配穴则肺热津伤配鱼际、尺泽;湿热浸淫配阴陵泉、中极;脾胃虚弱配脾俞、胃俞;肝肾亏虚配肝俞、肾俞;脉络瘀阻配膈俞、血海。阳明经多气多血,选上、下肢阳明经穴位,可疏通经络,调理气血,取"治痿独取阳明"之意;夹脊穴位于督脉之旁,可调脏腑阴阳,通行气血;阳陵泉乃筋之会穴,能通调诸筋;三阴交可健脾、补肝、益肾,以达强筋壮骨之目的。

【病案举隅】

患者,男,50岁,2022年8月2日初诊。主诉:双上肢无力伴麻木疼痛3个月。患者3个月前无明显诱因下出现上肢对称性屈肌无力,并进行性加重,手腕关节和肘关节持续性钝痛,肩部疼痛放射至背部,上肢麻木。身体运动正常,肌力无明显的减退,否认有家族史。平时有乏力,头昏,食欲不振,大便不畅,小便色黄,舌红,苔黄腻,脉细弦。查体:双上肢肌力减退,左侧肱二头肌肌力Ⅳ级,可见左侧肱二头肌萎缩,手腕关节和肘关节有肿胀疼痛,无关节畸形。深感觉和浅感觉正常,生理反射存在,病理反射未引出。实验室检查:抗O、和类风湿因子都是阴性。诊断:运动神经元性肌萎缩。中医诊断:痿证(湿热浸淫证)。取穴为鱼际、合谷、曲池、肩髃、肩贞、尺泽、臂臑、天宗。操作:鱼际、尺泽针用泻法,或三棱针点刺出血;上肢肌肉萎缩手阳明经排刺;针刺肩髃、肩贞、尺泽、臂臑、天宗得气后,选2~3组接电针仪,用断续波中强度刺激,刺激量宜逐渐加强,以患肢出现规律性收缩为佳,每次30min。每周2次,10次为1个疗程。曲池穴穴位注射维生素 B_6,每次每穴1mL,每周2次。治疗2个月,2022年10月2日再诊,上肢麻木感消失,肌力恢复Ⅴ级,走路活动恢复正常。

【小结】

本病属"痿证"范畴,治疗以利湿清热,滋养肝肾为主。《素问·痿论篇》有"治痿独取阳明"之说,指出"阳明者五藏六府之海,主润宗筋,宗筋主束骨而利机关也"强调治疗痿证应视调理脾胃,从针灸治疗的角度考虑,取阳明经穴为主,同时配以局部取穴辨证加减,阳明经穴可调理脾、补益气血疏通经络[1],加肺之合穴尺泽以清热祛风通络。

【参考文献】

[1]尤国章,施俊.针灸配合水针治疗运动神经元性肌萎缩[J].湖北中医杂志,2004,(02):50.

十、痛风性关节炎

【病因病机治法】

痛风性关节炎是因嘌呤代谢异常,尿酸代谢障碍,引起尿酸盐结晶沉积于关节、软骨、滑囊及周围其他组织的关节炎症[1]。临床特征主要表现为局部关节红肿热痛,反复发作,疼痛在夜间或凌晨加重,严重者可见痛风石,临床表现常见关节畸形以及关节功能障碍。该病属中医之痹症,其病因责之于恣食肥甘厚味或海腥膻发之物,导致脾失健运,湿热痰浊内生,滞留关节闭阻经络,不通则痛。《灵枢》谓之:"夫子言贼风邪气伤人也,令人病焉,今有其不离遮罩,不出室穴之中,卒然病者,非不离贼风邪气,其故何也?"岐伯曰:"此皆尝有所伤于湿气,藏于血脉之中,分肉之间,久留而不去。"这表明将其病因统称为"湿气"。《素问》谓之痹:风寒湿三气杂至,合而为痹。凡风、寒、湿邪所致关节疼痛,均属痹证范畴。张仲景的《金匮要略》在此基础上提出"历节"病,并指出肝肾不足、筋骨失健,为痛风性关节炎的内因,而外因则为汗出入睡,寒湿外袭。至明清时期,各医家对该病有了更为成熟的认识。明代张景岳《景岳全书·脚气》认为内由平素肥过度,湿壅下焦,外由阴寒水湿,令湿邪袭人皮肉筋脉。该病病变部位红肿灼热,久则骨蚀,此理论与现代痛风病因研究已很相近。

西医认为痛风是由于嘌呤代谢紊乱使血尿酸水平增高或尿酸排泄减少,从而导致尿酸盐在局部关节沉积,日久形成尿酸结石。近来有研究证实,刺络拔罐能迅速排放高黏度、高压力、含有大量尿酸盐的血液,使沉积在关节的尿酸盐大量排出,减轻局部炎症反应,同时降低患处血管阻力及血浆胶体渗透压,改善毛细血管通透性,改善局部微循环和淋巴循环,同时新鲜的血液由于负压进入患处,通过稀释作用使患处的炎症介质进一步降低,促进病位疼痛消失,使功能恢复正常。

中医针灸疗法治疗痛风性关节炎的临床疗效确切,且针灸疗法多样灵活,包括针刺、灸法、电针、刺血疗法、火针、穴位注射等,均可消炎镇痛,有效改善炎性反应[2]。针刺疗法是在中医理论指导下,运用针具进行针刺防病治病的一种疗法,具有疏经通络、调和气血、调整脏腑的作用,可使脏腑经气充盛,气血调和。艾灸可抑制机体内致痛物质、炎性介质的表达,发挥外周镇痛、抗炎疗效[3];可抑制尿酸的生成,又可促进肾脏对尿酸的排泄,有效调节尿酸代谢。

【病案举隅】

患者,男,49 岁,初诊日期:2023 年 3 月 21 日。主诉:右侧肘、膝关节内侧间歇性疼痛 2 年余,加重 6 天。病史:患者约 2 年前因过量饮酒后出现右侧肘、膝关节内侧刀割样剧烈疼痛,红肿灼热,就诊于外院风湿科,查血尿酸 501μmol/L,肘关节及膝关节 X 线可见关节内软组织肿胀,考虑痛风,给予吲哚美辛、强的松等治疗后症状缓解。后病情时有反复,每发病时即自行服用吲哚美辛,病情控制尚可。6 天前无明显诱因出现肘膝关节剧烈疼痛,较往日加重,服药后症状缓解不显,为求进一步治疗,遂就诊于我院门诊。来诊时神清,精神可,右侧肘膝关节内侧剧烈疼痛并强直,活动受限,红肿灼热拒按,查血尿酸 533μmol/L,血沉 32mm/h,C 反应蛋白 20mg/L,舌红,苔黄腻,脉弦滑。实验室检查:血尿酸 533μmol/L,血沉 37mm/h,C 反应蛋白 23mg/L。诊断:痛风性关节炎;中医诊断:痹证(热毒瘀阻证);治法宜清热解毒,活血通络。取穴为曲池、阳池、阳溪、委中、阿是穴(均取患侧)、阳陵泉、血海。操作:阳池、阳溪、阳陵泉、血海,采用取 0.25mm×40mm 针灸针直刺,留针 30min。穴位刺络拔罐:轻拍曲池穴周围,使其充血,碘伏常规消毒后用三棱针迅速刺入皮肤 2mm,闪火法拔罐,留罐 10min;选定关节局部红肿热痛最明显的部位阿是穴,碘伏常规消毒,用三棱针在消毒部位直刺 2mm,根据面积大小刺 3~5 个点,取合适大小的火罐,闪火法拔罐,留罐 5min,出血量以 2~5mL 为宜;以上各穴取罐后擦去瘀血,并用碘伏消毒施术部位,用无菌纱布包扎。隔日 1 次,直至局部关节肿痛消退为止。治疗结果:患者治疗 4 次后,肘、膝疼痛已明显减轻,红肿基本消退,活动自如,复查血尿酸 462μmol/L,血沉 18mm/h,C 反应蛋白 9mg/L。继续坚持治疗 3 次后症状消失。

【小结】

本病其病因责之于恣食肥甘厚味或海腥膻发之物,导致脾失健运,湿热痰浊内生,滞留关节闭阻经络,不通则痛。治法宜疏经通络、调和气血、调整脏腑,多采用刺络与拔罐相结合的方式,刺络通过针刺特定穴位疏通经脉中凝滞的气血,激发经气,提高人体正气,同时给邪以出路,使闭阻于关节经络的热毒痰浊得以外排,《灵枢·血络论》指出"阴阳相得而合为痹者,此为内溢于经,外注于络,如是者,阴阳俱有余,虽多出血而弗能虚也",故辅以拔罐疗法,因势利导,促进热毒瘀滞的排出,从而起到清热解毒、活血通络、消肿止痛的功效。

【参考文献】

［1］丘树林,邓小敏,易倍吉,等.中医药治疗痛风的研究进展[J].内蒙古中医药,2021,40(11):164-167.

［2］孙忠人,徐思禹,尹洪娜,等.近10年针刺治疗痛风性关节炎研究进展[J].中国中医药信息杂志,2020,27(1):133-136.

［3］李彤,谢毅强,黄世佐,等.麦粒灸对AGA及镇痛的实验研究[J].中医药学刊,2006,24(3):547-549.

第二章
头面及颈部经络腧穴理论与临床应用实践

【导学】 本章主要介绍了头部、眼部、耳部、鼻部、口腔部、颈部等部位的经络腧穴理论与临床应用实践内容,需要掌握周围性面瘫、卒中恢复期的常用腧穴配伍、刺法灸法、治疗治则;理解偏头痛、失眠症、干眼症、变应性鼻炎的辨证分型;了解其他头面颈部疾病的常见适应证的常用治疗方法。

第一节·头 部

一、周围性面瘫

【病因病机治法】

周围性面瘫又称贝尔麻痹或面神经炎(以下简称"面瘫"),为面神经管内面神经的非特异性炎症引起的周围性面肌瘫痪[1]。是一种临床常见病、多发病,不受年龄及性别限制,无明显季节性,一年四季均可发生。本病相当于中医学"口僻",俗称"口眼㖞斜"。隋代巢元方《诸病源候论·风口候》有云:"风邪入于足阳明、手太阳之筋,遇寒则筋急引颊,故使口僻,言语不正,而目不能平视"。面瘫多由体虚正气不足,脉络空虚,卫外不固,风寒之邪乘虚入中足阳明经及手太阳经,导致气血痹阻,经脉失养,以致肌肉纵缓不收而发。

依据现代医学并结合面瘫的发病特点,将面瘫分为急性期、恢复期、后遗症期[2]。急性期一般在发病后的 5～7 天,此期为面神经炎症水肿进展期,患者的病情一般会呈现进行性加重的趋势,临床症状主要为头侧部或耳根疼痛、味觉减退、泪腺分泌障碍;额肌、眼肌及面颊等处肌肉运动障碍,多数患者伴有风寒或风热等表证症状。恢复期指发病后 1 周至 2 个月,此期患者水肿减轻或消失,疼痛及表证缓解,临床症状主要为病侧面部表情肌瘫痪,如:额纹变浅或消失,眼裂增大,鼻纹消失,鼻唇沟平坦,口角、眼角下垂,病侧不能做皱额、蹙眉、闭目、露齿、鼓气和吹口哨等动作。后遗症期指发病 2 个月以后,此期多因治疗方法不当而延误病情或经多种方法治疗仍未痊愈,临床症状主要为抬眉低甚至无抬眉运动,眼上睑松弛无力,抬眉时嘴角上错、闭眼时牵动嘴角、鼓嘴时眼小,鼻唇沟浅,面部僵硬、滞食、流泪等。

面瘫在不同时期的临床特点、病理产物及邪正盛衰均不相同,因此,在治疗时必须运用中医四诊结合现代分期辨证论治,从而做到标本兼治。常用面颊区域及眼区腧穴见图 2-1。对于急性期患者,患侧因处于急性水肿期,不宜针刺,"左有病而右畔取""上有病而下取之",因而选用健侧的阳白、颧髎、丝竹空、太阳、地仓、颊车、牵正等腧穴,并配合远端合谷、太冲等,风寒者加列缺、风池等;风热者加大椎、尺泽、鱼际等。恢复期患者,患者表邪已解,因而可采用益气活血通络之法,常选用多气多血的阳明经腧穴如四

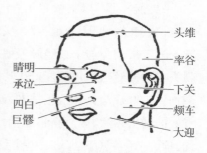

图 2-1　常用面颊区域及眼区腧穴

白、巨髎、地仓、颊车、大迎、足三里等腧穴以及少阳经颧髎、丝竹空等患侧局部腧穴为主,并结合患者症状随证加减,痰湿盛者加丰隆、中脘;气虚者加关元、气海等。面瘫后遗症期因时间长,病情复杂,缠绵难愈,因而在治疗上采用常规疗法难以取得较好的疗效,可采用益气养血、调和阴阳、标本兼顾的治法,临床上在局部取穴的同时常选用足三里、三阴交、关元、合谷、太冲等远道穴结合肺俞、脾俞等相应的背俞穴进行配伍以达到激发经气、增强体质、提高全身免疫功能。

针刺手法及针刺强度对面瘫的治疗至关重要,必须依据面瘫各期所表现的不同病理产物及邪正情况选用相应的针刺手法及强度。急性期处于邪正抗争之

时,病邪初入,邪居表浅,此期治疗原则为扶正祛邪,健侧脸部腧穴针刺宜轻、宜浅,四肢远端可选用泻法以祛除表邪。恢复期患者表邪已解,此期应该加强对局部神经肌肉和中枢神经的刺激,提高其兴奋性,从而促进面神经和面部表情肌功能的恢复,通过采用稍重的手法促进局部经气的运行。后遗症期患者多以正虚为主,同时有的患者也表现为正虚邪恋,因而在针刺手法上远道穴宜轻,多选用补法,对于有邪气的患者面部可酌情配伍泻法进行针刺。

若面瘫患者邪热较重者,常用耳尖放血法,效果非常显著[3]。《灵枢·口问》云:"耳为宗脉之所聚。"耳尖穴位于耳廓上尖端处,属经外奇穴,耳尖放血疗法具有祛瘀生新,泄热消炎,活血消肿,通络止痛等作用。面瘫急性期进行耳尖放血疗法可调节血液循环,缓解面神经充血水肿现象,减轻炎症,缓解疼痛。具体操作如下:先对施术的耳廓进行按摩,使其充血,用碘伏及酒精对患者的耳尖穴及周围皮肤严格消毒后,左手固定耳廓,右手持一次性采血针对准施术部位快速刺入,刺入深度约1～2mm,然后将针迅速退出,轻轻挤压针孔周围的耳廓使其出血,用乙醇棉球吸取血滴,根据患者病情、体质决定出血量的多少,每侧穴位放直径如黄豆样大小血液10滴左右,两耳交替进行,一般进行3次治疗。

《灵枢·邪气藏府病形》:"十二经脉,三百六十五络,其气血皆上走于面而走空窍。"《难经·四十七难》:"人头者,诸阳之会也。"张介宾曰:"五脏六腑之精气,皆上升于头。"头与十二经脉及脏腑有着密切的联系。现代医学研究也发现,针刺头皮对神经与精神都能产生影响,而头针就是传统医学与现代医学相结合的产物。头针疗法具有扶正祛邪、疏通经络、运行气血等作用,是治疗面瘫的一种有效的辅助疗法,因而在临床治疗中常选用该疗法。在治疗面瘫时常选用额中线、顶颞前斜线(下 1/3)、顶颞后斜线(下 1/3)以及颞前线等,并随症加减,如精神焦虑者加用顶中线、顶旁一线。

【病案举隅】

患者,男,38 岁,2021 年 10 月 21 日初诊。主诉:右侧口眼歪斜 3 天。现病史:于 3 天前外出应酬时不慎感受风寒,出现流涕、微恶风寒等感冒症状并出现耳根后头痛,2 天前出现口角歪斜,右眼睑闭合不全,迎风流泪,味觉减退,右侧口角流涎,右侧面部不能做蹙额、皱眉、鼓颊等动作。查体:神清,右眼闭合不全,右侧额纹、鼻唇沟变浅,患侧口角下垂,露齿时歪向左侧,舌偏红、苔薄白、脉浮紧。诊断为周围性面瘫(原发性),属风寒客络型。治以祛风散寒,通络止痛。治疗经过:针刺健侧阳白、颧髎、丝竹空、太阳、地仓、颊车、牵正、翳风等腧穴,双侧合谷、太冲、风池、顶颞前斜线（下 1/3）、顶颞后斜线（下 1/3）以及颞前线、额中线，留针 20min，后行耳尖放血疗法。并嘱患者戴口罩，避风寒，注意休息，放松心情。隔日治疗 1 次，连续治疗 3 次后患者右侧耳根后肿痛感消失，眼睑闭合较前改善，流泪较前减少，右侧鼻唇沟较前加深，面部紧绷感较之前缓解。第 4 次开始取患侧四白、巨髎、承浆、大迎、颧髎、丝竹空、双侧足三里、地仓、颊车、风池、顶颞前斜线（下 1/3）、顶颞后斜线（下 1/3）以及颞前线、额中线，患侧地仓、颊车接电针，疏密波，并嘱患者戴口罩，避风寒，注意休息，平时脸部按摩，连续治疗 15 次痊愈。

【小结】

周围性面瘫作为针灸治疗的常见病及优势病种，其发病多由于正气不足，脉络空虚，卫外不固，导致外邪乘虚而入，因此在驱邪治病的同时还应兼顾提高体质。面瘫在不同时期的临床特点、病理产物及邪正盛衰均不相同，在治疗时必须运用中医四诊结合现代分期辨证论治，从而做到标本兼治。常用穴位有阳白、颧髎、丝竹空、太阳、地仓、颊车、牵正，并配合远端合谷、太冲、足三里、关元、三阴交等。

【思考题】

孕妇来治疗面瘫该怎么办呢？

【参考文献】

［1］孙国杰.针灸学［M］（第 2 版）.北京：人民卫生出版社，2000.

［2］杨瑜.周围性面瘫分期辨治心得［J］.浙江中医杂志，2010，45（8）：600.

［3］周利明，陈华德.陈华德治疗肝阳上亢型高血压病经验总结［J］.浙江中医杂志，2016，51（1）：26.

二、面 肌 痉 挛

【病因病机治法】

面肌痉挛属中医学"胞轮振跳""筋惕肉瞤""瘛疭"等范畴。《张氏医通·瘛疭》："瘛者，筋脉拘急也；疭者，筋脉弛纵也，俗谓之抽。"本病临床上多表现为一侧面部阵发性、不规则性、不自主的抽动。常始于眼睑附近，渐往下向面部其他肌肉发展。严重者整个面部的肌肉均剧烈抽动，属临床常见病及难治病。《素问·阴阳应象大论》："风胜则动"。本病病因当责之于"风"，病机为风滞经络，内风、外风均可引发本病。其一,《素问·风论》:"风者百病之长也"。外界风邪侵袭面部局部经络痹阻,气血运行不利,肌肉筋脉失于濡养,故致面肌拘急弛纵。其二,《审视瑶函·脾轮振跳》:"此症……人皆呼为风,殊不知血虚而气不知顺,非纯风也"。劳倦、久病等导致人体正气不足,阴血亏虚、血虚生风,阻滞于面部经络,也能引起病。面肌痉挛可分为风邪袭络型和虚风内动型[1]:

1. 风邪袭络型

因外界风邪直接侵袭面部经络而致病。多见于疾病初期,以表证、实证为主,患者体质多壮实。症状多为面肌拘挛、抽搐、跳动,可伴患侧恶风、恶寒、发热、鼻塞、流涕、头身疼痛等。舌淡红,苔薄白或薄黄,脉浮。治则为解表祛风通络,针用平泻法。主穴:取太阳、风池、合谷、颊车、翳风、焦氏头针舞蹈震颤区(对侧);体针择取2～3穴。恶寒发热配外关、大椎;流涕配印堂;颈项强痛配大杼。太阳、风池止眼周抽动;颊车、翳风住嘴周痉挛;合谷通阳明而调面部经气;焦氏头针舞蹈震颤区解痉止抽。配穴:外关、大椎祛风解表;印堂宣通鼻窍;大杼祛风止痛。耳穴:取肝、目、神门、口、面颊、肺;每次择取3～4穴。用王不留行籽贴压单耳。针刺时,太阳穴以针尖斜向眼球方向刺入,风池以针尖斜向外上方向刺入。颊车以针尖斜向嘴角方向刺入,焦氏头针舞蹈震颤区沿头皮平刺。合谷以常规针刺方向刺入。以上各穴得气后均施以平泻法(舞蹈震颤区逆时针方向捻针360°,其余各穴逆时针方向捻针360°后重按轻提)使针感向针尖所指的方向传导。

2. 虚风内动型

因劳倦、久病等致阴血亏虚,血虚生风而致病。多见于疾病中后期,以虚证为主。症状多为面肌麻木弛缓微微抽动,时发时止,可伴面色无华,头晕头痛,耳鸣目暗,腰膝酸软,肢体麻木,爪甲不荣等。舌质淡,少苔或中裂,脉细。治则为养血祛风通络。针用平补法,针灸并施。主穴及方义同上。阴虚配三阴交;脏腑虚弱配相应背俞穴如肝俞、脾俞、肾俞等可用灸法。配穴:三阴交滋补三阴经而熄风止痉;取相应背俞穴固本培元。耳穴:取肝、目、神门、口、面颊、脾、肾;每次择取3～4穴,用王不留行籽贴压单耳。针刺时,主穴针刺方向同上,各穴得气后施以平补法(舞蹈震颤区顺时针方向捻针180°,其余各穴顺时针方向捻针180°)后(重提轻按)使针感向针尖所指的方向传导。

【病案举隅】

患者,女,33岁,2019年10月8日就诊。患者14年前因过度劳累出现右下眼睑处不自主跳动,并逐渐扩展到右侧嘴角,跳动次数由每天 2~3 次渐增加至每隔几秒 1 次。曾间断于中西医眼科及神经科门诊治疗。症状无明显改善。刻下症见面色苍白,右下眼睑及嘴角频繁不自主跳动,爪甲不荣,入睡困难,纳差,大便溏,每日 2 次,小便调。查体见患者表情痛苦,右下眼睑及嘴角频繁不自主跳动,局部感觉正常,睁眼时右眼裂比左眼裂小约 5mm,舌质淡,苔薄白,脉细。辨证为肝脾血虚,虚风内动。治拟柔肝健脾,养血熄风。取穴:太阳(右)、翳风(右)、三阴交(左)、焦氏头针舞蹈震颤区(左);太阳、翳风、舞蹈震颤区用平补法;三阴交用迎随补法。翳风、三阴交得气后接 G6805-1 低频电脉冲治疗仪,用密波频率约 1.2Hz 以患者耐受为度,通电 20min。耳穴取肝、脾、目、神门。用王不留行籽贴压单耳两天后换另一侧。

二诊(2019 年 10 月 10 日):患者诉眼睑及嘴角仍有跳动,但频率稍减少,余同前。继续加强柔肝健脾、熄风止痉之力。取风池(右)、颊车(右)、三阴交(右)、合谷(左);风池、颊车、合谷用平补法三阴交用迎随补法。三阴交、合谷按上法使用电针。耳压处方同上,贴压另一侧耳。

三诊(2019 年 10 月 10 日):患者诉眼睑及嘴角跳动频率及幅度继续减少,睡眠好转,大便开始成形,余同前。治法合度,按前法交替取穴,隔天针1 次。

八诊(2019 年 10 月 22 日):患者诉眼睑及嘴角跳动频率及幅度减少,睡眠、食欲好,大便成形,每日 1 次。面色较前红润。舌淡红,苔薄白,脉细。余同前。治疗初见成效,继续加强补虚之力,仍按前法交替取穴,每次于肝俞、脾俞直接行麦粒灸各九壮,隔天治疗 1 次。

十五诊(2019 年 11 月 5 日):患者诉眼睑跳动频率及幅度大减,嘴角跳动已不明显,纳眠可,二便调,面色红润,体重增加。舌淡红,苔薄白,脉缓。患者面肌痉挛症状已明显得到控制。遂按前法继续治疗,每隔 3~4 天治疗 1 次。又治疗9 次后,患者症状消失,随访半年未复发。

【小结】

面肌痉挛可分为风邪袭络型和虚风内动型。主穴:取太阳、风池、合谷、颊车、翳风、焦氏头针舞蹈震颤区(对侧)。实证用平泻法,虚证用平补法。可接G6805-1 低频电脉冲治疗仪,用密波频率约 1.2Hz 以患者耐受为度,通电20min。耳穴:取肝、脾、目、神门。用王不留行籽贴压单耳两天后换另一侧。隔日治疗,10 次左右。

【参考文献】

[1] 罗秀英,钟平.陈全新针灸治疗面肌痉挛经验[J].上海针灸杂志,2008,27(9):1-2.

三、偏 头 痛

【病因病机治法】

偏头痛归属于"偏头风""脑风"等范畴,从中医病因病机分析,偏头痛病位虽在头部,但与肝、胆、胃、肾均有关系,其中以肝为主。肝主疏泄,病理变化为疏泄不及和疏泄太过。若肝疏泄太过,气升发过亢,因"气有余便是火",故郁久化火,阳亢火升,肝火上扰头窍而致颠顶头痛。肝病易传变,影响其他脏腑,且不易察觉、变幻多端,即肝脏致病具有复杂性、多样性等特点[1]。偏头痛病变虽以肝为主,但与胆、胃、肾、督脉、膀胱经等密切相关。肝与胆相表里,位置毗邻且经脉络属,肝胆相依,藏泻有度,阳木降而阴木升,升降协调而共主疏泄,共同作为气机升降之枢纽。若肝阳上亢,则胆火也随之上逆,上扰头窍而出现两侧颞部头痛。木强易乘土,肝盛易克胃。肝为将军之官,肝疏泄太过致胃腑不降,中焦壅塞,郁久化火,胃火循经上炎,导致前额部疼痛;肝疏泄太过则横逆犯胃,木乘,肝胃不和,故易出现纳差、恶心等症状[2]。肝肾同源,肝木过度疏泄日久,可致肾水亏虚。《临证指南医案》指出:"肝为风木之脏,因有相火内寄,体阴用阳,其性刚,主动主升,全赖肾水以涵之,血液以濡之。"肝胆之火上炎、上扰清窍,相对而言是因肝阴不足,无力制约肝阳,而肝阴有赖于肾阴的滋养,共同制约肝阳,因此可通过肝肾阴阳的互资互制维持肝阴、肝阳相对的动态平衡,即滋肾水以涵肝木。故在治疗时运用整体观念,既要泻肝胆火又要滋肾阴,同时注意兼顾脾胃。

选穴方面则涉及肝、胆、胃、肾经,诸穴相互配合,共奏调整阴阳、沟通上下、调畅气机、疏通经络之功。张锡纯认为,肝为"一身气化发生之始",而太冲是肝经原穴,可调控肝经总体气血,同时是肝经的火,且古今论述皆认为其有平肝潜阳、行气解郁之功,故选用太冲。阳陵泉为胆经合穴,"合主逆气而泄",故选用其清胆热、舒筋脉;"所入为合",即此穴是经气深入进而会合于脏腑的部位,说明此处气血充盛,通上达下的作用最强;阳陵泉为胆经合穴属土,而胆经属木,故针刺其可扶土抑木,有助于疏利肝胆、舒筋活络。率谷既是足少阳胆经穴位,亦为局部取穴,可达平肝熄风、通经活络之效。《灵枢·五邪》曰:"邪在脾胃,则病……

阴阳俱有余,若俱不足,则有寒有热。皆调于三里。"所以选用足三里调理脾胃、补中益气、扶正祛邪。解溪为足阳明胃经经穴属火,而火为土之母,故选用解溪清泻阳明、和络止痛,即清降上攻之胃火,从而缓解症状。

【病案举隅】

患儿,男,10 岁,2021 年 7 月 8 日就诊。主诉:间断头痛 4 年余,加重 3 个月。患儿于 2017 年无明显诱因间断出现双侧颞部疼痛,伴头晕,次数较少,程度较轻,曾于久坐站立时晕厥 1 次,伴有一过性黑蒙,休息后转醒如常。外院行头颅 MRI 平扫＋增强、颈椎 MRI 平扫、颅脑动脉 MRI 血管造影及相关检验等均未见明显异常,口服氟桂利嗪片等药物治疗,效果均不明显。上述症状呈进行性加重,逐渐延至前额部及巅顶部,并影响患儿日常生活及学习,同时伴纳差、恶心、腹痛等症状,口服益气清热类中药治疗,效果不佳。刻下症见:头痛呈胀痛,持续时间长,剧烈难忍,以前额部、双颞部及颠顶部为主,夜间尤甚,烦躁易怒,频繁眨眼、弄舌,纳差,恶心,寐一般,大便干,小便调,舌质淡、舌边红,苔白腻,脉弦。面色萎黄,记忆力、专注力近年明显变差。外公及母亲有头痛病史。西医诊断:偏头痛。中医诊断:头痛,肝胆火旺证。

首先采用针刺治疗。取穴:双侧太冲、阳陵泉、足三里、解溪、太溪、阴谷、率谷。操作方法:嘱患儿取仰卧位,常规消毒后,选择长度适合的毫针进行针刺,太溪、阴谷、足三里采用常规针刺,行补法;率谷采用平刺,行平补平泻法;其余穴位采用常规针刺,行泻法。针刺得气后留针,同时加用特定电磁波照射双侧足三里、太溪、阴谷。出针后,行刮痧、游走罐及拔罐治疗。首先行刮痧治疗,嘱患儿取俯卧位,充分暴露颈、背、腰部,涂适量刮痧油后,用消毒后的砭石刮痧板先沿督脉从腰俞至大椎进行刮痧,再沿膀胱经的两条分支从天柱分别刮至白环俞及秩边,先刮左侧膀胱经后刮右侧。刮痧过程中刮痧板与皮肤成 45°角,力度应适中,且要顺着经络循行方向单方向刮拭,以皮肤出痧为度(若患儿不易出痧,不必强求出痧)。之后行游走罐治疗,在施术区域涂抹均匀刮痧油后,选择合适的消毒玻璃罐吸附于施术部位,吸附的力度不宜过大,以患儿能耐受的程度行游走罐治疗,治疗部位及顺序同刮痧疗法,走罐的速度要缓慢均匀,直至皮肤出现红色或紫黑色痧斑。最后沿膀胱经内侧线分别从两侧大杼拔罐直至白环俞,留罐3～5min。治疗后,患儿头痛明显缓解。7 月 14 日复诊,患儿头痛已完全消失,余症明显减轻,故未予再次治疗。嘱患儿日常调畅情志,注意休息,适度锻炼。1 个月和 3 个月后进行随访,患儿未再头痛。在本案中,将针刺、刮痧、拔罐三者配合使用,共同发挥调节脑部血流量、改善微循环的作用,从而改善偏头痛的症状。

【小结】

偏头痛的发病与多个脏腑密切相关,但肝作为将军之官的作用较为突出。在针刺治疗时,选穴不但要注重整体观念,局部与远端取穴相配合,上下并用,同时亦不能忽略肝对其他脏腑造成的不利影响。故在以后的疾病诊治过程中要重视病因病机的分析,重视辨证论治,治病求本,从而达到良好的疗效。

【思考题】

偏头痛患者如何调神?

【参考文献】

[1] 葛帅,孙丽霞.“肝为贼脏”浅析[J].临床肝胆病杂志,2016,32(4):790-792.

[2] 陈晨,杨谢安.功能性消化不良肝胃不和证的中医治疗研究进展[J].中医药信息,2019,36(3):122-126.

四、三叉神经痛

【病因病机治法】

三叉神经痛属于中医的“面痛”“偏头痛”“颊痛”等。本病病位在面部,病因分为外因和内因。外因多责于风邪,可夹火、寒、湿等杂合致病。《素问·太阴阳明论》载:“伤于风者,上先受之。”头为清阳之府、诸阳之会,阳经经脉皆上聚于头,风邪来袭,头面部首先被侵犯,致使面部经脉不通,气血阻痹,发为面痛。内因多为脏腑失调、情志内伤,从而使湿阻、风动、痰瘀内生,邪阻经络,不通则痛;或因气血亏虚,阴阳失衡,脉络失养,不荣则痛。临床上本病病情迁延,多虚实夹杂。无论外因内因,皆致使面部经络受阻或久病经络失养而诱发,以不通则痛、不荣则痛为关键病机,故“行气血,调虚实,通经络”的治疗原则。临床注重局部整体结合,行气活血,调整虚实,以助经络畅通,祛除痛症。

治疗上,可通过针刺调节头面部感觉传导通路的异常传导信号,从而抑制痛觉的产生。因此,临床上结合三叉神经的解剖结构与经典医籍,选取顶颞后斜线下 2/5(对侧)、上关、下关、鱼腰、颧髎、水沟、承浆等穴位。头针的应用基于大脑皮层定位,采用针刺头皮,进而影响相对应的皮质功能。顶颞后斜线区相当于感觉中枢在头皮的投影,其下 2/5 能够控制对侧头面部感觉,调节中枢对于脸部痛觉的整合。上关、下关位于面颊部，分别为足少阳与足阳明的腧穴，两穴相配具有行气止痛、舒经活络之功。研究发现，此位置与三叉神经运动核、三叉神经节、脑干的三叉神经中脑核有直接联系[1]。故采用双针互透法，上关透下关，下关透上关，可直接刺激局部，将神经纤维的兴奋传导到它所支配的器官和大脑中枢，以起到直接抑制疼痛的作用。刺激量是决定针灸疗效的关键因素，透刺时并深刺，增强局部刺激，使针感强烈并扩散到整个面部。

三叉神经从神经节发出三大分支，分别是眼支、上颌支、下颌支，分别支配面部皮肤、口腔、牙和牙龈、眼球等处的感觉，临床上三叉神经痛多累及上颌支和下颌支。本病病位在面部，与手、足三阳经密切相关，根据"腧穴之所在，主治之所在"的取穴原则，诊治时仔细辨病辨经，根据疼痛部位针对性地对应选取鱼腰、颧髎、水沟、承浆，按痛施治。头面部疼痛辨其经脉至关重要，明确病变经脉，以达治病求本。

神是人体生命活动的主导，它不仅是脏腑气血盛衰在外的体现，而且主宰着人的精神、情感、意识、感觉等高级功能活动。痛属于感觉意识，由神所控制。三叉神经痛发作时，表现神情紧张，疼痛剧烈，难以忍受，甚则痛不欲生，而且患者长期处于焦虑、紧张、恐惧状态，加重了病情的程度。因此，神与痛的关系密切，痛使神乱，神乱则痛剧正如王冰所言："心寂则痛微，心燥则痛甚。"[2]《本草纲目》云："脑为元神之府"。[3]府指的是所居之处，说明了脑是元神的活动场所[4]。百会、印堂位于督脉上，开窍醒神、安神宁心，故通过针刺调神安神，使神归其室，能够达到缓解疼痛的效果。以往研究发现，针刺百会、印堂能使下丘脑内产生镇痛物 5-羟色胺（5 - hydroxytryptamine，5 - HT），影响中枢痛调制系统，发挥镇痛效应[5]。

《黄帝内经》曰"人之所有者，血与气耳""血气不和，百病乃变化而生"。气血对于人体具有重要作用，是构成生命活动的基本物质，营运于周身，循环不息，运行不止，既是脏腑组织活动的根本，又是脏腑组织活动的产物。"邪之所凑，其气必虚"，正气在疾病发展过程中具有主导地位，而正气充足依赖于气血的旺盛和调达，气血失调以致正气不足则发病[6]。经脉是气血运行的通道，以濡润组织与器官，若头面部经脉经气不通，使得气血运行失调，不能滋养面部，不通则痛，或久病不荣则痛，最终表现为三叉神经痛。《标幽赋》曰："寒热痛痹，开四关而已之"。[7]故治疗三叉神经痛时必取合谷、太冲。合谷、太冲分别为手阳明大肠经、足厥阴肝经腧穴，阳明经多气多血，偏于调气；厥阴经少气多血，偏于调血，两穴相配,一阴一阳,一脏一腑,一气一血,一升一降,使得气血同调,促使脏腑原气运行周身,通畅全身经脉气血,达缓急止痛之效[8],并且针刺时针尖朝向头面,针向病所,加强对头面气血的疏通。发病日久,久病必虚,伤血耗气,痛则更甚。此时,另取足三里、中脘,足三里属足阳明胃经合穴,又为胃之下合穴;中脘为胃经募穴,八会穴之腑会。胃为水谷之海,后天气血生化之源,合募配穴,上下相应,针刺两穴可扶正培元,补经脉气血之虚损,使新血生、瘀血除、脉道通、气血调和。《灵枢·终始》有云"病在上者,下取之",局部与远端取穴,皆可疏通面部经脉,共达舒经活络,通达气血之功。此外,远端取穴还能够避免过多刺激面部而触发扳机点,引起三叉神经痛发作。

《扁鹊传》曰:"人之所病,病疾多;而医之所病,病道少"。[9]临床治疗疑难杂病应采用多种治疗手段,以提高临床疗效。电针临床广泛运用于痛症,在针刺腧穴得气后使用脉冲电流作用于穴位,选取恰当的波形、频率和强度,以达到镇痛效果。将电针接于上关、下关,采用高频、低强度、疏密波,通电30min。一般认为电针可直接作用于三叉神经干,可增强阻滞异常神经冲动的效果,以抑制痛觉的传导。此外同时在下关穴进行温针灸,使热力透达腧穴,畅通面部经气,正如《灵枢·官能》所言:"针所不为,灸之所宜。"现代研究发现,艾灸能够抗炎镇痛[10]。腕踝针具有起效速、持续时间长、留针方便的特点,患者痛疾,推己及人,诊疗结束常依据患者疼痛部位选取恰当的进针点,留置一枚毫针于患者手腕,胶布固定,嘱咐留于次日,减少三叉神经痛发作频率。

【病案举隅】

患者,女,57岁,于2021年1月16日初诊。主诉:左侧面颊部疼痛一年余,加重2个月。现病史:一年前清晨洗漱时出现左侧面颊触电样疼痛,就诊于当地社区诊所,诊断为三叉神经痛。予以卡马西平口服治疗,服药后有效,偶有再发。2个月前因过度疲劳后复发,发作时疼痛难忍,自行服用以上药物未见明显缓解。刻下症见:左侧面部疼痛,疼痛部位以面颊上、下颌部为主,呈阵发性,发作时甚则不能入睡,平素时感头晕,面色少华,纳差,舌淡紫苔白,脉弦细。查体:左侧面部感觉敏感,神经系统检查无异常,疼痛视觉模拟评分(visual analogue scale, VAS)评分8分。辅助检查:头颅MRI未见明显异常。西医诊断:三叉神经痛;中医诊断:面痛(气虚血瘀证)。治则:气血双补,活血化瘀。针刺取穴:顶颞后斜线下2/5(对侧)、上关、下关、颧髎、水沟、承浆、印堂、百会、合谷(双)、太冲(双)、足三里(双)、中脘。操作:患者取仰卧位,消毒取穴部位,采用

0.35mm×25mm 毫针针刺,上关、下关采用双针对刺 15～20mm,行小幅度捻转法,使针感扩散到整个面部,并在两穴分别连上电针(频率:100Hz,波形:疏密波,强度:低强度);顶颞后斜线下 2/5 沿头朝百会穴透刺 10～15mm,百会、印堂、合谷、太冲斜刺 8～10mm,且合谷、太冲针向头部,中脘、足三里直刺 15～20mm,得气后行平补平泻法,留针 30min;同时取 2 段长约 2cm 的艾条点燃,戳一小孔放于下关穴针柄,中间以小硬纸片格挡,防止温度过高造成烫伤。诊疗结束后,取腕部上二穴(位于腕横纹上二横指,掌长肌腱与桡侧屈腕肌腱之间,相当于内关穴处),留置一根 0.35mm×40mm 的毫针,以患者自觉针下无任何感觉为度,以医用胶布固定,嘱患者次日自行拔针,隔日治疗 1 次,每周 3 次。治疗 5 次后,患者左侧面部疼痛减轻,发作频数减少;治疗 4 周后,患者疼痛消失,饮食、睡眠正常。随访 3 个月未复发。

【小结】

三叉神经痛内因多为脏腑失调、情志内伤,从而使湿阻、风动、痰瘀内生,邪阻经络,不通则痛;或因气血亏虚,阴阳失衡,脉络失养,不荣则痛。临床上本病病情迁延,多虚实夹杂。无论外因内因,皆致使面部经络受阻或久病经络失养而诱发,以不通则痛、不荣则痛为关键病机,故"行气血,调虚实,通经络"的治疗原则。临床注重局部整体结合,行气活血,调整虚实,以助经络畅通,祛除痛症。取穴可辨证取穴,治疗方法多样,有体针、电针、艾灸、腕踝针、揿针等。

【思考题】

耄耋老人反复三叉神经痛,你认为针灸治疗时应注意些什么?

【参考文献】

[1] 刘瑾,吕梦翔,张崇智.下关穴的局部解剖学及神经元分布的定位研究[J].解剖学研究,2004,26(4):272-273,276.

[2] 王冰.重广补注黄帝内经素问[M].北京:中医古籍出版社,2015.

[3] 李时珍.本草纲目[M].北京:人民卫生出版社,2005.

[4] 田昕,郭齐,杨傲然,等.关于"心主神志"与"脑为元神之府"的几点思考[J].中华中医药学刊,2014,32(9):2066-2068.

[5] 胡昊斌,吴子建,汪克明.中枢 5-羟色胺在针刺效应中的作用研究进展[J].针刺研究,2012,37(3):247-251.

[6] 李万斌.百病皆在调气血[D].济南:山东中医药大学出版社,2005.

[7] 杨继洲.针灸大成[M].北京:人民卫生出版社,2006.

［8］林咸明,姚旭,狄忠.四关穴配合胆经穴针刺治疗偏头痛:随机对照研究［J］.中国针灸,2014,34(10):947-950.

［9］李时珍.本草纲目［M］.北京:人民卫生出版社,2005.

［10］田昕,郭齐,杨傲然,等.关于"心主神志"与"脑为元神之府"的几点思考［J］.中华中医药学刊,2014,32(9):2066-2068.

五、失 眠 症

【病因病机治法】

失眠症通常指入睡困难或持续睡眠障碍,属于现代医学神经衰弱,长期失眠往往出现头晕、健忘、心悸、困倦等症状,严重影响工作效率和生活质量,加重和诱发躯体的其他疾病。中医称"目不瞑""不得眠""不得卧""不寐"等。认为是邪气客于脏腑,卫气行于阳,不能入阴所得。喜怒哀乐等情志过极,均可导致脏腑功能失调,而发生不寐。思虑太过,伤及心脾,心伤则阴血暗耗,神不守舍;脾伤则食少,纳呆,生化之源不足,营血亏虚,不能上奉于心,而致心神不安。如《类证治裁·不寐》说:"思虑伤脾,脾血亏虚,经年不寐"。《景岳全书·不寐》云"劳倦、思虑太过者,必致血液耗亡,神魂无主,所以不眠"。

失眠的病变部位主要在脑窍心神,所以常取头部穴百会、四神聪等可以直达病所,有利于改善局部血运,调节中枢神经功能,抑制大脑异常放电,使之恢复平衡。失眠病因较多,但最终都使心神受扰至不寐。神门穴为心经原穴,是宁心安神的首穴;内关穴为心包经之络穴,八脉交会穴,可舒心调神;以上二穴配合三阴交具有健脾养心、柔肝调神的作用。取申脉、照海二穴,调节阴阳跷脉。阴阳跷脉涉及阴阳二气,具有调节寤寐、保持人体"昼精夜瞑"的作用[1]。

针灸治疗失眠的机理在于协调阴阳,调整脏腑以改善睡眠。例如,艾灸在失眠症治疗的应用主要是对神门穴、百会穴、足三里穴、三阴交穴等进行艾灸。取患者卧位,依次艾灸百会穴、涌泉穴各15min,艾灸的方式可以选择雀啄灸或者回旋灸等,每日1次,以连续10天为1个疗程[2-3]。比如,应用揿针治疗选取神门穴、百会穴、三阴交穴作为针刺穴位,应用揿针刺入上述穴位,随后每个穴位按压2min,每个穴位留针24h,每周3次[4]。还有,高频电针配合小醒脑开窍针刺法,电针仪选用连续波,频率为100Hz,针刺穴位为印堂、上星、三阴交、双侧内关穴[5]。除了上述方法外,其他还有头针、腕踝针、腹针、火针等,不同的治疗方法拥有自身的特有优势[6]。临床上针灸治疗失眠的方法很多且日趋多样化,其疗效显著,无不良反应,且突出了祖国医学的特色疗法,值得临床推广使用。

【病案举隅】

病案一:

患者,男,58岁,2020年8月初诊。主诉:失眠10余年,近期加重。患者患有间断性失眠10余年,近2年来病情加重,经常彻夜难眠,并睡而易醒,醒后再难入睡,长期以苯二氮䓬类的药物调理睡眠,但只能睡2~3h,故转中医门诊行针灸治疗。现症:失眠易醒,不易入睡,伴有噩梦、头痛、头晕、浑身乏力、心烦、易急躁,舌红苔黄,脉弦。诊断:失眠症,属肝阳上亢证。治疗取穴:百会、四神聪、神门、内关、三阴交、申脉、照海、肝俞、心俞。操作:使用1.5寸毫针,局部常规消毒,快速进针后,行平补平泻法,留针30min,2周为1个疗程。患者经过2个疗程的治疗后,睡眠质量有明显改善。

病案二:

患者,女,52岁,2021年8月2日初诊。病史:主因"失眠半年"前来就诊,患者因家庭琐事,心理负担较重,精神紧张,半年前开始出现睡眠困难,睡眠质量差,入睡困难,每夜睡眠约4h,夜间易醒,时寐时醒,醒后难以入睡,夜梦多,偶尔出现彻夜难眠;平时精神较紧张,伴心慌、乏力、自汗、纳谷不馨、平素四肢末端欠温、畏寒肢冷,月经已停。证候:神清,精神弱,面色萎黄,口唇少华,形体消瘦,语言低微,舌体瘦,舌质淡,少苔,脉细。每日口服艾司唑仑2片。中医诊断:失眠(心脾两虚),西医诊断:神经衰弱。治则:益气养血,宁心安神。取穴:百会、四神聪(头部围刺)、膻中、神门、内关、三阴交。操作:百会、四神聪(头部围刺),用平补平泻法。膻中、神门、内关、三阴交用补法。耳针:选心、脑、神门,王不留行籽贴压。疗效:坚持隔日针刺治疗,每天按压耳针,患者诉针刺当日睡眠很实,两周后睡眠质量明显改善,艾司唑仑改为每日1片,每晚睡眠时间为晚12点至早6点,睡眠质量可,但仍觉白天头胀,精神不充沛。证候:神情,精神可,面色暗淡,口唇干,形体消瘦,微低语言,仍偶尔出现心慌、乏力、自汗,纳食有所改善、四末欠温、畏寒肢冷,舌体瘦,舌质红,少苔,脉细。继续治疗1个月后,睡眠基本正常,精神状态明显好转,食饮也有改善,已停用艾司唑仑。证候:神情,精神好,面色荣润,口唇淡红,形体消瘦,语言清晰,纳食可,舌体瘦,舌质红,苔薄白,脉细。方中取百会、四神聪可镇心安神[7];头部围刺,以镇静降压,缓解紧张疲劳,临床各种疾病皆可以头部论治。脑为元神之府,研究认为针刺头部穴位能直达病所,有利于解除脑血管痉挛,改善局部血液循环,同时能调节中枢神经功能,抑制大脑异常放电,改善大脑皮质的兴奋和抑制失调,使之恢复平衡[8]。膻中、三阴交相配,调和任督二脉,已达调和阴阳之功。神门为手少阴心经之原穴与心的背俞穴心俞相配,共奏宁心安神之效。内关穴为手厥阴经脉之络穴、八脉交会穴,有健脾养肝强肾、清心醒脑、养血安神之功[9]。《灵枢》曰:"十二经脉上结于耳"。故耳与脏腑经络密切相关,根据现代医学理论研究,神门、心、脑能调节大脑皮层的兴奋与抑制,具有镇静、安神、利眠的作用[10]。该病例的治疗特点,取穴少,手法轻,时间间隔治疗。充分体现临床治疗虚证的特点,从中可看出只要辨证准确,方法得当,取穴虽少,手法虽轻,同样可得到满意疗效。针灸治疗失眠效果良好,尤其是在下午或者晚上针灸治疗,效果更佳。

【小结】

失眠的病变部位主要在脑窍心神,取穴以头面部穴位为主,神门、内关、申脉、照海也是失眠常用经验效穴。临床上针灸治疗失眠的方法很多且日趋多样化,其疗效显著,有体针、电针、揿针、头针、腹针、腕踝针、艾灸等。

【思考题】

小儿失眠该如何运用针灸治疗?

【参考文献】

[1] 杨萍.针灸治疗失眠临床用穴的基本法则探讨[J].吉林中医药,2009,29(8):690-691.

[2] 董小庆,黄琴峰,谢晨,等.艾灸治疗失眠的临床应用规律分析[J].世界科学技术-中医药现代化,2019,2(8):1615-1621.

[3] 陈琼,曾钊蕙.艾灸治疗失眠症临床护理措施分析[J].系统医学,2018,3(6):187-189.

[4] 杨乐,杨复君.揿针联合情志护理对失眠患者心理状态和睡眠质量的干预效果[J].中西医结合护理(中英文),2021,7(3):66-69.

[5] 刘强,邓琳琳,王飞,等.高频电针结合"小醒脑开窍"针刺法治疗失眠临床研究[J].浙江中医药大学学报,2019,43(11):1284-1287.

[6] 孟昭刚,张子璇,吴晓青.中医针灸在失眠症治疗中的应用进展[J].联勤军事医学,2023,37(12):1076-1078.

[7] 佘畅,韩舰华.针灸治疗顽固性失眠23例[J].吉林中医药,2008,28(9):670.

［8］刘鹏,韩永和.健脾安神推拿法治疗心脾两虚失眠 30 例［J］.吉林中医药,2007,27(6)：43.

［9］许飞,尹明浩,姚芳.针灸治疗失眠 55 例疗效观察［J］.长春中医药大学学报,2012,28(2)：324－325.

［10］胡希军,甘子义.针灸配合耳穴治疗失眠 60 例［J］.吉林中医药,2008,28(8)：594.

六、眩晕病

【病因病机治法】

眩晕,中医认为它出现是以风、火、痰、虚、瘀等病理因素导致人体的清窍闭阻或失养,导致临床上以眼花、头晕为主诉出现的一系列病证。眩,就是眼前昏花缭乱,晕指的是头部运转不定。两者常同时并见,并称眩晕。轻者,闭目可止,重者似如乘坐车船,旋转不定,站立困难,常常有恶心、呕吐等伴随症状。祖国医学也称此病为掉眩、头眩、冒眩、巅眩、风眩等等。眩晕常常干扰人体的正常生活,而且是多发疾病,本病严重者可致中风、脱证,导致危及生命。眩晕是属于现代医学神经系统的一个症状,西医的高血压、低血压、低血糖、美尼尔综合征、神经衰弱、贫血、脑动脉硬化、椎基底动脉供血不足等等,以眩晕为主诉出现的临床证候都属于眩晕的范畴。临床上以头晕目眩,轻者闭目可止,重者如坐车船,甚者扑倒为主要症状的临床表现都可以以眩晕论治。

中医认为本病主要与肝阳上亢、素体阳盛、气血不足、中气素虚、肾精不足、痰浊中阻有关。肝阳上亢,素体阳盛,五志化火导致风阳上扰动清窍;或因脾胃受伤,不运生湿或素体痰湿以致痰浊中阻,清窍闭阻;肾精不足,气血不足,脾胃虚弱,气血不生,而导致清窍失养[1]。综上所述,眩晕病分为两大证型:实证、虚证。实证,主要是各种原因,以致清窍被扰动,如金代《素问玄机原病式·五运立论》有"风火皆属阳,多为兼化,阳主乎动,两动相搏,则为之旋转"[2]。虚证,主要是气血亏虚,或脾胃化生乏源,或肾精不足,种种原因导致清窍失养所致。正如《灵枢·海论》[3]云:"髓海有余,则轻劲多力,自过其度;髓海不足,则脑转而鸣,胫酸眩冒,目无所见,懈怠安卧。"虽然眩晕病由两大证型所引起,但是临床多以虚证居多,正如张景岳在《景岳全书》所云:"眩晕一证,虚者居其八九,而兼或兼痰者,不过十中一二耳"[4]。因此,此病病位在清窍,头为精明之府,诸阳之会,气血双亏,清阳不能上住,清窍失养则为头晕。或者因为肾精不足,不能充髓于脑,脑海空虚,元神无所归附,精不明则乱,亦会发生眩晕。无论脾胃亏虚,还是肾精亏虚,都会引起肝风内动,上扰生风。临床常常病证杂见,因此治疗常常补益先后天,并去肝风来治疗此类疾病。

常用后枕部区域腧穴见图 2-2。首选囟会穴,囟会穴解剖特点是小儿囟门闭合的附近处。认为此穴具补益肝肾之力,虚者能补益,实者能平肝风。因此取穴,常常补泻并重,并且放血,起到治风先治血、血行风自灭的功效。次针百会穴,能汇聚人体的百脉之精气,也是自古以来治疗头晕的常用穴,如《胜玉歌》[5]中提及的"头痛眩晕百会好"。率谷是胆经穴位,肝胆相表里,能通达肝胆,从而治疗眩晕。养老、支正能通达三焦,培补气血。"四总要穴"头项寻列缺,头晕必选。中脘、建里、天枢、足三里、内庭皆与脾胃相关,脾胃为后天之本,气血生化之源[6],因此皆能补后天,以充脑髓。太冲、太溪则起到滋补肝肾的功效,肝肾足则脑髓充,则眩晕自平。

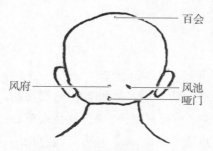

图 2-2　常用后枕部区域腧穴

在针刺方法上,先刺囟会穴。针刺入穴位后,沿头皮向前额方向斜刺 0.3~0.5 寸,采用提插补法后,稍稍提出针,改变针刺方向,向后头方向斜刺 0.3~0.5 寸,采用提插泻法,针刺后摇大针孔放血。后刺百会穴,向前平刺 0.3~0.5 寸,采用提插平补平泻法。选取率谷穴,向脑后平刺 0.5~1 寸。上肢选取养老穴,直刺 0.5~0.8 寸,采用提插补法。选取支正穴,直刺 0.5~0.8 寸。列缺穴,向上斜刺 0.2~0.3 寸。腹部选取中脘穴,直刺 1.0~1.5 寸,采用提插平补平泻法。建里穴,直刺 1.0~1.5 寸,采用提插补法。天枢穴,直刺 1.0~1.5 寸,采用提插平补平泻法。足三里穴,直刺 0.8~1.5 寸,采用提插平补平泻法。内庭穴浅刺 0.3~0.5 寸,采用提插泻法。太溪穴,直刺 0.3~0.5 寸,采用提插平补平泻法。太冲穴,直刺 0.3~0.5 寸,采用提插平补平泻法。针刺得气后,每 5min 行针 1 次,留针 20min,每日 1 次,15 日为 1 个疗程。针刺以头部取穴为先,其次选取腹部穴位,然后选取上肢穴位,然后选取下肢穴位。腹部、头部有双侧的穴位,基本都选双侧。配合内服中药治疗。

【病案举隅】

患者,男,56 岁,汉,已婚,主诉:头目眩晕 10 余年,加重伴恶心、呕吐 1 日。

现病史：患者于 3 年前,无明显诱因出现头晕,为间断时头昏,以中下午时明显,自感觉疲倦乏力,无晕厥、抽搐、昏迷等症状。以上症状出现以来患者测量血压 150mmHg,诊断为高血压病,曾予以降压药物治疗,但具体药物不明,后患者头晕症状缓解。1 年前患者头晕的症状再次出现,并有所加重。外院行头颅 CT 平扫诊断为:"腔隙性脑梗死",1 天前患者再次出现头晕,头晕较前有所加重,伴全头部的胀痛。并发恶心、时有呕吐,非喷射性呕吐。即时测量血压为 175/100mmHg,刻下症见：头晕,伴有眼前物体转动,偶发头痛,并伴有恶心、呕吐,能自由行走,四肢肌力正常。睡眠尚可,二便尚可。中医检查,无意识障碍,无肢体活动障碍,无抽搐,面色苍白,形态尚可,气息如常,舌质淡,舌头略胖大,舌苔略腻,脉弦细弱。查体：T：36.5℃,P：72 次/min,R：23 次/min,BP：175/100mmHg。中医诊断：眩晕(气血两虚,痰浊上蒙)。西医诊断：① 高血压病 2级(高危组)。② 脑梗死后遗症期。治以益气补血、调养心脾,兼补肝肾。取囟会、百会、率谷、养老、支正、列缺、中脘、建里、天枢、足三里、内庭、地五会、太冲、太溪。予以中药汤剂每日 1 剂,组成如下：白术、当归、白茯苓、黄芪(炒)、远志、酸枣仁(炒)各 10g,人参 3g,木香 5g,熟地黄 10g,山萸肉 8g,天麻 15g,钩藤 10g。1 个疗程后,患者眩晕症状明显减轻,偶有恶心,轻微晕眩,休息 3 日后,继续第 2 个疗程的治疗,疼痛基本消失,随访 1 年无复发[7]。

【小结】

　　眩晕病此病病位在清窍,头为精明之府,诸阳之会,气血双亏,清阳不能上住,清窍失养则为头晕。或者因为肾精不足,不能充髓于脑,脑海空虚,元神无所归附,精不明则乱,亦会发生眩晕。无论脾胃亏虚,还是肾精亏虚,都会引起肝风内动,上扰生风。临床常常病证杂见,因此治疗常常补益先后天,并去肝风来治疗此类疾病。针灸常用穴位有囟会穴、百会、率谷、养老、支正、列缺、足三里等。针药结合运用居多。

【参考文献】

　　[1] 石学敏.中医治疗学[M].北京：人民卫生出版社,2001.

　　[2] 刘完素.素问玄机原病式[M].北京：中国医药科技出版社,2011.

　　[3] 王洪图.黄帝内经·素问[M].北京：人民卫生出版社,2004.

　　[4] 张景岳.景岳全书[M].北京：中国医药科技出版社,2011.

　　[5] 张缙.针灸大成校释[M].北京：人民卫生出版社,2015.

　　[6] 李东垣.脾胃论[M].北京：中国医药科技出版社,2011.

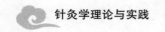

［7］曲良,张杨,陈以国.陈以国教授针刺治疗眩晕症经验探析［J］.辽宁中医药大学学报,2017,19(6)：128－130.

七、血管性痴呆

【病因病机治法】

中医对血管性痴呆的论述散见于"善忘""呆病""痴证""类中""郁证"等病。祖国医学对于血管性痴呆的认识源远流长,以辨证论治为特色,具有独特的优势。汉代《华佗神医秘传·华佗治痴呆神方》中首次将"痴呆"作为中医学名词。但也有学者认为在先秦历史时期就有了对于痴呆最早病名记载。针灸方面,晋代《针灸甲乙经》治疗该病的针灸处方留存至今对临床辨证施治仍有指导意义[1]。血管性痴呆病因主要以内因为主[2],其病位在脑,其次在于肾,与心肝脾功能失调密切相关。该病属本虚标实之证,以肾精、气血亏虚为本,以痰浊、瘀血之实邪为标。现代医家对血管性痴呆的病因病机进行的补充提炼,认为络脉虚损致病、玄府郁阻、三焦气化失司均可致痴呆的发生,其共通点为不通则浊邪以内生,神机失用[3-4]。

近年来多认为肾虚髓亏、肝肾阴虚、痰蒙清窍、瘀阻清窍、心肝火旺、心脾两虚、气虚血瘀等7种证型为血管性痴呆的最基本证型[5]。然而,在临床上,这些证候类型互相交错为病[6]。肾精亏虚和痰浊阻窍证型占据了绝大多数,并且随着年龄的增加,肾虚髓亏成最主要的证候。

针灸治疗对于血管性痴呆患者的智能及社会能力均有积极改善作用,经过多年的临床实践研究,已总结出一系列较为成熟的针灸疗法。例如,可以采用"温通针法"结合易化康复技术治疗血管性头痛,选取风池、内关等穴,行针使针下产生热感,并按压穴位下方经络,防止针感下传,守气 1～3min,后缓出针,按压针孔,治疗 8 周[7];还可以采用隔附子饼灸百会,悬灸神庭、大椎,每日 1 次,每周休 1 日,4 周为 1 个疗程,共治疗 4 个疗程[8];除此之外,还有穴位埋线的方法(选取双侧肾俞穴、足三里穴);针灸结合穴位贴敷(选取黄芪、石菖蒲、川芎,混合研磨成细末,三种药按 1：1：1 加黄酒,做成药丸状,贴敷大椎、神门、足三里、三阴交)治疗;还有以叩刺、走罐结合针刺的综合疗法等方案[9-11]。

【病案举隅】

患者,男,79 岁,2020 年 4 月 2 日初诊。家属代诉：记忆力明显下降伴行为异常一年余,既往脑梗死,冠心病,高血压病,前列腺炎病史。症见:面色㿠白,神情呆钝,静而少动,倦怠懒言(以简单手势代替语言),近事记忆及远事记忆均减退,失认(以前爱好书法,现在很多字都不认识,错别字多),失算(无法计算简单的加减法),反应迟钝,两腿活动无力,双下肢轻度水肿,行走困难(需他人搀扶),时有胸闷,食纳尚可,寐欠安,夜尿频(8~10次),畏寒肢冷,二便常不能自控,大便完谷不化,时有幻觉,伴见强哭、如厕不提裤子等异常行为。简易智能量表(MMSE)10分(其时间、空间定向力、计算力、执行能力均差),Hachinski缺血积分量表10分日常生活能力量表(ADL)63分(自理能力差)。舌体胖大苔厚腻,脉沉缓。唇色、舌色均暗。西医诊断:血管性痴呆。中医诊断:痴呆。证型:脾肾阳虚证。病机:三焦气化失司,痰瘀内生,上阻清窍。治疗原则:疏调三焦、行气活血、蠲化痰浊。针刺处方:膻中、中脘、气海、血海(双)、足三里(双)、外关(双)。针刺操作:膻中针尖向上斜刺0.2~0.5寸施小幅度高频率捻转补法30s;中脘直刺1.5寸施小幅度高频率捻转补法30s;气海直刺0.8~1寸施小幅度高频率捻转补法30s;血海直刺1~1.5寸施大幅度低频率捻转泻法30s;足三里直刺0.5~1寸施小幅度高频率捻转补法30s;外关直刺0.5~1寸施平补平泻捻转手法30s;留针30min。根据兼症随证加减。每日针刺1次,每周连续针刺5日,2周为1个疗程,共治疗6个疗程。医嘱调摄:清淡饮食,养成有规律的生活习惯,适当散步,根据其兴趣爱好进行智能锻炼(写毛笔字、读报、背古诗),亲属多与其交流沟通。鼓励患者干家务。

二诊(2020年4月16日):近事记忆较前好转(能回忆早餐和午餐吃的食物)但反应仍较慢。双下肢仍轻度水肿患者自觉双腿较前有力仍需他人搀扶。夜尿频、强哭等症状较前无明显变化。考虑下肢水肿、夜尿频等症,属肝肾不足、肾虚水泛所致,加刺三阴交(补法)、昆仑(补法)以补肝肾、强腰膝。嘱继续坚持进行智能及生活能力锻炼并加强与人交流。

三诊(2020年5月3日):患者精神较前明显好转自诉"早晨起来觉得脑子特别清醒。"主动与家人交流打电话想要与亲属交流。答话较前稍迅速且回答正确。偶有幻觉出现夜尿频、计算力差等症状较前无明显变化,考虑肾气虚衰,膀胱气化不利所致,加刺关元、中极(均要求针感向下传导)。关元助气海培补元气,中极为膀胱募穴以复膀胱气化之职。

四诊(2020年5月17日):精神、睡眠尚可,定向力较前好转(准确说出家庭住址,家人未出现误认),计算力仍差(仅能计算10以内的加减法),下肢水肿已消退活动较前灵活。患者心存希望,表示积极配合治疗希望能痊愈。

五诊(2020 年 5 月 31 日):精神可,能简单复述报纸的一些新闻内容。家属表示看电视新闻能发表一些评论。计算力停留在 10 以内的加减法强哭次数较前减少。夜尿次数减少(3～5 次)。

六诊(2020 年 6 月 14 日):精神可,食纳如常,练习毛笔字,错别字比以前减少。能记忆十余首唐诗。尿频好转,夜间小便 2～3 次。大便自控。强哭等异常行为未出现。

七诊(2020 年 6 月 28 日):MMSE 21 分,ADL 40 分,未出现幻觉、强哭等异常行为也未出现,自理能力较前好转。

随访 5 个月:患者基本情况稳定,精神好,活动尚可,二便自控,主动干家务(洗衣、洗碗),读书报、练习书法,主动关心家人。MMSE 23 分,ADL 30 分(生活基本自理)。家属对治疗效果表示满意。

【小结】

血管性痴呆病因主要以内因为主,其病位在脑,其次在于肾,与心肝脾功能失调密切相关。该病属本虚标实之证,以肾精、气血亏虚为本,以痰浊、瘀血之实邪为标。络脉虚损致病、玄府郁阻、三焦气化失司均可致痴呆的发生,其共通点为不通则浊邪以内生,神机失用。针灸取穴:常用大椎、百会、风池、神庭、夹脊穴、膀胱经第一侧线腧穴、神门、内关、足三里等。常用针刺方法有:体针、灸法、拔罐、刺络、穴位埋线、穴位敷贴等。

【参考文献】

[1] 洪营东. 探索《针灸甲乙经》中针灸治疗癫证的特定穴运用规律[J]. 中医外治杂志,2013,22(4):19.

[2] 郭芳芳,陆晖. 血管性痴呆的病因病机研究进展[J]. 中医临床研究,2017,9(29):138-141.

[3] 王飞雪,黄小波,裴卉,等. 血管性痴呆中医病机理论的传承和发扬[J]. 世界中医药,2022,17(2):221-224,228.

[4] 张梦雨,张宸瑞,李永凯,等. 针刺治疗血管性痴呆的临床研究进展[J]. 新疆中医药,2023,41(2):101-104.

[5] 马宏博,彭敏,司国民. 血管性痴呆中医证候分布规律文献分析[J]. 世界中西医结合杂志,2012,7(3):185-187.

[6] 王枫,刘敬霞,顾玉宝,等. 血管性痴呆的中医研究进展和治疗现状[J]. 辽

宁中医杂志,2016,43(9):1997-2000.

　　[7]冶尕西,马静,宋宁宇,等.血管性痴呆针灸干预的疗效评价研究[J].辽宁中医杂志,2011,38(12):2324-2327.

　　[8]陈浩,王频,杨俊,等.艾灸对血管性痴呆患者症状及脑脊液中神经肽类物质水平的影响[J].中国针灸,2011,31(1):19-22.

　　[9]石奕丽,付如华,刘焕荣.针刺、叩刺、走罐综合疗法治疗血管性痴呆43例[J].山东中医杂志,2004,23(8):479-480.

　　[10]陈粲,杨琼,戴桃李,等.穴位埋线对血管性痴呆大鼠学习记忆和长时程增强的影响[J].中华中医药杂志,2008,23(3):247-249.

　　[11]边晓东,罗开涛,李蕴文,等.针灸结合穴位敷贴治疗血管新痴呆30例[J].江西中医药,2009,40(321):61-62.

八、脑卒中恢复期

【病因病机治法】

　　"脑卒中"也叫"中风",卒中是中医学对现代医学急性脑血管疾病的统称。中风在我国为三大致死疾病之一,其致死、致残率极高,给患者身心带来了极为不利的影响。卒中多见于中老年人,发病急,病程长,病情反复、进行性发展为特点,表现为突发的半身不遂,口眼歪斜,肢体麻木,言语不利,甚至猝然昏倒不省人事。其病机多为素体正气不足,脉络空虚,加之外邪感触,饮食不节,起居不调,劳倦内伤,进一步耗伤正气,久而气血阴阳失调,或因外感风邪,外风引动内风。或肝阳暴亢气机升降乖戾,气血逆乱,上攻巅顶,发为中风,故认为"中风"一病为本虚标实,虚多为气虚,阳虚,阴虚,血虚,气血两虚,阴阳两虚。实则为气滞、瘀血、寒凝、痰浊或痰瘀互结。"气血阴阳失调,脉络淤阻"是"中风"病发病的基本病机。卒中恢复期则可分为气虚血瘀证、痰瘀互结证、肝肾亏虚证、脾肾阳虚等证[1]。

　　针灸常规取穴可分为病症取穴以及辨证取穴。病症取穴包括:①"中经络"半身不遂者主要选用局部穴位以活血祛瘀、疏通经络。以通经活络为主要治法,夫风为阳邪,风病多犯阳经,又因阳明经为多气多血之经,选用阳明经腧穴可通过针刺,激发人体经络气血的运行,胃为"水谷之海",胃经穴位可促进脾胃运化及气血的化生。故选用手、足阳明经的腧穴,辅以太阳、少阳经的腧穴。② 口眼歪斜者,应选用手足阳明经穴位,如地仓、颊车、合谷、太冲等。在临床工作中笔者发现针刺地仓、颊车时,可从颊车透刺地仓穴,或沿着经络相互透刺,其效果尤佳。③ 二便不通者,可选用天枢、梁门、梁丘、上巨虚、支沟、中极、归来等穴。其中天枢穴为双向调节穴位,既可治疗腹泻又可治疗便秘;梁丘为胃经之郄穴,"郄穴"是经脉在四肢部经气深聚的部位,故针刺该穴,有泻胃热之功,以恢复"胃之通降"。上巨虚为大肠之下合穴,肠腑之气于下肢会聚处,针刺该穴,可助泻下胃肠之湿热,湿痰热邪得清,则脾清或升,浊气自降,气血畅通,脑窍无阻。支沟穴为手少阳三焦经之经穴,三焦为水液代谢运行之通道,内有痰湿闭阻,则三焦经络之气不畅,三焦闭塞,亦可酿湿生痰,而手少阳三焦经过胸中,散络于心包,下过膈,属上中下三焦,"所行为经",是该经经气正盛,运行经过的部位,故针刺经穴,支沟穴可宣畅三焦气机,方可"水精四布,五经并行",气机调畅,二便自然通利。④ "中脏腑"意识不清者,若症见口噤不开,双拳紧握者为闭证,多采用平肝熄风,醒脑开窍法,任、督二脉为奇经八脉,有阴阳之分,对人体经脉气血有调节、蓄溢作用。此外可刺水沟、内关、郄门、三阴交、太冲、丰隆、劳宫、合谷穴,点刺十二井,水沟放血,其中郄门、太冲、丰隆、劳宫局部用泻法;在临床中若进行十二井点刺出血时,手法需轻快,不宜过强而引起患者躁动。⑤ 若症见形寒肢冷,二便失禁,手撒等,此为脱证,主要采用益气回阳固脱之法,选用任脉穴位,故灸百会、关元、神阙,可用隔盐灸以回阳固脱。⑥ 症见言语不利,饮水呛咳,吞咽苦难,加用廉泉、通里、哑门穴。至于根据辨证取穴:① 兼有气血亏虚者,可选用足太阴脾经及任督脉的腧穴,如血海、三阴交、气海、商丘、脾俞及胃俞,局部用补法。② 肝肾不足,肝阳上亢者,可选用肝俞、太冲、期门、中封、曲泉等腧穴,局部穴位用补法。肾阴不足者,可选用太溪、肾俞、照海,用补法。③ 阴虚风动者,选用三阴交、风池。④ 肾阳不足者选用肾俞、腰阳关、关元,局部穴位用补法。⑤ 夹痰湿者可选用丰隆,阴陵泉,其中丰隆为涤痰之要穴,阴陵泉既可健脾益气,兼有除湿之功。⑥ 夹瘀血者可选用血海、膈俞穴。其中膈俞为八会穴之血会,针刺此穴可有活血祛瘀通络之功。⑦ 夹痰热、湿热者,当选用丰隆、中脘、内庭,局部用泻法。⑧ 局部醒脑通络,可选用神庭、印堂、率谷、太阳、百会,平补平泻。

根据针灸特殊的配穴法,可采用原络配穴法,母子配穴法,表里配穴法,俞募配穴法。① 原络配穴法:"中风"病位在肝、脾、肾。肝经先病,如患者先见肝经之病猝然半身不遂,肢体麻木,伴头目昏胀,烦躁易怒,胸胁胀满,而后出现咽干口苦,干呕,默默不欲饮食,心惕易惊,恐人将捕之等少阳胆虚之症时,则可选用太冲的同时配伍胆经的光明穴。② 子母配穴法：脾胃虚弱者，除选脾经穴位外，可选手少阴心经之少府穴，小肠经阳谷穴。肝阴虚者除肝经腧穴外，可补益肝之母，肾，选用肾经的阴谷穴及膀胱经的足通骨穴，肾虚者，除肾经腧穴外，可选用肺经的经穴，即经渠穴以及阳明大肠经的商阳穴。③ 表里配穴法：如选用肝经腧穴的同时，可适当配伍胆经的腧穴，如足窍阴及阳陵泉等穴，选用肾经腧穴的同时，可适当配伍膀胱经的腧穴，如委中、委阳、昆仑穴等。④ 俞募配穴法：可选用肝俞穴配期门穴，胆俞穴配日月，脾俞穴配章门穴，肾俞穴配京门穴等。诸配穴法使得治疗更为全面。

【病案举隅】

患者，男，42 岁。初诊时间：2018 年 2 月 13 日。患者于 3 日前无明显诱因出现头晕、头痛、语言欠利，当时神清，无胸闷憋气、二便失禁症状，查血压 250/120mmHg，检查颅脑 CT 示：右侧基底核区缺血灶并软化处，右小脑及脑干局部密度不均，复查颅脑 MRI 示：脑干梗死灶并脑干铁质成分沉积，给予控制血压、活血化瘀、改善脑代谢等治疗，肌内注射"硫酸镁"，静脉滴注"奥拉西坦注射液、甘油果糖、依达拉奉注射液、小牛血清、醒脑静"等，后期效果不佳，为进一步治疗就诊我院门诊。刻下：神清，精神可，语言不利，左侧轻度口歪，头晕、头痛，项痛，四肢活动可，阵发右臂蚁行感，无胸闷憋气等不适，纳食可，寐安，二便调。查体和实验室检查：神志清楚，精神可，面色淡白无华，左侧中枢性面瘫，双侧肌力上肢 Ⅴ 级，下肢 Ⅴ 级，双侧巴宾斯基征（＋）。血压 160/100mmHg。舌淡红，苔少，脉弦细。中医诊断：中风（中经络）。西医诊断：脑梗死，高血压。治则：醒脑开窍，滋补肝肾，补益脑髓，平肝潜阳。选穴：人迎、曲池、合谷、足三里、头维、内关、三阴交、风池、完骨、天柱、翳风、金津、玉液。操作：人迎捻转补法 1min；曲池捻转补法 1min；合谷捻转泻法 1min；足三里捻转补法 1min；太冲捻转泻法 1min；头维平补平泻 1min；内关捻转提插泻法 1min；三阴交提插补法至肢体抽动 3 次为度；风池、完骨、天柱捻转补法 1min；翳风穴向结喉方向深刺 2.5～3 寸，行捻转补法 1～3min，针感要求咽喉部麻胀金津、玉液点刺放血。以上方法每日 1 次，留针 30min。治疗经过治疗 1 次后，患者头晕、头痛明显好转，血压 140/90mmHg；收住院治疗 1 周后，语言较前清晰，头痛、头晕基本消失。共治疗 2 周，患者未发头痛、头晕，血压 130/80mmHg，右臂蚁行感消失。

【小结】

中风作为针灸治疗的常见病及优势病种，"气血阴阳失调，脉络淤阻"是中风病发病的基本病机。中风恢复期则可分为气虚血瘀证、痰瘀互结证、肝肾亏虚证、脾肾阳虚等。在治疗此病时针灸常规取穴可分为病症取穴以及辨证取穴；根据针灸特殊的配穴法，可采用原络配穴法，母子配穴法，表里配穴法，俞募配穴法。常用穴位有：人迎、曲池、合谷、足三里、头维、内关、阳陵泉、阴陵泉、三阴交、风池、完骨、天柱、翳风、金津、玉液等。

【思考题】

如果患者是产后哺乳期中风该怎么办？

【参考文献】

［1］刘然,张宏.针刺治疗中风病选穴配穴思路和特色针法研究进展［J］.四川中医,2021,39(6):216-218.

第二节·眼   部

九、干 眼 症

【病因病机治法】

干眼症属中医"白涩病""神水将枯"等范畴。《原机启微》谓："不肿不赤,爽快不得,沙涩昏朦,名曰白涩,俗称白眼",首次明确地描述该病症状[1]。《诸病源候论》曰："目,肝之外候也……上液之道……其液竭者,则目涩。"述其病因,无外乎阴液亏虚,致泪液不能濡养目睛,继而干涩不适[2]。明代《审视瑶函》记载："不肿不赤,爽快不得,沙涩昏朦,名曰白涩。"《诸病源候论》："夫五脏六腑皆有津液,通于目者为泪……其液竭者,则目涩。"指出干眼症的发病与五脏六腑的津液亏损有关。目窍失养,其病位多在肝、肾;其次为肺、脾。或偏嗜烟酒辛辣致脾胃蕴热,清气不得上升至目;或肺阴不足,津液亏虚,目失濡润[3]。根据病因病机主要可分为肝经郁热型、肺阴不足型、肝肾亏虚型,治拟辨证论治,标本同治,以滋养肝肾、健脾益气、调理肺气为选穴原则[4-5]。《灵枢·大惑论》曰："五脏六腑之精气,皆上注于目而为之精",中医认为眼与五脏六腑、十四经脉之间有着紧密的关系。从而治疗时应从调理脏腑、经络功能入手,眼为标,脏腑、经络为本,要做到标本兼顾。

针刺治疗干眼症选穴以阳经居多,其中以足三阳经为主。足三阳经本经均起于眼或眼周,足阳明胃经起于承泣,该经多气多血;足太阳膀胱经起于睛明,为全身最长经脉,联络脏腑最多;足少阳胆经起于瞳子髎,可疏肝胆之气。同时眼周穴位作为首选,体现了"腧穴所在,主治所能;经脉所过,主治所及"的特点,起到疏通眼部经络、调和气血的作用,使血脉通利,气、血、津、液不断濡润眼部,快速改善患者症状。

针刺治疗干眼症采用局部选穴的同时,大多又注重配合邻近、远端取穴[6-10]。从选穴部位来看,睛明、攒竹、承泣、四白等穴属局部选穴,风池、阳白、百会等穴属邻近选穴,合谷、足三里、三阴交等穴属远端选穴,即"三部选穴法"[11]。而局部与远端的选穴又属上下配穴法;诸穴与肝俞、肾俞等背俞穴又属前后配穴法。在以上3种配穴方法构成"铁三角"的基础上,各穴位发挥各自功效,犹如君臣佐使相互配合。

干眼症与五脏均有关系,且与肝、脾、肺、肾四脏关系较为密切。究其病因主要为4点:① 外感燥邪伤阴,内患肺阴不足,内外夹击;② 情志不舒,郁而化火;③ 年老久病,脏腑津液亏虚;④ 久病余热未除,隐伏肺脾之络,以上原因均可导致目失所养。根据病因病机主要分为肝经郁热型、肺阴不足型、肝肾亏虚型[12-13]。

治疗方面中医采用辨证论治,主穴针对病灶以治标,配穴针对病根以治本,选穴以以下4个方面为治则:① 滋养肝肾、通络明目:肝开窍于目,泪为肝液,干眼症与肝的关系最为密切。足厥阴肝经直接上连目系,肝又主疏泄,肝气条达,气、血、精、液才可输送至眼周。肾主水,肾气肾精足,津液化生有源,则目珠湿润。若肝肾失调,精血亏虚,则津液生化不足,则目失濡养。肾与膀胱相表里,在局部取穴中,以接近泪小管的睛明为首选。睛明是小肠经、膀胱经、胃经、阴跷、阳跷五脉交会穴,有明目功效,善治目疾,刺之可祛风清热明目、调理眼部气血;攒竹为足太阳膀胱经之要穴,取之能宣泄眼部郁热而散结、通络明目,配合睛明以加强眼部气血运行;肝与胆相表里,风池乃足少阳胆经穴,又为三焦、胆经与阳维交会穴,是祛风之要穴,可疏通头面、眼区穴位、经络气血,为治疗头面五官疾病的要穴;太冲为肝经之原穴,可以疏导厥阴经气,降肝火润目燥;太冲与合谷两穴相配,为阴、阳两经相配,气血脏腑经络同调,开四关、行气血、利肝胆、补肝肾;太溪为肾经原穴、腧穴,可以补肾阴,利三焦,又因"乙癸同源",故针刺太溪以调补肝肾;光明为足少阳经的络穴,疏通肝胆经脉之瘀滞,调养气血,沟通肝胆表里两经。《席弘赋》里提到"睛明治眼未效时，合谷、光明安可缺"。肝气、肾气转输于背腰部的肝俞、肾俞，因此针刺此穴位可调整相关脏腑功能，有滋肾水、养肝木、清头目的作用。地五会祛风明目止痛，主治目赤痛，根据十二经脉五输穴排布规律及"荥输治外经""输主体重节痛"之意，地五会穴应为胆经输木穴，故可治头面等循经远道病症。② 健脾益气、濡目润精：脾胃为气血生化之源，先天脾胃亏虚或后天饮食不节损伤脾胃者，运化失司，气血不足，易生痰湿，阻滞气机，精气不能上承，目失所养，继而干涩。《兰室秘藏·眼耳鼻门》记载："夫五脏六腑之精气，皆禀受于脾，上贯于目。"阐明了脾对眼的供养至关重要。三阴交为足三阴经交会穴，刺之可调理肾、肝、脾三脏，达到益气健脾、滋养肝肾、疏通经络、濡养目精的功效。承泣、四白、足三里为胃经穴，阳明经多气多血，既可扶正祛邪，又可调理眼部气血。③ 调理肺气、宣通气血：肺为水之上源，主通调水道，肺朝百脉，肺气调和使目得以滋养。肺与大肠相表里，合谷是阳明经的原穴，《灵枢·九针十二原》记载："五脏有疾，应出十二原"，此为调理人体气机之大穴。"面口合谷收"，其功效可概括为"升、降、开、宣"。所谓升，即升阳益气；降，即清泻邪热；开，即开窍通痹；宣，即宣通气血，刺之可起到调气、理血、活血的作用。④ 清头明目、提升阳气：太阳为经外奇穴。《太平圣惠方》曰："里风，赤眼头痛，目眩涩"，说明针刺太阳可清头明目。《灵枢·大惑论》曰："精之窠为眼……裹撷筋骨血气之精而与脉并为系，上属于脑，后出于项中。"此句话表明了眼睛和脑的连属关系。百会是督脉、胆经、三焦经、膀胱经、肝经交会穴，在干眼症的治疗中，可达到升提阳气、散风清热、清头明目之功效[14]。

【病案举隅】

患者，女，68岁，因"双眼干涩、隐痛2个月余"就诊。2个月前无明显诱因下自觉眼部沙涩不适、时有灼热，畏光流泪，经常双眼发红，患者常自觉口舌干燥，神疲乏力，纳寐可，二便调。查其舌质红，苔薄白少津，脉细数无力。刻下：双目干涩隐痛，咽干乏力。查双眼视力0.7，角膜荧光素染色(+)，泪液分泌试验：右眼1mm，左眼2mm，西医诊断为双眼干眼症。按脉论证，中医诊断为神水将枯，辨证为肺阴亏虚，脾气不足。治宜养阴润燥，健脾益气。初诊(2020年3月8日)处方：瞳子髎穴(双)透客主人穴、攒竹穴(双)、睛明穴(双)、合谷穴(双)、足三里穴(双)、太冲穴(双)、肺俞穴(双)、膏肓穴(双)、关元穴、腰阳关。手法：捻转补泻。双侧合谷穴、足三里穴、太冲穴、肺俞穴、膏肓穴、关元穴、腰阳关穴加用温针，艾灸1壮。穴位注射：瞳子髎穴(双)透客主人穴，药物：甲钴胺注射液

0.5mg、维生素 B₁ 注射液 1mL,每穴注射 0.5mL,每周 1 次;穴位注射:肺俞穴（双）、膏肓穴（双）,药物:黄芪注射液 2mL,每穴注射 0.5mL,每周 1 次。二诊（2020 年 3 月 15 日）:双目干涩显著改善,无流泪,偶觉视物疲劳、口干。脉细数,舌质淡红苔薄腻。拟原方加阴陵泉穴（双）,三阴交穴（双）,加用温针。手法同前。预后:3 个月后随访,患者自述偶有双目干涩,入夜偶有口干欲饮,无其他不适。患者年迈其干眼症多因泪液生成不足所致,中医认为其病机为阴虚育火,津液亏虚所致目珠失润,故治疗以滋阴润燥、生津益气为主。足少阳胆经起于瞳子髎穴,可疏泄肝胆郁热,透足少阳胆经客主人穴,亦手少阳、足阳明之会,清阳之气由此上行,主治升清降浊,可解视疲劳。客主人穴即上关穴,出自《灵枢·本输篇》,可散风活络、清热泻火、升清降浊。攒竹穴为足太阳膀胱经之要穴,能宣泄眼部郁热、通络明目,配睛明穴加强眼周气血运行;太冲穴偏于调血养血,合谷穴长于调气活血,两者配穴互相为用,调理气血、平衡阴阳;关元穴、腰阳关俞募配穴固本益肾;脾胃为气血生化之源,刺足三里穴以培土生金;肺俞穴补益肺气,阴陵泉穴、三阴交穴滋阴养血,濡目生津。膏肓穴隶属足太阳膀胱经,可补虚益损、调理肺气、宣通阳气。局部瞳子髎穴穴位注射甲钴胺及维生素 B₁ 注射液局部近治,可通过穴位迅速疏通经气且发挥药物作用;背俞穴调补脾肺,发挥针刺与药物双重功效,标本兼顾[15]。

【小结】

针刺治疗干眼症的选穴体现了中医的整体观念和辨证论治的思想,选穴规律注重经络循行、强调配穴方法、凸显辨证论治,同时以滋养肝肾、通络明目,健脾益气、濡目润精,调理肺气、宣通气血,清头明目、提升阳气为治则,最终达到针刺治疗干眼症的目的。常用穴位有瞳子髎、攒竹、睛明、合谷、足三里、太冲、光明等。

【思考题】

干眼症可以只取非眼周腧穴而起效吗?

【参考文献】

［1］陈涛,陶红霞,郑强霞.针灸治疗水液缺乏性干眼症医案分析[J].中国中医药现代远程教育,2017,15(9):107-108.

［2］姚鹏,杨惠婷,帅天姣.针刺联合中药凉雾熏眼治疗中重度干眼症疗效观察[J].上海针灸杂志,2015,34(12):1192-1194.

［3］曾庆华.中医眼科学[M].北京:中国中医药出版社,2003.

［4］彭清华.中医眼科学［M］.北京：中国中医药出版社,2014.

［5］马雪娇,赵耀东,张国晓,等.针刺治疗干眼症选穴规律探讨［J］.中国针灸,2019,39(1)：87－90.

［6］牛晓江.针灸联合润目灵颗粒治疗角结膜干燥症［J］.吉林中医药,2017,37(6)：630－633.

［7］高卫萍,王健,张燕.针刺治疗缺泪性干眼症31例疗效观察［J］.新中医,2007,39(6)：41－42.

［8］祁玮,李军.针灸联合人工泪液治疗干眼症的疗程疗效观察［J］.医学信息,2015,28(43)：74.

［9］温勇,伍小涌,秦智勇.经络脏腑辨证针灸治疗围绝经期干眼症的疗效评价［J］.广西医学,2016,38(8)：1149－1151.

［10］陈建飞.针灸、人工泪液联合治疗干眼症效果观察［J］.实用西医结合临床,2017,17(4)：48－49.

［11］赵耀东,薛研,马雪娇,等.郑氏针法治疗干眼症临床路径中针法理论分析［J］.中医研究,2017,30(6)：66－67.

［12］彭清华.中医眼科学［M］.北京：中国中医药出版社,2014.

［13］张慧西,薛凯,仝警安.中医辨证治疗不同证型干眼症80例［J］.陕西中医药大学学报,2016,39(5)：76－78.

［14］马雪娇,赵耀东,张国晓,等.针刺治疗干眼症选穴规律探讨.中国针灸,2019,39(1)：87－90.

［15］贾燕飞,马增斌,罗凯新,等.上健明穴位注射甲钴胺治疗干眼症的效果［J］.中国临床保健杂志,2021,24(4)：569－572.

十、近　视

【病因病机治法】

近视是一种最常见的屈光不正。以裸眼远视力差,眼易疲劳,中度以上近视可出现眼底改变为主要临床症状。尤以青少年多见。中医学中,对此又称"近视""视近怯远""目不能远视"等。认为其病因与先天遗传、竭视劳瞻有关。病机为心阳衰弱,目中神光不能发用;肝肾两虚,目失濡养,发用衰微。治疗上采取补心益气、滋养肝肾等法。针灸治疗近视,在我国古代医学文献中,始见于《针灸甲乙经》。尤其是编撰于宋元之间的眼科专著《秘传眼科龙木论》，内有"针灸经"一卷，专论治疗眼病的穴位和针法，其中包括不少治近视的内容。在明代的针灸著作，如《针灸大成》等亦有载述。在中医学中，医家普遍认为近视的发生发展由于人们的用眼过度、劳心劳神等，中医叫"久视伤血"，导致机体内脏：心、肝、脾、肾、气血等亏耗，综合因素导致近视的发生。中医认为：近视的发病因素由青少年不能正确使用目力，或先天遗传所致。其病机多为心阳衰弱，神光不得发越于远处；或肝肾亏虚，精血相互化生不足所致。近视的临床表现为：视近清楚，视远模糊为主证。现代中医将其分为 3 型：心阳不足型，脾气虚弱型，肝肾亏虚型。各个证型的具体表现为：心阳不足型的表现，兼见面色㿠白以及心悸神疲；脾气虚弱型的表现：兼见视物易疲劳以及食欲不振弱；肝肾亏虚型的表现：兼见患者视物昏暗、腰膝酸软以及耳鸣，舌偏红，少苔。

　　针刺治疗主穴：承泣、睛明、球后。配穴：翳明、风池、四白、合谷、攒竹、太阳。主穴每次取 1～2 穴，酌加 1～2 个配穴。承泣穴，取 0.25mm×40mm 毫针，以 30°向睛明方向斜刺，刺入 1 寸左右，待眼区周围有酸胀感或流泪时，轻轻捣刺 3～5 下，注意不宜大幅度提插，留针 10min。球后、睛明穴，直刺 1.5 寸，送针宜缓，不可捻转提插，待眼球有明显的酸胀感时留针 10min。翳明、风池穴，宜用 0.30mm×40mm 毫针，刺入 0.8 寸，获得针感，即留针 10min。余穴进针后，施捻转手法，中强度刺激，得气即可。留针 15min。每日 1 次，10 次为 1 个疗程；疗程间隔 3 日。

　　耳穴压丸主穴：眼、肝皮质下、肾、近视。配穴：目1、目2、神门、心。近视穴位置：位于耳甲腔食管穴与口穴之同。操作：主穴每次取 3 穴，配 2 穴。先用 75％乙醇棉球将患者耳廓擦拭干净，用探棒在所选穴区找出敏感点。将王不留行籽置于 0.7cm×0.7cm 小方块胶布上，贴于选定耳穴之敏感点。应耳廓内外对贴，以加强刺激。患者每日自行按压 3～4 次，每穴 1min，每次按压以穴位处有胀痛并耳感觉有灼热感为度。每次贴一侧耳，两耳轮替。每周换贴 2 次，8 次为 1 个疗程，疗程间隔 1 周。

　　腕踝针主穴：上 1 穴。操作：双侧穴均取，以 0.25mm×40mm～0.30mm×40mm 毫针，与皮肤成 15°进针。然后，把针体放平，使之贴近皮肤，缓缓向近心端方向送针，应无疼痛和得气感。留针 1h。留针时，患者宜向远处眺望。每日 1 次，10 次为 1 个疗程，疗程间隔 3～5 天。

　　头皮针主穴：视区。操作：双侧均取，用 0.30mm×75mm 毫针，沿头皮下斜刺进针至要求深度,以＞200 次/min 的速度持续捻转 2～3min,留针 20min,出针前复行针 1～2 次。每日或隔日治疗 1 次,4 周为 1 个疗程。

艾灸主穴:攒竹、鱼腰、丝竹空、瞳子髎、球后、承泣、睛明。配六:风池、大椎、肝俞、肾俞、光明、合谷。操作:主穴均取、效不显时酌加配穴。可用艾条施灸。医者立于患者前侧面,将点燃之药艾置于灸具中,手持灸具对准患者眼部进行悬灸,注意随时吹掉艾灰,保持红火,灸至皮肤潮红,感觉发热为度。先眼部各穴灸约 2min;再围绕眼睛慢慢旋转各灸 1min。待眼周皮肤微微发红发热后,对准眼睛进行灸疗,两眼交替进行。药艾与眼的距离以患者自觉舒适为度。每次灸疗 20min 左右。配穴,先灸风池、大椎,后灸肝俞、肾俞、光明和合谷。每穴灸 2min。每日 1 次,12 次为 1 个疗程。疗程间停灸 5 日[1]。

【病案举隅】

患者,男,9 岁,2020 年 7 月 11 日初诊。主诉:双眼视物模糊 4 个月。现病史:自今年三月以来,发现注视黑板上的小字模糊不清,每于阴天或光线不足时为甚,但近距离看书,小字依然清晰可见。上月学校体检方知视力下降。故要求针灸治疗。既往体健,视力一直良好。父母均有近视史,其父为高度近视。检查:双眼裸视力,左 0.8,右 0.5。屈光度数,左－0.5D,右－1.25D,眼底正常。诊断:单纯性近视。治疗主穴:攒竹、翳明、上睛明、球后。配穴:正光 1、正光 2。操作:主穴每次取 3 穴,其中上睛明、球后可交替轮用。攒竹穴可在略向内摸到眶上孔处取穴,以 0.25mm×25mm 之毫针刺入,略作捻转至眼眶有明显酸胀感;翳明以直径为 0.25～0.30mm 的毫针,直刺或向同侧瞳孔方向略斜刺 1～1.5 寸,行小幅度提插捻转,针感向同侧头颞部或眼区放射为佳;球后、上睛明穴选用 0.22～0.25mm×25～40mm 之毫针刺入,垂直缓慢用压刺法进针,即用拇指指腹将针柄用压力送针至眼球出现明显酸胀感为度,不捻转,如不出现针感,可略作提插。针后以攒竹、翳明穴为一对,接通 G6805-1 低频电脉冲治疗仪,要求眼睑上有跳动。用连续波,频率 200 次/min,强度以患者可耐受为宜,通电 30min。去针时非眼周穴再按上述手法操作一次。正光 1、正光 2 穴采用梅花针叩刺,即在上述穴去针后,用皮肤针在穴区之 0.5～1.2cm 范围内作均匀轻度叩打,每穴点叩刺 50～100 下,使局部微红而不出血。每周治疗 2 次,10 次为 1 个疗程,疗程一般不作间隔。以上方第一次治疗后,患者就诉眼前发亮,即测视力,右眼升至 0.7,但尚不稳定。第二次来诊时,视力又回到原位。经 1 个疗程的针治,视力稳步上升,左 1.0,右 0.8。2 个疗程后,视力左右均为 1.0。经过 2 个月的针灸治疗,视力左 1.2,右 1.0。嘱其家长注意督促其用眼卫生。以后患者每隔 1～2 周来针治 1 次,半年后复查,视力左 1.2,右 0.9。1 年后随访,裸眼视力仍保持左 1.0,右 0.9。

【小结】

近视多为心阳衰弱,神光不得发越于远处;或肝肾亏虚,精血相互化生不足所致,可分为心阳不足型,脾气虚弱型和肝肾亏虚型。主穴有承泣、睛明、球后、翳明、风池、四白、合谷、攒竹、太阳等。除针刺之外,电针、耳穴、腕踝针、头皮针、艾灸等常用疗法应用于临床治疗近视之中。

【参考文献】

[1] 张仁.眼病针灸[M].上海:上海科学技术文献出版社,2014.

十一、麦 粒 肿

【病因病机治法】

麦粒肿在西医中称"睑腺炎",中医学中称为"针眼",属于外障眼病。《医宗金鉴》中眼科心法要诀提到,"外障皆因六淫邪气而生""内热召邪乘虚而入,随经循系上头中",认为六淫邪气可引起外障眼病,且邪伏在内,能够引外邪入内[1]。《诸病源候论》明确阐述了本病的病因,"针眼由热邪客于目间,热搏于津液所致"。《证治准绳》进一步指出麦粒肿的病机,"犯触辛热燥腻风沙火""窍未实,因风乘虚而入"。《银海精微》详细概括了麦粒肿的发病过程,"阳明胃经热毒,或饮酒过度,或进食壅热之物,致使热毒邪气经胃经上充于眼"。眼睑为眼睛的表面保护屏障,极易受六淫邪气侵袭,特别是以风邪、热邪、湿邪较为多见。风热之邪外侵,或摄入大量辛辣刺激食物,致使脾胃积热,热毒邪气不能排出而向上袭于眼睑,造成营卫失调,气血不通,热毒壅盛形成针眼[2]。因此,本病中医治疗宜清热解毒泻火、消肿散结。

针灸在治疗麦粒肿方面多选用阳经为主,《灵枢·经脉》中记载:"膀胱足太阳之脉,起于目内眦,上额,交巅。""胆足少阳之脉,起于目锐眦,上抵头角"。阳经均循行于目,故选在阳经循行线上既可泻除阳经热毒,也泻脏腑之邪热。同时所选腧穴穴性亦多以泻热为主,如曲池穴清热通络、调和气血;大椎穴为督脉要穴,亦为手、足三阳经与督脉的交会穴,可清热解毒、宣通气血;灵骨穴为董氏奇穴[3],位于手阳明大肠经合谷穴之后,阳明经多血多气,可疏通经络、清热止痛;

陶道、身柱穴为督脉腧穴，督脉为阳脉之海，泻督脉可清热解毒、消肿止痛，使瘀热毒邪发散于外而病愈。

在治疗麦粒肿的疗法中，耳穴疗法应用较为普及，且其疗效在针灸各疗法中最为显著。《灵枢·邪气脏腑病形》曰："十二经脉，三百六十五络，其血气皆上于面而走空窍。其精阳气上走于目而为睛，共别气走于耳而为听。"十二经脉均直接或间接上达于耳，耳与经络的气血相互流注，故刺激耳穴可以通畅气血，加强经气传导，再辅以刺血治疗可达到泻热消肿、通络止痛之功，使邪从血出，出则络通，瘀祛痛除炎消而病愈。中医把人体耳廓比作"倒置胎儿"，可与人体脏腑、组织结构相应，耳垂部、耳尖为眼部疾病治疗的较佳放血位置[4]。《针灸大成》记载"刺耳尖，治眼生翳膜"。耳尖放血操作方法是应用三棱针或其他针具对耳尖穴进行点刺以释放适量血液达到防病治病目的。耳尖穴为临床常用穴位，耳尖穴下有皮肤、皮下组织、耳廓软骨等结构，且该穴位覆盖面神经耳支、耳颞神经耳前支、耳后动静脉耳后支以及颞浅动静脉等。古代医籍《耳穴治面病》曰："耳尖穴性质偏于凉……清凉消急……清热泻火"，明确指出耳尖穴有清热疏风、解痉止痛的功效[5-6]。针刺耳尖穴放血治疗眼病能够清肝明目、清热祛风、疏经通络，可迅速缓解麦粒肿患者发热、寒战等症状。

除耳穴疗法外，循经刺血、点刺放血、刺络放血、挑刺疗法等也是常用方法。循经刺血就是在特定的经络循行部位（如足阳明胃经、足少阳胆经、足太阳膀胱经、手少阳三焦经等），通常是病处所过的经络，用皮肤针进行针刺，以去除热、毒、邪气的方法。例如上眼睑麦粒肿（上眼睑为足太阳膀胱经所过）对其背部肩胛区反应点进行放血治疗，下眼睑麦粒肿（下眼睑为足阳明胃经所过）对其双足中趾趾腹进行点刺放血以清热解毒、疏泄实邪，使气血得行[7]。点刺放血时，可以取曲池穴 1～2mm 深，捏挤出血 2～3 滴，反复挤 2～3 次，每次刺 1 侧，左侧为先，每日 1 次，4 次为 1 个疗程。曲池穴有清热通络、调和气血的功效。《灵枢·九针十二原》中云："宛陈则除之。"即为放血疗法本义，使瘀热邪毒随血流出而病愈。点刺放血选取的部位有所不同，但总的基本原则不变，以泻热解毒、通经活络、调和气血为主。刺络放血是指通过中医辨证，根据病情选择合适的穴位，用三棱针点刺，放血少量的一种治疗方法，目的在于清热解毒、疏通经络、调畅气机。针对麦粒肿予以刺络放血疗法，选择攒竹、四白、太阳穴等眼周穴位进行点刺放血，其他还有脾俞穴，在操作时点刺 3～5 下，出血量 5～10mL。主要穴位有患侧。采用挑刺疗法治疗麦粒肿，一般可以取穴眼睑患处、耳尖、曲池、足中趾尖,操作时针尖对准红肿硬结处向上挑刺。还可以选取肩胛区为主,在第1～7胸椎两旁之患侧,寻找类似丘疹样的反应点,操作时挑断皮下纤维组织,挤出少许黏液或血水,反复2～3次。还可以采用挑刺闪罐法治疗,取第1至第2胸椎水平至两侧腋后线区间的反应点进行挑刺,结合挑刺点闪罐治疗。[8]

　　除针法以外,灸法也可以用来治疗麦粒肿。灸法是以艾条为材料,将其点燃并对穴位进行熏灼,在温热效应以及艾条温经通络的双重作用下发挥打通经络、祛湿驱寒、调理气血的作用。应用艾条施灸后溪穴,施灸1min,可以治疗麦粒肿。还可以采用灸二间穴的方法治疗麦粒肿,取双侧二间,以米粒大小艾炷各侧灸3～5壮,使艾火自行熄灭,通常2次即可痊愈。因二间为手阳明大肠经荥穴,阳经荥穴属水,因而能引火下行,清阳明邪热。另外,还可用刮痧疗法:选取部位在背部,轻刮3～5min。热敷法是给予鲜蒲公英20g捣碎,外敷于患部,每日2次,1次30min,5日为1个疗程[9]。

【病案举隅】

　　患者,女,58岁,2019年4月就诊。两日前右眼有异物感并伴有痒痛不适,无恶寒发热,无胸闷胸痛,无腹痛腹泻。查体见右侧下眼睑有绿豆样大小硬结,稍有红肿,舌红苔少,脉滑数。诊断为麦粒肿,辨证属足阳明胃经病变。治疗予一次性采血针点刺右侧厉兑、足中趾趾尖放血,每处3～5滴。点刺放血治疗后即觉眼部痒痛等不适消失大半,第2天右眼诸症消失,恢复正常。《灵枢·经筋》提及"太阳为目上冈,阳明为目下冈",故上眼睑的病变多责之足太阳,下眼睑的病变多责之足阳明。病在下眼睑,且为疾病初期,故予点刺放血后取效[10]。

【小结】

　　麦粒肿是由于风热之邪外侵,或摄入大量辛辣刺激食物,致使脾胃积热,热毒邪气不能排出而向上袭于眼睑,造成营卫失调,气血不通,热毒壅盛形成的。因此,本病中医治疗宜清热解毒泻火、消肿散结。针灸在治疗麦粒肿方面多选用阳经为主,取穴有曲池、大椎、灵骨、陶道、身柱。耳穴疗法、循经刺血、点刺放血、刺络放血、挑刺疗法等都是常用方法。

【参考文献】

　　[1] 高健,喻京生.喻京生教授治疗儿童睑腺炎经验[J].中医临床研究,2019,11(18):5-6.

　　[2] 李菲菲,缪晚虹.从脏腑经络辨证论治针眼[J].中华中医药杂志,2019,34(8):3568-3571.

［3］杨伟杰.董氏奇穴针灸学［M］.北京：中医古籍出版社,1995.

［4］孙立虹,佘延芬,肖红玲.耳尖合耳垂放血为主在五官科临床的应用［J］.陕西中医,2006,27(4)：507-508.

［5］徐东升,赵硕,崔晶晶,等.绘制实验大鼠腧穴图谱的新尝试［J］.针刺研究,2019,44(1)：62-65.

［6］张琳钧,权国昌,冯学祯.耳尖刺络放血在慢病防治中的经验概述［J］.中国中医药现代远程教育,2021,19(9)：206.

［7］张进,张仁.张仁异病同法针刺治疗眼病技术撷要［J］.浙江中医药大学学报,2016,40(2)：146-149.

［8］高晨明,张蕊,乔红伟.中医特色疗法治疗麦粒肿的研究进展［J］.内蒙古中医药,2022,41(4)：137-138.

［9］候志会.针灸治疗麦粒肿临床研究概况［J］.山东中医药大学学报,2016,40(2)：198-200.

［10］高雨虹.点刺放血验案三则［J］.实用中医药杂志,2020,36(11)：1506-1507.

十二、年龄相关性黄斑变性

【病因病机治法】

年龄相关性黄斑变性在中医上归属为"视瞻昏渺""视直如曲""暴盲"等范畴,属于瞳神疾病,是指外观无异常,而视物昏朦、视力渐降,或眼前有暗影遮挡的内障眼病。"视瞻昏渺"首见于明代王肯堂的《证治准绳·七窍门·目》[1],书中描述为："目内别外无症候,但自视昏渺蒙昧不清也"。中医认为,目能视物依赖于脏腑精气的滋养,《灵枢·大惑论》[2]言："五脏六腑之精气,皆上注于目而为之精",脏腑精气充盛则神光充沛、眼目明亮。"肝主目,目为肝之外候""肝开窍于目",目为肝脏和外界相通的孔窍,肝血上输于目,目得其养,才能维持视觉功能的正常。在五轮学说中,年龄相关性黄斑变性属于瞳神疾病,属水轮,内应于肾,肾为先天之本,主水而藏真阴,瞳神是视物的核心部分,离不开肾水肾精的滋养。近代眼科大家陈达夫提出了"中医眼科六经法要",认为黄斑属于足太阴脾经[3]。《素问·金匮真言论》[4]载："中央黄色,入通于脾",黄斑位于视网膜的中心,是中心视力最敏锐的部位,黄斑聚光视物的功能离不开精气的濡养。脾为后天之本,气血生化之源,脾主升清,精血等精微物质依赖脾阳升运于目,使神光充沛。所以,年龄相关性黄斑变性与肝、脾、肾三脏关系密切。

本病的发生多由于年老体弱、脏器虚衰、气血不足,目失濡养,后期多夹杂火热、痰湿、气滞、血瘀等病理产物而成本虚标实之证。《证治准绳》云:"若人年五十以外而昏者,虽治不复光明,其时犹月之过望,天真日衰,自然日光渐谢"。随着人体的衰老,脏腑功能逐渐减退,肝肾不足、脾虚气弱、精血亏虚。肝肾亏损则目失所养;脾虚气弱则水谷运化失源,气血精液不足,无以上乘,目失濡养则视物昏朦。故年老体衰,肝、脾、肾三脏的不足为本病发生的根本原因。《银海精微》载:"肾衰不为心火交济,故心火上炎,眼目必热,则看物不准",肝肾阴虚,水不制火,则虚火上炎,灼伤血络,导致眼底出血。脾为生痰之源,脾失健运则津液不能正常敷布,水湿停聚,痰湿内蕴,表现在眼底为出现玻璃膜疣;脾气虚弱则脾不统血,血溢脉外,痰瘀互结,阻于眼部脉络,化生新生血管,甚至导致黄斑的出血、渗出。因此火热、痰湿、瘀血为后期主要的病理产物和致病因素,常虚实夹杂而成本虚标实之证。针灸可以疏通经络,调节气血,平衡阴阳,针刺眼周穴位,可以促进眼部的血液循环,改善眼部供血,提高黄斑的功能。

《黄帝内经》中非常重视阳气,认为在阴阳二气之中,阳气处于主导地位,主维系生命,司温煦、推动、固摄、防御等活动。《素问·生气通天论》云:"阳气者,若天与日,失其所,则折寿而不彰。"阳气的作用,贯穿于人体生命的全过程,人体之生长、疾病与健康等无不体现阳气的主导作用。《素问·脉要精微论》载:"夫精明者,所以视万物,别白黑,审短长。"意为五脏六腑精气之阳上注于目,才使目中睛的部分具有辨物、色、形等视觉功能,故治应以阳为先。《灵枢·邪气脏腑病形》云:"十二经脉,三百六十五络,其血气皆上于面而走空窍,其精阳气上走于目而为睛。"睛明以之应名,是因为其位于目内眦,为手足太阳、少阳,足阳明五脉之会,由于经脉的表里关系,所以五脏六腑的精气都能通过此穴上注于目,使目中之睛能视万物[5],可见睛明在治疗眼病中的重要性,故治以重用睛明。"经脉所过,主治所及""腧穴所在,主治所及",故临床治疗年龄相关性黄斑变性多配以眼周穴位攒竹、阳白、鱼腰、太阳、四白等以通目络、养目系、振目阳。

年龄相关性黄斑变性的临证诊治时重视肝胆与相应经络的重要作用,多取太冲、风池、光明等穴。太冲是足厥阴经的腧穴,所注为输,是经气渐盛、由浅入深之处,同时太冲又是本经原穴,是肝的脏腑原气经过和留止的部位,故针刺太冲可疏肝、调气、明目,临证配伍合谷以开四关、调周身气血。风池,首载于《灵枢·热病》,为足少阳胆经与阳维脉的交会穴,阳维维系诸阳经脉,可疏通头面部气血,促使目络气血运行。光明是足少阳经的络穴,一络通二经,可调足少阳和足厥阴表里两经,《审视瑶函》曰:"眼乃五脏六腑之精华,上注于目而为明,如屋之有天窗也,皆从肝胆发源,内有脉道孔窍,上通于目,而为光明。"故针刺光明可清胆府、疏肝气、通目系以明目[6]。

目之能视,与肾中所藏的精气关系至为密切。《素问·阴阳应象大论》云:"肾生骨髓",《灵枢·大惑论》指出目系"上属于脑",《灵枢·海论》载:"脑为髓海""髓海不足……目无所见",髓海有余,则目光炯炯有神;髓海不足,则目光昏眩晦暗。故肾精充足,目视精明;肾精不足,则目暗不明。《素问·逆调论》载:"肾者,水脏,主津液。"《灵枢·五癃津液别》载:"五脏六腑之津液,皆上渗于目。"肾主调节水液代谢,布散津液,上渗于目,润养双眼。《灵枢·九针十二原》云:"阴中之太阴,肾也,其原出于太溪",太溪为肾经原穴,气血所注之处。针刺太溪可填精益髓,使髓海充养、气血调顺,从而目系得以濡养,以利目视。

年龄相关性黄斑变性患者多数年事渐高,本身肝肾易虚,若脾胃再失调养,则气血阴精不能化生濡养目系,故临证强调健脾胃、养气血,培补后天之本,临床多选取中脘、关元、天枢、足三里等穴。中脘属任脉,是胃募穴,八会之腑会,也是手少阳经、手太阳经、任脉、足阳明经的交会穴,故针刺可补养脾胃、化生气血,使后天充养方能上输濡养目系。关元属任脉,是小肠募穴,同时也是任脉、足三阴经之会,关乎一身之元气,故针刺可调理肝、脾、肾三脏之气,疏肝以调节全身气机、健脾以资后天之源、补肾以养先天之气,调理任脉补气养血以养目神。天枢属足阳明胃经,是大肠募穴,《素问·六微旨大论》曰:"天枢之上,天气主之;天枢之下,地气主之",此穴位于天地之气交换之处,为升清降浊之枢纽,更是天地阴阳之气相交接之处,故针刺可健脾和胃、输布阳气、荣养目系。足三里,穴出《灵枢·本输》,为足阳明经合穴、胃下合穴,五行属土,为土中之土穴,所谓土生万物,胃与脾相表里,故针刺足三里可健脾调胃、培补气血以荣目。

临床治疗年龄相关性黄斑变性多采用输刺、分刺、远道刺的手法,主穴为睛明、风池、中脘、关元、天枢、光明、足三里、太冲、太溪。配穴为百会、攒竹、阳白、太阳、四白、合谷、内关、足临泣。输刺睛明以通目络、养目系、振目阳;分刺腹募四穴以健脾养血、荣目明目;善用眼病经验组穴,以调阴阳、畅气血、充精髓,其中足临泣运用远道刺,诸法同施以达到治疗目的。《灵枢·官针》载:"输刺者,直入直出,稀发针而深之,以治气盛而热者也。"

此法特点是垂直刺入较深处候气,得气后经络得以疏通,慢慢退针,起到从阴引阳、疏泻邪气的治疗作用[7]。年龄相关性黄斑变性属眼底疾病,病位较深,输刺以垂直深入为要。睛明为眼周穴位,为足太阳膀胱经、手太阳小肠经、手少阳三焦经、足少阳胆经、足阳明胃经交会穴,因此针刺睛明可同时疏理与之相交的多个经脉的气血,尤其是在这些经脉入目的部位。另外,睛明是足太阳经气会聚于经脉上端之处,太阳主开,目为经气所出之处,针刺睛明有助于促使这些经脉的精气达于目中。以睛明为治疗主穴,以输刺为主要操作手法,强调进针的位置和针刺手法的安全性。针刺时医者双手严格消毒,待患者平卧、充分暴露针刺部位后,嘱其闭目放松,一手轻轻固定眼球,一手持 0.25mm×40mm 一次性针灸针,选取目内眦上方鼻骨外侧的凹陷处消毒后垂直进针,快速稳准刺入皮下,小幅度提插深入,缓慢进针 30～35mm,得气后留针 30min。缓慢轻柔起针,用无菌干棉球快速按压针孔 3～5min 以防眶内出血。

《灵枢·官针》载:"分刺者,刺分肉之间也。"此法特点是针刺直达肌肉层,即刺于分肉之间。脾主肌肉,分刺则能应合脾气,具有调治脾胃、调理气血的作用[8]。中脘、关元、双侧天枢分别是胃募穴、小肠募穴、大肠募穴,合为腹募四穴。募穴是脏腑经气聚集于胸腹部之处,有调整脏腑功能的作用。《针灸大全》载:"腹中寒痛……天枢二穴,中脘一穴,关元一穴,三阴交二穴",可见腹募四穴在调治脾胃、培补后天方面有重要的作用。针刺时嘱患者平卧静息,根据患者腹部具体情况对应选取 0.30mm×75mm、0.30mm×100mm、0.30mm×125mm 一次性针灸针,双手严格消毒后进针,一手夹住针身下端,将针尖固定在腧穴的皮肤表面位置;另一手持针柄,向下捻转施力刺入,针尖提插穿过脂肪层至肌肉层,得气后行平补平泻手法,留针 30min。

眼病经验组穴的配伍是:睛明、百会、足临泣。《灵枢·官针》载:"远道刺者,病在上,取之下,刺腑输也。"此法特点是上病下取,循经远端取穴,具有远部治疗、循经疏络的作用。年龄相关性黄斑变性病位在眼,睛明、百会与足临泣头足远隔,属于远道刺法。足临泣为胆经穴位,治以净胆府、明玄府,《审视瑶函·卷之五》载:"此症乃怒气伤肝,血不就舍,肾水枯竭,血气耗散,初病不谨,恣贪房事,用心过多,故得难治。先宜刺临泣、睛明、合谷、瞳子髎。如不效,刺光明、风池。"百会为督脉之穴,且与足太阳,手、足少阳和足厥阴等经脉交会,又名三阳五会。《灵枢·海论》载:"脑为髓之海,其上在其盖,下在风府",盖即指百会穴。针刺百会可调节全身各经脉之气,使气血畅、脑髓充,有醒脑开窍、安神定志之功。

针刺时嘱患者平卧静息，选用 0.30mm×40mm 一次性针灸针，百会向后平刺、足临泣直刺，均刺入 15～25mm，施平补平泻手法，得气后留针 30min。

【病案举隅】

患者，女，60 岁。初诊日期：2021 年 4 月 13 日。主诉：右眼视物不清 1 个月余。现病史：1 个月余前无明显诱因出现右眼渐进性视物模糊，专科检查示：右眼视力 0.2，左眼视力 0.8；双眼结膜轻度充血，角膜透明，无染色，前房中深，晶体、玻璃体无混浊，双侧瞳孔等圆等大，双眼对光反射正常；左眼视盘边界清，色正常，杯盘比（C/D）＝0.3，视网膜未见出血渗出，黄斑区结构清晰，中心凹光反射存在；右眼视盘边界清，色正常，C/D＝0.3，黄斑区可见 1PD 大小黄白色病灶，少许出血；双眼动静脉比 2∶3，眼压正常。黄斑光学相干断层扫描（OCT）示：右眼黄斑区视网膜神经上皮层及色素上皮层浆液性隆起，可见团状高反射。初步诊断为右眼年龄相关性渗出性黄斑变性。予以抗血管内皮生长因子（VEGF）药物（雷珠单抗）玻璃体内注射治疗后，症状未见明显好转。刻下症：右眼视物模糊，视力下降，无视物变形，眼睛干涩，手足凉，时有腰酸、便溏，舌红稍暗，苔白微腻，脉弦滑。西医诊断：右眼年龄相关性渗出性黄斑变性；中医诊断：视瞻昏渺（脾阳不足、肝肾亏虚），治则：温阳健脾、滋补肝肾。予针刺治疗：主穴：睛明、百会、足临泣、中脘、关元、天枢；配穴：风池、攒竹、阳白、太阳、四白、合谷、内关、光明、足三里、太冲、太溪。操作：患者仰卧位，局部常规消毒，睛明，选用 0.25mm×40mm 一次性针灸针，直刺进针 33mm；腹募四穴，选用 0.30mm×75mm 一次性针灸针进针 70cm，得气后行平补平泻手法；余穴选用 0.30mm×40mm 一次性针灸针，常规针刺，留针 30min。隔日 1 次，每周 3 次，2 周为 1 个疗程，连续治疗 2 个疗程。治疗 1 个疗程后，患者自觉右眼视物较前清楚，眼泪增多、干涩感减轻；治疗 2 个疗程后，患者右眼视物模糊感明显改善，无干涩感，复查：右眼视力 0.7，左眼视力 0.8；右眼视网膜未见出血渗出，黄斑区结构清晰，中心凹光反射存在。3 个月后随访，患者右眼视力稳定。年龄相关性黄斑变性为本虚标实之证，标实多见痰湿、瘀血、气滞等，治疗上因人制宜、辨证施治，坚持"振阳气，补肝肾，养脾胃"的治疗原则，运用"以眼为本，以阳为先，重用睛明""补养肝肾以明目""健脾养血以荣目"的诊疗思路，采用输刺、分刺、远道刺的手法，强调针刺手法要因人而异、因穴而异。基于清晰的解剖知识，结合脏腑经络理论，选择合适的针具和科学的针刺深度，便可把握好针刺得气的太过与不及，取得良好的临床疗效。

【小结】

年龄相关性黄斑变性的发生多由于年老体弱、脏器虚衰、气血不足,目失濡养,后期多夹杂火热、痰湿、气滞、血瘀等病理产物而成本虚标实之证。多采用输刺、分刺、远道刺的手法,主穴为睛明、风池、中脘、关元、天枢、光明、足三里、太冲、太溪;配穴为百会、攒竹、阳白、太阳、四白、合谷、内关、足临泣等。同时要基于清晰的解剖知识,结合脏腑经络理论,选择合适的针具和科学的针刺深度,在保证良好的临床疗效的同时,注意医疗安全,避免医疗差错。

【思考题】

患者针刺结束数小时后,结膜出血了,可能是什么原因导致的? 该如何处理?

【参考文献】

[1] (明)王肯堂.证治准绳·眼科[M].陈丽平,校注.北京:中国中医药出版社,2018.

[2] 灵枢经[M].田代华,刘更生,整理.北京:人民卫生出版社,2005.

[3] 陈达夫.中医眼科六经法要[M].成都:四川人民出版社,1978.

[4] 黄帝内经素问[M].田代华,整理.北京:人民卫生出版社,2005.

[5] 孟宝成,冯禾昌.眼周围穴位的穴名探义[J].贵阳中医学院学报,1984,6(4):50-51,26.

[6] 张鹏,王旒靖,吴颖琦,等.马惠芳针刺睛明穴为主治疗年龄相关性黄斑变性经验.中国针灸,2022,42(4):429-432.

[7] 马元.《灵枢·官针》刺法探析[J].山东中医药大学学报,2009,33(5):404-405,407.

[8] 李雪青.《灵枢》九刺中"分刺"的临床价值[J].中医临床研究,2013,5(17):51-52.

十三、视神经萎缩

【病因病机治法】

视神经萎缩中医病名为"青盲",其病因病机为外感火邪、情志不遂、痰火内生和久病致瘀日久导致目失濡养、眼络郁闭,故目无所视。中医临床从整体出发,结合眼征、体征的表现,辨证分型,灵活施治,予以疏肝解郁、活血化瘀、益气养血和补益肝肾法使脉络畅通、目窍得养。

《灵枢·邪气脏腑病形》篇云："十二经脉，三百六十五络……其精阳气上走于目而为精。"说明经络与眼之间有着密切的联系。经络循行或起于眼及眼周，或止于眼及眼周。《灵枢·逆顺肥瘦》载："手之三阳，从手走头；足之三阳，从头走足"，十二经脉中手足三阳经均循行经过或达到眼部，由此可见，此六经与治疗眼疾密切相关。《针灸甲乙经》云："青盲，商阳主之""青盲，远视不明，承光主之""青盲无所见……瞳子髎、巨髎主之"；《千金要方》云："商阳、巨髎、上关、承光、瞳子髎、络却，主青盲无所见"，为针灸治疗视神经萎缩提供了中医经络理论依据[1]。现代临床研究表明，足太阳膀胱经"起于目内眦""有通项入于脑者，正属目系，上挟咽，系目系"，足少阳胆经"起于目锐眦""其支者，别锐眦，下大迎，合于手少阳"，足阳明胃经"起于鼻之交頞中……至额颅"，以上3条经脉均起止于目锐眦或目外眦。睛明穴，"主目远视不明"，有滋阴清热、疏风明目之效，为治疗眼病的第一要穴。针刺睛明穴，发现可以提高血流速度，增加椎-基底动脉的血流量[2]。承泣穴位于眶下缘，其浅层分布有眶下神经的分支、面神经的颧支、眶下动脉的分支等，浅刺承泣穴发挥功效可能与此结构有关[3]。风池穴"主目眩、目泪出、目不明"，针刺风池穴被证实可以改善椎基底动脉供血不足，具有解痉血管的作用，还可以通过轻微刺激引起眼底血流改变，继而影响脑血管系统的循环状况[4]。腧穴具有近端作用与远端作用，故而有"经络所过，主治所及"的规律，由于眼睛在解剖上与大脑相连，而头部穴位与大脑密切相关，因大脑拥有丰富的血管神经末梢，针刺可以刺激神经终末，引起组织内的物质改变[5]，因而临床主穴多取眶周与头项部穴位。由于眼睛特殊的生理解剖结构，故而近年来治疗眼疾的经验效穴也逐渐增多。它们大都为临床实践经验总结而来，有的在原有穴位附近，例如上睛明穴，有的与现代解剖位置相关，如窍明穴等[6]。针刺至阴、昆仑及风池穴等能激活患者双侧视皮质，调节视觉中枢及脑功能的活动[7]。循证证据显示[8]，针灸通过增加视网膜神经节细胞的存活率与轴突再生，增加视觉中枢的兴奋性，恢复视功能[9]。经过多年临床证实，针刺对视神经萎缩的治疗有显著的疗效，临床取穴多以眼眶周围的局部取穴结合辨证论治远端取穴为主，主穴以足三阳经与经外奇穴为主，使用频率最高的穴位依次为睛明穴、风池穴、合谷穴、球后穴、足三里穴等[10]。

睛明属近眼穴位，风池位于颈后靠近脑髓，两者均可直接或间接刺激目系，上述二穴均位于解剖结构复杂和比邻有重要脏器的区域，针刺具有一定风险，但择以合适的针刺方向、深度及针刺手法,可同时引气血上注于目窍,使前后针感呼应。睛明位于目内眦稍上方凹陷处,浅层有内眦动、静脉和滑车上动、静脉,刺入过程的内侧(眶内壁侧)有筛前和筛后动、静脉,外侧(眼球侧)若太靠近眼球可能刺破穿行于内直肌中的肌动脉或睫状前动脉(从肌动脉向前分出的 2 个分支),该穴深刺可达血管分布丰富的肌圆锥区。针刺本穴时应靠近眶缘侧直刺1.0~1.5 寸,可原位轻微快速捻转或弹拨针柄以促气至加强针感,不可提插捣针,以眼球出现酸胀感或患者自觉针感达眼球后部为度。风池位于胸锁乳突肌和斜方肌上端凹陷处,内有枕动、静脉分支和椎动脉通行,枕小神经、枕大神经分支及颈后神经支走行于此,针刺风池时应嘱患者头位向前倾斜,针尖快速刺入后朝向对侧眼内眦方向直刺 0.8~1.2 寸,并原位捻转增强针感。经由此针刺方向不仅可以使该穴深层为寰枢关节阻挡以保证安全[11]。

　　视神经萎缩患者多兼疑难重症,故在治疗眼病的同时应兼顾全身病况或症状,选用对穴以便较快缓解或改善病情。患者病因不明时,可根据眼底情况结合全身证候,辨证与辨病相结合以分证论治。因外伤、缺血和青光眼等引起眼部血液循环障碍疾病所致的视神经萎缩,多虚实夹杂,早期常见气滞血瘀之象,故眼部可加取上明和承泣,并配合眼周透穴,促进局部气血运行;患者久病因实致虚,可选足厥阴肝经原穴太冲配足少阳胆经络穴光明,疏肝利胆同时亦可滋补肝血;脑病热症后小儿视神经萎缩多兼见热象,可选手阳明大肠经原穴合谷配太冲(合称四关穴)等以增强疏风清热之功;遗传性小儿视神经萎缩可归咎于先天之精亏虚,眼周可加取胃经承泣穴,全身配伍脾经原穴太白,足三阴经交会穴三阴交,补脾益胃,增益气血生化之源,并佐胃经络穴丰隆使补中有行[11]。

【病案举隅】

病案一:

　　患者,男,42 岁,于 2022 年 8 月 15 日就诊。主诉:视力渐降 4 个月。患者双眼视力下降,曾在外院作头脑部 CT 未发现异常。诊断为视神经萎缩(双眼)。给予维生素 B_1、维生素 B_{12} 肌内注射;口服:肌苷片、三磷酸腺苷、烟酸、鱼肝油等治疗未能控制病情。见午后目珠涩痛,牵引眉骨。眼底见视盘苍白或灰白、血管变细面白唇淡、舌淡苔薄白,脉细弱。检查与诊断:视力右眼 0.3,左眼 0.2,眼外观正常。双眼视野向心性缩小。视觉诱发电位:双眼 P 波潜时延长、波峰下降。双眼底视盘苍白,边界清楚,血管正常,视杯可见筛孔。治法:养血滋阴,活血祛风。方药:补血明目汤加减:熟地黄 15g,生地黄 15g,黄芪 15g,川芎 5g,

当归 10g, 白术 10g, 天冬 10g, 羌活 10g, 防风 10g, 牛膝 10g, 白芍 10g, 丹参 15g, 炙甘草 6g, 鸡血藤 10g, 石菖蒲 10g。针灸取穴: 攒竹、上睛明、下睛明、球后、丝竹空、承泣, 远端取肝俞、肾俞、脾俞、命门、足三里、光明等。每次局部取 1~2 穴, 远端取 2~3 穴, 隔日 1 次, 并在背俞穴、下肢腧穴加灸法。

病案二:

患者, 男, 20 岁, 于 2018 年 11 月 14 日就诊。主诉: 双眼先后视力下降 2 月。患者 2 月前无明显诱因出现左眼视力下降, 不伴眼红、眼痛、视物变形、闪光感、眼前黑影遮挡, 不伴头痛、恶心呕吐等, 就诊于外院。查矫正视力: 右眼 1.0, 左眼指数/50cm。眼底: 双眼视盘色红、边界欠清, 诊断为"双眼视神经炎"。给予注射用甲泼尼龙 1g, 静脉滴注, 每日 1 次, 3 日后改为泼尼松片 60mg, 口服, 序贯减量至停用以及营养神经、改善循环治疗。左眼视力未提高, 住院期间右眼视力急剧下降, 后行线粒体 DNA 检测示: 3460(+), 修正诊断为"Leber 遗传性视神经病变", 患者为求中西医结合治疗, 遂来诊。眼科检查: 矫正视力, 右眼 0.08, 左眼 0.02, 双眼角膜清, 双瞳孔对光反射迟钝, 双眼前节未见异常。右眼眼底视盘色红, 边界毛糙, 左眼视盘色淡, 颞侧明显, 边界清, 双眼视网膜血管、黄斑未见异常。视野检查: 右眼仅余下方视岛, 左眼弥漫性缺损。刻下症见: 双眼视物模糊, 纳眠可, 二便调, 舌红, 苔薄白, 脉弦数。西医诊断: ① 双眼视神经萎缩; ② 双眼 Leber 遗传性视神经病变。中医诊断: 青盲(肝郁气滞证)。治法: 疏肝解郁, 开窍明目。予针刺治疗, 选用对穴睛明、风池, 并加用承泣、上明, 眼周透刺三针(丝竹空透太阳、阳白透鱼腰、四白透下睛明), 全身配以合谷、足三里、三阴交、太冲, 每日 1 次, 每次留针 30min, 5 日为 1 个疗程, 连续治疗 3 个月。二诊(2019 年 2 月 15 日): 患者自述双眼视物略有提高, 矫正视力, 右眼 0.1, 左眼 0.05, 其余眼部情况无明显变化, 患者诉近日腹泻, 舌淡红, 苔白腻, 有齿痕, 脉弦滑, 在上述穴位基础上加阴陵泉以利水渗湿, 太溪以滋补下焦。继续治疗 1 个疗程, 患者病情好转。后患者坚持每年针刺 4 个疗程, 根据患者病情变化, 每日辨证取穴。随访(2021 年 10 月 29 日): 3 年后随诊, 患者自诉眼前遮挡较前减少, 查矫正视力, 右眼 0.4, 左眼 0.05。视野检查示, 双眼较前有所好转。患者青年男性, 双眼无明显诱因先后视力下降, 早期极易误诊为视神经炎, 故基因检测是本病的诊断要点。患者激素冲击治疗后视力无提升, 且基因检测结果示, mtDNA 3460(+), 确诊为"Leber 遗传性视神经病变"。患者平素体健, 就诊时发病已 2 个月, 结合舌苔、脉象及眼底辨证为肝郁气滞证。患者肝失疏泄, 肝气郁滞,壅阻脉络,精血不能上承目系,而视物昏蒙。调节局部及全身气机为本患者治疗要点,故取膀胱经之睛明穴和胆经之风池穴调动机体内气机循环,同时配伍眼周穴位行气活血;二诊时患者诉腹泻,结合舌脉可知水湿内停,故加阴陵泉以利水渗湿,考虑病程日久虚实夹杂,故加太溪以滋补下焦。后多次就诊均根据患者就诊时症状,在选取睛明、风池及眼周穴位的基础上辨证取穴,患者视功能逐渐提升。

【小结】

对于视神经萎缩的治疗,中医临床上往往通过疏肝解郁、活血化瘀、益气养血和补益肝肾法使脉络畅通、目窍得养。手足三阳经与本病关系密切,常用腧穴多取眶周与头项部穴位。视神经萎缩患者多兼疑难重症,故在治疗眼病的同时应兼顾全身病况或症状,选用对穴以便较快缓解或改善病情。患者病因不明时,可根据眼底情况结合全身证候,辨证与辨病相结合以分证论治。常用穴位有:睛明、风池、承泣、上明、丝竹空、太阳、阳白、鱼腰、四白、下睛明、合谷、足三里、三阴交、太冲等。

【参考文献】

［1］姚开芳,窦报敏,李艳伟,等.针灸治疗视神经萎缩机制研究进展[J].针灸临床杂志,2022,38(10):93-98.

［2］于慧,韩晶,谭奇纹.针刺睛明穴对颈性眩晕患者椎—基底动脉血流动力学影响的初步观察[J].针灸临床杂志,2011,27(10):1-3.

［3］徐象党,楼新法,蒋松鹤.承泣穴的解剖学研究[J].浙江中医药大学学报,2008,32(2):239,241.

［4］楼新法,蒋松鹤,徐向党.穴位高密集区的解剖学研究[J].针灸临床杂志,2003,19(6):7-8.

［5］吴芬芬,孟智宏.风池穴不同针刺方向治疗椎-基底动脉供血不足的研究近况[J].辽宁中医杂志,2013,40(9):1943-1946.

［6］王研,陈春艳,孙河,等.针刺窍明穴治疗闭角型青光眼视神经萎缩疗效观察[J].上海针灸杂志,2016,35(5):558-560.

［7］李小娇,MOSTAFRIZA N,许可,等.针刺风池穴即刻后效应与视觉皮层功能相关的静息态 fMRI 研究[J].北京中医药,2019,38(5):413-417,513.

［8］卜正祥,罗晓舟,唐纯志.针灸治疗视神经萎缩有效性系统评价及网状Meta 分析[J].北京中医药大学学报,2017,40(5):428-435.

［9］ZHI F Y, LIU J, MA X P, et al. Manual Acupuncture for Optic Atrophy：A Systematic Review and Meta-Analysis[J]. Evid Based Complement Alternat Med，2019，2019：1735967.

［10］杨嘉玮,李志勇,杨光.针刺治疗视神经萎缩的选穴规律探讨[J].湖南中医杂志,2019,35(2)：122－124.

［11］郭宣辰,夏燕婷,王露露.以对穴"睛明""风池"为主治疗视神经萎缩的处方思路[J].中国中医眼科杂志,2023,33(8)：751－754.

第三节·耳 部

十四、耳鸣耳聋

【病因病机治法】

耳鸣是指无外界声源存在的情况下,患者自觉耳内产生异常声响的一种主观感觉,在安静环境下尤甚。耳聋则指患者听力发生不同程度的减退,甚则完全丧失。临床上将各种因素造成听觉神经以及听觉中枢损害而致的患耳听力下降或者听力丧失称为神经性耳聋。耳鸣、耳聋既可单独出现,先后发生,亦常同时并见,部分患者可因此产生抑郁焦虑等负面情绪或出现其他精神躯体障碍,严重影响生活质量。中医认为,"肾开窍于耳",耳的听觉功能与肾的精气盛衰密切相关。肾精充足,则耳有所养,听觉正常;肾精不足,则髓海空虚,不能充养于耳,见耳鸣、听力减退、耳聋等。《诸病源候论》曰:"肾为足少阴之经而藏精气于耳。耳,宗脉之所聚也。若精气调和,则肾脏强盛,耳闻五音;若劳伤气血,兼受风邪,损于肾脏,耳精脱,精脱者则耳聋。"[1]在耳鸣耳聋的辨证中,首先应根据症状来辨清实证和虚证。一般而言,主症里耳鸣耳聋发作突然,声音以"隆隆"声为主,声音响,如雷鸣、如潮声、如汽笛、如哨声的,偏于实证;而耳鸣发生日久,声音轻,且以"嗞嗞"蝉鸣音或风声为主,入夜尤甚者,多属虚证。同时临床上经常会有耳鸣多年,近期加重的情况,或是突发性耳鸣或耳聋,听力下降明显,急性期过后听力好转,仍遗留耳鸣等情况,应根据患者主症和兼症仔细加以辨别,分清虚实。分清虚实后可根据患者兼症辨明病因病机。实证多责之风火之邪上扰。如《素问·脉解》云:"所谓耳鸣者,阳气万物盛上而跃,故耳鸣也。"或痰、瘀之邪阻滞经络[2]。丹溪[3]曾云:"耳聋皆属于热……"又云:"无痰则不作眩。"这一类患者多伴有较强的耳内闭塞感。虚证多为气虚或阴精亏损,因肾开窍于耳,因此脏腑多责之于肾,即以肾气虚或肾阴虚为多,尤其是中老年患者。耳的正常功能有赖于清阳之气上升以养之,若"上气不充,脑为之不满",则"耳为之苦鸣"。年老体衰后,肾精日益不足;或是其他原因长期伤津耗液过多,即会致阴精亏损,髓海空虚,失于濡养,亦不能充养于耳,即会出现耳鸣、耳聋等。正所谓"精脱者,耳聋",或"髓海不足,则脑转耳鸣"[4]。

耳部区域常用腧穴见图2-3。在治法与治则上,辨证与辨经相结合,重视"耳前三穴"耳鸣耳聋的治疗临床上比较棘手,治疗方法多样,疗效各异,可能与个体差异较大有关。而针灸治疗耳鸣耳聋的优势在于可以直接作用于耳之局部,通过对耳周经络腧穴的刺激发挥作用[5]。耳为宗脉之所聚,《灵枢·邪气脏腑病形》有云:"十二经脉,三百六十五络,其血气皆上于面而走空窍,其精阳气上走于目而为睛,其别气走于耳而为听。"十二经脉中,与耳窍关系最密切的

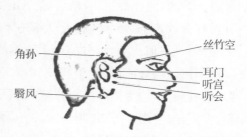

图2-3 耳部区域常用腧穴

当属手足少阳经和手太阳小肠经[6]。手足少阳经均能循行至侧头部,"从耳后入耳中,出走耳前",手太阳小肠经"至目锐眦,却入耳中",此三条经脉与耳的关系最为密切。这三条经脉上分别有一穴位位于耳周附近,即耳门、听宫、听会,方师称之为"耳前三穴"。此三穴是临床治疗耳鸣耳聋的要穴,针之可聪耳启闭。从解剖学上来说,此三穴是与耳疾关系最为密切的穴位,刺激此三穴可改善耳大神经功能,增加椎基底动脉血供,进而改善耳部周围的血液供应[7]。以"耳前三穴"为主穴,同时结合虚实辨证,加选辅助穴位,根据刺灸法补虚泻实,可有效提高疗效。如对于肝阳上亢者,宜加用太冲平肝潜阳,行泻法;肾阴虚者,宜加用悬钟、太溪滋阴补肾,行补法。考虑到"因人制宜",应视其虚实辨证和病情不同而采用不同手法,以患者针后产生舒适感为度,不可一味追求强刺激,苛求针感。

在临床运用时,电针的使用要依据病情虚实来确定频率,一般采用连续波,虚证用疏波,实证用密波,这可能与疏波可增强运动神经兴奋性,调节血管舒缩功能,改善微循环;而密波可抑制感觉神经兴奋性,即时效应显著有关。还需要

强调选取耳前和耳后穴位作为"对穴"连接电针的正负极,可在患耳周围形成电流磁场,使电针效应辐射至中耳甚至内耳。

另外,治疗耳鸣耳聋常佐以中药治疗,这对于肾阴虚者疗效尤为明显。肾开窍于耳,肾气与耳相通,正常的听觉与肾气的濡养渗灌密切相关。患者年老体衰,肾精亏耗,气血不足,精血不能上承,或有先天禀赋不足,均可使髓海不足,耳窍失养。虚证患者耳鸣多为蝉鸣音,而且多较明显,疲劳后加重,同时伴有腰膝酸软、五心烦热等症状,治宜补肾益精、滋阴养窍,临证多以耳聋左慈丸加减。耳聋左慈丸组方:熟地黄15g,山药15g,山茱萸(制)15g,白茯苓15g,泽泻12g,丹皮12g,灵磁石30g,石菖蒲15g,五味子12g。本方由六味地黄丸加磁石、石菖蒲化裁而来。六味地黄滋阴补肾以治其本,磁石重镇潜阳以治其标。其中重用熟地黄为君药,滋补肾阴、填精益髓。山茱萸补益肝肾、涩精固脱,山药健脾养阴、补益脾肾,二药相合可补后天以养先天,皆为臣药。泽泻淡渗泄浊,并可防熟地之滋腻;丹皮清火凉血,并防山茱萸温涩之过;茯苓健脾渗湿,既助山药之健脾,又助泽泻以泻肾浊;五味子养阴固精,佐熟地黄填益肾精;磁石、石菖蒲重镇潜阳、聪耳明目,均为佐药。全方标本兼顾,贴切本证病机。若肾精亏损重者,加黄精、女贞子、旱墨莲等;若阴血虚甚者,加阿胶、龟板、鳖甲等;若阳亢者,加龙骨、牡蛎等;若火旺者,加黄柏、知母等。

【病案举隅】

患者,女,42岁,2017年8月15日初诊。主诉:右耳鸣2年,加重1周。患者2年前因工作劳累后出现右耳突发性耳聋,听力下降伴有轰鸣声,曾于他院就诊,听力基本恢复,但仍有耳鸣(具体不详)。1周前因劳累导致右耳再次突发性耳聋,经高压氧、扩血管和神经营养药物等积极治疗后,听力有所好转。刻下:自觉持续性耳鸣,声如蝉鸣,耳内有闭塞感,伴腰酸、口干、神疲乏力、头晕目眩,纳寐欠佳,二便尚可,舌红苔薄干,脉弦细。中医诊断:耳鸣耳聋(肾精亏虚证)。治拟补肾益精、滋阴养窍。针灸取穴:听宫(患)、听会(患)、耳门(患)、翳风(患)、风池(患)、中渚(患)、外关(患),太溪(双)、三阴交(双)、合谷(双)、太冲(双)。常规针刺后,听宫和翳风、中渚和外关接电针,频率2Hz,留针30min,电针强度以患者舒适为度。隔日1次,每周3次。中药拟耳聋左慈丸加减。拟方如下:灵磁石30g,熟地黄15g,山药15g,茯苓15g,山萸肉15g,泽泻12g,丹皮12g,石菖蒲15g,五味子12g,葛根45g,川芎12g,桑椹15g,女贞子15g,麦冬15g,枸杞子12g。共7剂,水煎服,每日1剂,于早晚饭后服用。治疗3次后,患者自觉右耳听力有所提高,耳闷感减轻,耳鸣症状稍改善,口干缓解。遂按原法继续治疗1个月,患者右耳听力及耳鸣情况较前明显改善。患者因工作劳累导致耳鸣耳聋,耳鸣声音轻,持续存在,同时伴有神疲乏力、眩晕、口干、腰酸等症状,舌质红苔薄干,脉弦细。结合症状体征,可辨为肾精亏虚证,治拟补肾益精、滋阴养窍,拟针灸并结合中药调理,以求治本。针灸处方中,主穴选"耳前三穴"加翳风、风池,疏通耳部经络气血。配穴取中渚、外关,疏通少阳经络之气;太溪为足少阴原穴,可滋阴补肾;三阴交为足三阴经交会穴,可通调足三阴经之气;合谷、太冲,开四关、通调气机。诸穴合用,共奏益肾养窍之功。中药以耳聋左慈丸加减:方中熟地益精填髓为君药;山药脾肾双补,山萸肉补养肝肾,共为臣药;泽泻利湿泻浊,丹皮清泻相火,茯苓健脾渗湿,重用磁石以益肾阴、平肝阳、聪耳明目,另加用麦冬、五味子、桑椹、女贞子等补肾敛阴,葛根、川芎、石菖蒲调气活血,均为佐药。全方补泻兼施,使肾阴得滋、相火得降、耳窍复清。

【小结】

中医学认为,肾与足少阴之经与耳聋耳鸣的发生关系密切,若肾精亏损,宗气亏虚,双耳不濡,则易发耳聋耳鸣。在突发性耳聋初期,及时有效地运用现代医学干预措施对控制病情发展相当重要;而患病后期,针灸和中药联用有利于减轻耳鸣症状,提高听力,同时能够明显减轻患者的焦虑恐慌等负性情绪。临证时,应首辨虚实,实证多责之于风火之邪上扰,虚症多责之于气虚或阴精亏损,主要是肾阴肾精的亏损。治疗上着重辨证与辨经相结合,采用针药相辅的治疗手段,补虚泻实,标本兼顾。针灸方面以患侧的耳前三穴(耳门、听宫、听会)作为治疗耳聋耳鸣的基本穴,结合虚实辨证选择电针频率,虚证用疏波,实证用密波。中药治疗多以耳聋左慈丸加减,以奏三阴并补、利湿泄浊之效。针药结合,标本兼治,临床疗效显著,能明显缓解患者耳鸣症状,提高听力水平。

【参考文献】

[1] 巢元方.诸病源候论[M].北京:中国医药科技出版社,2011.

[2] 黄妍妍,南淑玲.朱丹溪耳鸣、耳聋证治思想探究[J].浙江中医药大学学报,2020,44(4):350−352,361.

[3] 朱丹溪.丹溪心法[M].沈阳:辽宁科学技术出版社,1997.

[4] 石焱,孙晶,倪祥哲,等.方剑乔教授虚实辨证治疗耳鸣耳聋经验采撷[J].浙江中医药大学学报,2020,44(12):1190−1193.

［5］李茜莹,黄琴峰,董小庆,等.基于数据挖掘的针灸治疗耳聋耳鸣临床规律探究[J].上海针灸杂志,2020,39(3):372-380.

［6］耿坚雯,王黎.柴胡温胆汤联合针刺治疗耳鸣的临床疗效观察[J].广州中医药大学学报,2018,35(3):439-443.

［7］陈利芳,方剑乔.方剑乔教授运用电针治疗耳鸣耳聋临床经验[J].新中医,2012,44(10):160-161.

第四节·鼻 部

十五、变应性鼻炎

【病因病机治法】

变应性鼻炎属于中医的"鼻鼽",可常年发病,也可呈季节性发作。此病最早见于《黄帝内经》。《素问·脉解》云:"所谓客孙脉则头痛、鼻鼽、腹肿者,阳明并于上,上者则其孙络太阴也。故头痛、鼻鼽、腹肿也[1]。"刘完素在《素问玄机原病式》中指出:"鼽者,鼻出清涕也。"并与"嚏"进行区分。此病病机复杂,发病外因包括风、寒、热、燥等戾气乘虚而入,肺、脾、肾三脏虚损。

风为百病之长,风邪易侵阳位,轻扬开泄、使经络壅塞而致鼻嚏。李梴在《医学入门·风类》中曰:"寒伤皮毛,则鼻塞不利,偶感风寒,鼻塞声重,流涕喷嚏[2]。"春冬之际,外感风寒,邪伤肌表,卫阳被揭而见鼻塞。火热可使患者的病情加重。何梦瑶在《医碥》云:"鼻塞,一由脑冷而气化液,下凝于鼻;一由热气蒸涕壅塞[3]。"火热之邪伏于肺经或上犯鼻窍。故鼻痒、喷嚏频作、流清涕、鼻塞。肺主气,其上通喉咙,在体合皮、其华在毛,开窍于鼻,在志为忧,在液为涕。肺气不足,卫表不固,易受风邪,肺津不化而清涕出。《太平圣惠方》中曰:"肺气通于鼻,其脏若冷,随气乘于鼻,故使津液浊涕,不能自收也。"因此,肺气亏虚是鼻鼽发生的内在基础。脾主运化,脾虚则气血生化无源,脾气不能输布于肺,故湿浊不化,水湿犯鼻。肾为先天之本,肾阳亏虚,寒水上泛,鼻流清涕不止。《黄帝内经》中记载:"(肾)气大衰,九窍不利,……,涕泪俱出矣。"

针灸作为补充和替代医学的重要疗法之一,基于经络理论,针对特定穴位,改善人体微环境从而有效治疗某些疾病。最近的研究表明,针灸可能通过多种神经内分泌和免疫网络途径发挥抗炎作用,以防止变应性鼻炎的发展[4]。变应性鼻炎由外寒风邪、正邪相争导致。故选用阳经的穴位治疗,从而达到疏通经络、调和阴阳、扶正祛邪,激发人体自身正气对外邪的抵抗能力,降低复发率的作用。常用鼻部区域腧穴见图2-4。

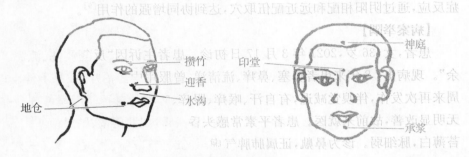

图2-4 常用鼻部区域腧穴

迎香穴位于鼻翼外缘中点旁开,当鼻唇沟中。此穴属于手足阳明经的交会穴,脉气直通鼻窍。故取迎香穴可通调两经经气,疏泻两经风热,通利鼻窍。《针灸甲乙经》记载:"鼻鼽不利,窒洞气塞歪,僻多涕鼽衄有痈,迎香主之。"上迎香穴位于鼻翼软骨与鼻甲的交界处,为手足阳明经之会,具有宣通鼻窍、祛风止痒的作用。现代解剖学证实,迎香穴布有三叉神经、眶下神经的符合丛,针刺之可有助于改善血液循环,增强对病邪的抵抗力[5]。印堂穴位于两眉中点,其是足太阳膀胱经、足阳明胃经、任脉的汇集之地。因而,印堂汇集了人的阳气、血气、阴气,针刺之有祛风活络、调和阴阳、通窍苏厥的作用。研究表明,印堂穴由额神经的分支滑车上神经,针刺之可降低鼻神经肽水平,改善神经源性炎症反应[6]。四白穴位于眼睑下一寸,属于足阳明胃经,具有善清风热,疏风明目的作用。《针灸甲乙经》:"目痛口僻,戾目不明,四白主之。"尺泽穴位于肘横纹肱二头肌腱桡侧凹陷处,属于手太阴肺经。肺五行属金,金生水,水为金之子,故尺泽穴具有泻肺热的作用。此外,尺泽穴还可抗氧化应激、减少氧自由基导致的肺损伤[7]。大椎穴督脉与手足三阳之会,具有调节阳气、扶正祛邪、解表退热的作用。《素问·骨空论》曰:"灸寒热之法,先灸大椎,以年为壮数。"合谷,别名虎口,为手阳明大肠经原穴。因三间穴的水湿云气汇聚形成气场而得名。《针灸甲乙经》曰:"合谷,一名虎口,在手大指次指岐骨间。手阳明之所过也,为原。"取合谷穴可推动气血运动,促进水湿云气向天部层次扩散。相关实验研究表明,合谷穴布有膈神经,通过揉按该穴位可对膈肌产生神经干涉,抑制膈肌间歇性收缩[8]。

针刺是一种物理刺激,而艾灸主要是一种温度刺激。艾草性温热,温阳透达,热力能直达身体深部。此外,艾灸具有调节免疫系统的作用。在免疫抑制的情况下,针灸可通过降低 $CD8^+$ 和增加 $CD4^+$ 细胞水平来改善免疫紊乱和控制炎症反应,通过阴阳相配和远近配伍取穴,达到协同增强的作用[9]。

【病案举隅】

患者,女,36 岁,2021 年 3 月 17 日初诊。患者主诉因"反复鼻塞、流涕 8 年余"。现病史:8 年来患者鼻塞、鼻痒、流清涕,曾服用中药治疗,效果不佳。近 2 周来再次发作,伴嗅觉减退,有自汗、喉痒、眼痒、哮喘。自行使用喷鼻剂后症状无明显改善,故前来就医。患者平素常感头昏头重,四肢困倦,纳呆便溏。舌淡,苔薄白,脉细弱。诊为鼻鼽,证属肺脾气虚,伴支气管哮喘,过敏体质。选穴:大椎、印堂、迎香、上迎香、四白、尺泽(双侧)、合谷(双侧)、鱼际、孔最(双侧)、定喘(双侧)、天突、膻中、肺俞(双侧)、内关(双侧)。大椎穴直刺 0.5~1 寸,使患者出现胀感;印堂穴朝鼻根部刺,行捻转补法;四白穴直刺 0.3~0.5 寸,局部有酸胀感;迎香穴直刺 0.4~0.5 寸,得气后行提插捻转补法,使患者鼻酸胀欲流泪;上迎香穴内上方斜刺 0.3~0.5 寸;尺泽(双侧)穴向上斜刺 0.8~1.2 寸,得气后行平补平泻法;合谷(双侧)穴直刺 0.5~1 寸,使患者出现胀感;鱼际、孔最直刺 0.5~0.8 寸,得气后用泻法;定喘直刺 0.5~1 寸,得气后用平补平泻法;肺俞斜刺 0.5~0.8 寸,平补平泻法;内关直刺 0.5~0.8 寸,天突向下斜刺 0.3~0.5 寸,膻中向上斜刺 0.3~0.5 寸,针刺泻法。将生姜片穿过刺入大椎穴的针身平铺在其表面,并将艾条点燃置于针柄上。当第一根艾条烧完后,灰烬将被清除,第二根艾条将按照相同的方法更换,总共使用了两根艾条。患者感觉到局部的热感,周围的皮肤会变得微红,没有任何灼痛感,3 日治疗 1 次,每周 3 次,治疗 3 次为 1 个疗程,连续治疗 2 个疗程。2022 年 4 月 8 日二诊,患者自述鼻塞、鼻痒、喘息、胸闷症状已减轻大半。取穴:大椎、印堂、迎香、上迎香、四白、尺泽(双侧)、合谷(双侧)、鱼际、孔最。2022 年 4 月 22 日三诊,患者症状继续减轻,基本接近正常。取穴:大椎、印堂、迎香、尺泽(双侧)、合谷(双侧),4 日治疗一次,至 5 月 19 日共治疗 8 次患者告愈。

【小结】

变应性鼻炎的发病外因包括风、寒、热、燥等戾气乘虚而入,肺、脾、肾三脏虚损。肺气亏虚是鼻鼽发生的内在基础。脾主运化,脾虚则气血生化无源,脾气不能输布于肺,故湿浊不化,水湿犯鼻。肾为先天之本,肾阳亏虚,寒水上泛,鼻流清涕不止。根据本病的证候特点,辨证选取迎香、上迎香、四白、印堂、尺泽、大椎、合谷,以改善肺、脾、肾气虚为主,并提高对外邪风寒的抵抗能力,法遵中医"辨证取穴,远近配伍"思想。

【思考题】

对于变应性鼻炎患者如果针灸取穴不取鼻周穴位,只取远道腧穴,你认为是否会显著改善病情?

【参考文献】

［1］Cheng L, Chen J, Fu Q, et al. Chinese society of allergy guidelines for diagnosis and treatment of allergic rhinitis［J］. Allergy, asthma& immunology research, 2018, 10(4)：300 - 353.

［2］田代华(整理). 黄帝内经素问［M］. 北京：人民卫生出版社,2017.

［3］李梴在. 医学入门［M］. 北京：中国医药科技出版社,2011.

［4］何梦瑶. 医碥［M］. 北京：人民卫生出版社,2009.

［5］巩政,闫占峰,刘巧平,等. 鼻内针刺对变应性鼻炎兔神经源性炎性反应的影响. 针刺研究,2021,46(2)：111 - 116,122.

［6］彭拥军,蒋星卓,李文情,等. 针灸治疗变应性鼻炎的作用机制［J］. 中国医药导报,2020,17(12)：61 - 64.

［7］Yin Z, Geng G, Xu G, et al. Acupuncture methods for allergic rhinitis：a systematic review and bayesian meta-alalysis of randomized controlled trials［J］. Chniese medicine, 2020, 15(1)：1 - 28.

［8］余阳,陈星宇,罗月红,等. 基于数据挖掘探究针灸治疗过敏性鼻炎的用穴规律［J］. 世界中医药,2021,16(12)：1839 - 1842,1848.

［9］黄培炜,林静瑜,周凡,等. 尺泽穴位注射对慢阻肺大鼠气道组织形态学和氧化水平的影响［J］. 临床肺科杂志,2020,25(11)：1667 - 1671.

十六、酒 糟 鼻

【病因病机治法】

酒糟鼻是发生在以鼻为中心的慢性皮肤病。中医在很早的时候就对酒糟鼻有所认识,但在不同的文献中酒糟鼻有不同的名称。常见的有鼻准红赤、酒糟鼻、酒皶鼻、酒鈹鼻、赤皻、酒齄、粉鈹等,皆是形容皮损的形态。齄与皶、齇为异体。《素问·生气通天论》云:"劳汗当风,寒薄为鈹,郁乃痤。"《黄帝内经素问吴注》解释鈹是刺生于皮中,俗称粉刺。《黄帝素问解》则认为鈹为赤鼻也。痤一般认为是指小疖。劳累汗出,阳气浮越,腠理疏松,本该静养避风寒,却贪凉吹风,寒凝肌表,腠理闭塞,阳气小得发越,郁结于肌表,致局部气血凝滞,而成粉刺、疖种,迫于血分,则血脉扩张,而致红鼻。中医很早就认识到里热,尤其是肺脾之热上攻在发病中的影响。如《素问·热论》所言脾热病者,鼻先赤。指出脾热为病因之一。《彤园医书》言道,酒糟鼻生准头及两翅,由胃火熏肺,更因风寒外束,血瘀凝结,故先红后紫,久变黑色,甚是缠绵,既强调了肺胃之热上攻,又强调了外感风寒的因素,内外两因相加,使热邪与气血相互搏结,壅滞于局部,故局部先红后黑,病情缠绵。本病多因肠胃积热上熏于肺或嗜酒喜食辛辣之品,热气上熏,复遇风寒外束,以致血瘀凝结而成。本病损害部位在面部中央,主要在鼻部,其次是前额、两颊及颏部,损害为弥漫性潮红,带有油光,并伴发丘疹、结节、脓疱及毛细血管扩张,有时鼻部皮肤肥厚、粗糙,常对称分布,触摸鼻子有发凉及黏腻感。

治疗上,针具取梅花针。叩刺部位为病变局部。针法为叩刺出血,擦干血迹后,局部抹二黄散(雄黄、硫磺等量研末,用醋调涂抹)。隔 2 日治疗 1 次。轻者可不涂药。针具也可取多头火针。部位取病变局部。针法用多头火针在酒精灯上烧红,点刺。隔 3 天 1 次。有脓疱时用火针;无脓疱,单纯以梅花针叩刺即可。火针取穴:肺俞、脾俞、膈俞及局部阿是穴[1]。方法为:皮肤常规消毒,取火针将针在酒精灯上烧红,然迅速直刺双侧肺俞、脾俞、膈俞,每穴点刺 3 下,深度控制在 5mm;再点刺阿是穴,如红斑期伴有明显毛细血管扩张,则以细火针在毛细血管扩张处点刺 2～3 针,丘疹期则用粗火针在丘疹、脓疱处根据皮损大小点刺 1～3 针。每周治疗 1 次。毫针取穴:双侧迎香、列缺、合谷、足三里,方法为:上述穴位常规消毒,针刺得气后行泻法,留针 30min,每 15min 行针 1 次,每周治疗 5 次,2 周为 1 个疗程,连续治疗 3 个疗程。还可以耳穴刺血贴压法治疗酒糟鼻[2]。刺血取穴:外鼻,面颊区。操作方法为:刺血部位用 2‰碘酊消毒,75%乙醇脱碘消毒两遍,用 5 号半注射针头在外鼻穴点刺放血,在面颊区雀啄刺放血,用直径约 1cm 大小的酒精棉球擦掉出血,每只耳用 6～8 个棉球为宜,每周 2 次,每次一只耳,20 次为 1 个疗程。耳压主穴:胃、脾、双肺、肾上腺、内分泌、外鼻、面颊区,配穴随辨证而定。操作方法为：耳廓常规消毒,取王不留行籽贴压在 $7cm^2$ 的胶布中间,然后贴在选定的耳穴上,用手指按压,穴位应有明显酸、胀、痛感,每次贴一只耳,每周 2 次,贴压耳与刺血耳交替用。酒糟鼻为肺、脾、脏湿热上攻并遇风寒血瘀凝结而成,因此治疗上放血量须足,贴压穴位要准确,方能迫邪彻底外出。肾上腺穴提高平滑肌张力,使毛细血管收缩,配上内分泌穴可抗感染退热,红斑消退。

【病案举隅】

病案一：

患者,女,40 岁,因鼻部至上下嘴唇弥漫性潮红,并间有小脓点,病程 9 年,局部瘙痒。予以梅花针叩刺,配合局部涂药,4～5 次后痊愈。2 年后随访未复发。

病案二：

患者,女,52 岁。20 年来先由鼻头发红有脓点,后发展到两腮前额,予以梅花针配合三头火针叩刺后再涂二黄散。治疗 7 次后痊愈。

【小结】

酒糟鼻多因内有肺胃积热上蒸,复受寒邪外凝,气滞血瘀而成,病位以肺为主,故应治以泻肺清热,活血化瘀。因此选择脏腑之俞聚集之处、多气多血的膀胱经的肺俞、脾俞、膈俞作为背部火针治疗主穴。肺俞宣通肺气,清泻上焦郁热；膈俞为血会,可清泻血热；脾俞健运化湿,可促进皮损修复。面部皮损以火针治疗,可以疏通浅表气血,使郁热外泄,软坚散结,并能促进局部皮肤新陈代谢。列缺为手太阴经络穴,可宣肺气、祛风邪；手阳明大肠经、足阳明胃经,皆循行于鼻旁,且大肠经与肺经互为表里,故针合谷、足三里、迎香以疏调阳明经气,清肺热,上述穴共奏清泻肺热、祛风通络的功效[3]。

【参考文献】

［1］闫秀艳.毫针配合火针点刺治疗酒渣鼻 32 例[J]上海针灸杂志,1999,18(2)：4.

［2］黄燕静,胡彬.耳穴刺血贴压治疗酒渣鼻[J].中国针灸,1996,(10)：42.

［3］董玉喜,彭冬青,王秋红.火针配合毫针针刺治疗酒渣鼻 45 例[J].河北中医,2010,32(12)：1850.

第五节·口腔部

十七、口腔溃疡

【病因病机治法】

口腔溃疡属中医学中"口疮"范畴,以反复发作、疼痛、久治难愈为特征。本病虽生于口,但因脾开窍于口,肾脉连咽系舌本,故与脾、肾密切相关。《素问·气交变大论》云:"岁金不及,炎火上行……民病口疮,甚则心痛。"首次指出火热为口腔溃疡的基本发病因素。《蒲辅周医案·口疮》中记载:"口腔溃疡为病,一由胃火,一由脾热。"明确指出脾胃伏火是口腔溃疡的重要病因病机[1]。《丹溪心法·口齿》云:"口疮服凉药不愈者,因中焦土虚,且不能食,相火冲上无制",指出脾气虚弱与口疮有密切联系。《圣济总录》曰:"口疮者,由心脾有热气冲上焦,熏发口舌,而为口疮。"强调了心、脾二脏与口疮发病的关系。清代齐秉慧在《齐氏医案·口疮》中进一步提出"口疮上焦实热,中焦虚寒,下焦阴火,各经传变所致,当分辨阴阳虚实寒热而治之",认为上焦实火熏蒸,下焦阴火上炎,中焦虚寒或脾虚湿困均为本病之病机。现在认为口腔溃疡多由脾胃实火与心火郁热,火热循经上攻所致。足三里、颊车等为足阳明胃经的穴位,可以清脾胃伏火,养胃阴。《玉龙歌》中提出:"头面纵有诸样症,一针合谷效通神。"可见取合谷穴治疗头面五官诸证时,无论轻重缓急都可以起到很好的疗效[2]。

口腔溃疡有实有虚,针灸治疗口腔溃疡时应辨清虚实。正如《圣济总录·口舌生疮》云:"口疮者,由心脾有热,气冲上焦,熏发口舌,故作疮也。又有胃气弱,谷气少,虚阳上发为口疮者,不可执一而论,当求其所受之本也。"针灸治疗口腔溃疡时,取三阴交、太溪等穴,其意即为清上浮之火(虚火)。取颊车、地仓穴属于局部取穴,采用地仓透刺颊车操作。口腔溃疡辨证选穴规律是:肝胆郁热型口腔溃疡常配太冲、侠溪、丰隆等,太冲厥阴经之腧穴、原穴,侠溪为少阳胆经荥穴,泻之可引火热下行;心脾热盛型口腔溃疡常配劳宫、阴陵泉、少府等,《素问·至真要大论》病机十九条有载:"诸痛痒疮,皆属于心""诸湿肿满,皆属于脾。"劳宫泻之可清心解毒,阴陵泉健脾利湿;胃肠积热型口腔溃疡常配足三里、合谷、颊车、承浆等,足三里调中益气血,"面口合谷收",泻合谷,以解毒止痛,颊车可调气通络,承浆为局部取穴,专治口疮[3];阴虚火旺型口腔溃疡常配三阴交、涌泉、廉泉、内关等,少阴经根于涌泉,结于廉泉,泻之可令阴津自溢而清凉抑火,三阴交滋阴,内关宁心安神[4]。

从经络走行上看,面部为阳明经之分野,手阳明大肠经"入下齿中,还出挟口,交人中,左至右,右至左",足阳明胃经"入上齿中,还出挟口,环唇,下交承浆"。《灵枢·终始》篇云"病在头者取之足",上下肢远端取穴合谷清利湿热,足三里益气健脾,太溪补肾养阴;口腔溃疡火气犯于口舌又当配用腹部关元、气海引火归元,以防止复发[5]。同时,在按部配穴方面,主要应用上下配穴法治疗本病。特定穴是指十四经穴中具有特殊性质和特殊治疗作用,并有特定称谓的腧穴。口腔溃疡以五输穴的应用频率最高。五输穴为特定穴之一,正如《难经·六十八难》"井主心下满,荥主身热",荥穴既可以清脏腑之热,又可治与五脏相联系的五体、五官之热。如足阳明胃经的荥穴内庭泻热,针之可清热而止痛愈疮;"诸痛痒疮,皆属于心",取心包经荥穴劳宫以祛火。肾经原穴太溪"五脏有疾,当取十二原",且夫火乃无根之物,人之一身五脏六腑无所不有,惟阴盛可以制伏之,针之可滋补肾中真阴,取之恰合"壮水之主,以制阳光"之理。合谷为手阳明大肠经原穴,经脉循行挟口,太冲为足厥阴肝经原穴,经脉循行环唇内,足三里为足阳明胃经原穴,经脉循行挟口环唇,针灸此三穴既可以疏通经络,调和气血,还可扶正祛邪[6]。

针刺手法即根据"实则泻之,虚则补之"的施治原则而确立。补法有增强人体正气,使衰弱的功能重新旺盛的作用;泻法有驱散邪气,将亢进的功能转化为平和的作用。口腔溃疡治疗比较高频的补泻手法应用分别为泻法、补法、呼吸补泻和提插补泻。在应用补泻手法治疗疾病时,既有补虚泄实的双向作用,又能表现出其相对的差异性,所以临床应用要分清虚实,判断病位,根据个体的情况,并结合特定穴选用不同的手法,达到满意的临床疗效。

临床上,针刺照海、通里配合隔盐灸神阙治疗复发性口腔溃疡。照海、通里交通心肾,滋阴降火,隔盐灸神阙引火归原,痛甚加刺廉泉、金津、玉液。还可以使用通任调脾胃脉针法治疗老年难治性复发性口腔溃疡,取内关、中脘、下脘、气海、关元调脾肾、培元气;地机、内庭陷谷、调和脾胃脉气;天枢枢转上下气机。还可以选用火针在溃疡面上轻轻点刺或者加吴茱萸外敷涌泉穴[7-10]。《本草纲目》中提到"咽喉口舌生疮者,以茱萸末醋调贴足心,移夜便愈。其性虽热,而能引热下行,盖亦从治之义"。因此,采用吴茱萸散贴敷两脚涌泉穴和周围,病势较重者辅以手法和三棱针放血法也可以治疗口腔溃疡。甚至可以将中药细辛、黄连、吴茱萸共研细末,加蜂蜜适量,调糊状贴敷神阙、涌泉穴治疗复发性口腔溃疡。

【病案举隅】

患者,女,40岁。2022年9月14日就诊。主诉:反复口腔溃疡9年余,加重1周。患者9年前无明显诱因下出现口腔溃疡,反复发作,尤其是月经期间症状加重,疼痛难忍,曾予中西医治疗,症状反复。1周前患者饮食生冷后症状进一步加重,诸医治疗效果不佳,故来诊。自诉平日胃口欠佳,饮食生冷之品后容易泄泻,月经周期正常,量少色淡,睡眠欠佳。刻诊:皮肤黯黄,下嘴唇有2个大小约0.2mm×0.2mm的圆形溃疡,上腭处有1个大小约0.2mm×0.3mm的椭圆形溃疡,舌体胖大、边有齿痕,脉细弱。患者平素脾胃功能较弱,正气不足,月经期间气血进一步耗损,肝肾亏虚,以至于水不制火,虚火上炎,灼伤口唇所致。故治疗上以调补脾胃、滋阴潜阳为主,兼清利上焦之火。处方:下脘、天枢(温针灸)、气海、关元、曲池、合谷、足三里(温针灸)、三阴交、太溪、太冲。留针30min,隔日1次。患者1次治疗后,口腔溃疡疼痛减轻,3次治疗后,口腔溃疡消失,续治2次巩固疗效。口腔溃疡的发生虽然病位在口,但与五脏六腑关系密切。《景岳全书》指出:"口疮连年不愈者,此虚火也。"处方中关元、气海补益正气;天枢、下脘、足三里调理脾胃,补益气血;三阴交调理肝脾肾;太冲、太溪滋阴潜阳,调补肝肾;合谷、曲池清上焦之热。诸穴合用,补益清热兼施而收效。

【小结】

口腔溃疡多由脾胃实火与心火郁热,火热循经上攻所致。辨证选穴往往是:肝胆郁热型常配太冲、侠溪、丰隆等,太冲;心脾热盛型常配劳宫、阴陵泉、少府;胃肠积热型常配足三里、合谷、颊车、承浆等;阴虚火旺型常配三阴交、涌泉、廉泉、内关等。口腔溃疡治疗比较高频的补泻手法应用分别为泻法、补法、呼吸补泻和提插补泻。在应用补泻手法治疗疾病时,既有补虚泄实的双向作用,又能表现出其相对的差异性,所以临床应用要分清虚实,判断病位,根据个体的情况,并结合特定穴选用不同的手法,达到满意的临床疗效。

【思考题】

中老年人反复发作口腔溃疡,从针灸角度如何考虑治疗方案?

【参考文献】

[1] 韦双双,李海昌,钱俊华,等.基于"脾胃伏火"论治口疮[J].中华中医药学

刊,2015,33(12):2844-2846.

[2]荆艳君,黄冰林.合谷穴为主治疗五官科疾病浅析[J].中医耳鼻喉科学研究杂志,2008,4(7):34.

[3]富春.临床针方[M].北京:科学技术文献出版社,2004.

[4]袁莹,陈峰.试论《针灸大成·治症总要》用穴处方配伍特点[J].浙江中医杂志,2018,53(5):368.

[5]刘艳兵,王晓东,范永升.针灸治疗口腔溃疡取穴规律分析[J].浙江中医杂志,2018,53(11):824-826.

[6]杨金明.针药并用治疗口腔溃疡24例[J],中国针灸,2012,32(1):46.

[7]蓝蓓蕾,陈晓军.针灸验案三则[J].浙江中医杂志,2018,53(4):282

[8]胡超伟,张华林.火针点刺治疗口腔溃疡[J].中国针灸,2002,22(10):686.

[9]朱少可.火针加外敷涌泉穴治疗复发性口腔溃疡[J].中国针灸,1998,18(11):677-678.

[10]刘俊岭,罗力赛,王玲玲,等.复发性口腔溃疡的中医药治疗进展[J].环球中医药,2012,5(7):552-555.

第六节·颈 部

十八、甲状腺功能亢进症

【病因病机治法】

甲状腺功能亢进症在祖国医学中属"瘿病"的范畴,其发病主要与情志内伤和素体因素等有关。这是因为许多患者都曾受过精神刺激,几乎所有患者都有情志不畅的症状;素体因素即患者的体质和遗传因素,本病患者体质多偏于阴虚,家族史倾向明显。素体阴虚,又因忧思恼怒,久郁不解,或突受精神刺激,情志不遂,郁而化火,气血凝滞,痰瘀互结而发为瘿病。另外,外感六淫、环境居处、饮食偏嗜、房事不节等也是本病发生的常见诱因。甲状腺功能亢进症属内伤性疾病,其临床表现可见于全身多个系统,但其发病主要与肝肾的功能失常,特别与肝的功能失常有关,涉及心、肺、脾、胃、胆、大肠等诸多脏腑,正如沈金鳌所说的那样:"瘿之为病其症皆隶属五脏,其源皆由肝火"。本病的病机以阴虚为本,以气滞、火热、痰凝、血瘀为标。在疾病的不同阶段其病变机制也不同。病变初起,以标实为主,主要表现为气滞、肝火,并见痰凝和血瘀,其中以肝郁火旺最为突出;病变日久,则逐步转变为以本虚为主,精、血、津、液等阴分俱伤,并见虚火上炎之象,以阴虚阳亢为主;病变后期以气阴两虚为主,甚至出现阴阳俱损之象,并伴有痰凝、血瘀等因虚致实之症。在疾病发展的过程中,又常常表现出本虚标实,虚实错杂,相互影响的情况。甲状腺功能亢进症的表现几乎可累及全身各个系统,一般以高代谢及心血管、神经和消化系统受累的表现较为突出,多数患者甲状腺肿大,部分人有突眼。

本病主要分为肝郁火旺、阴虚阳亢、气阴两虚三大证型。① 肝郁火旺型:症见烦躁易怒、恶热多汗、心悸失眠、口渴引饮、多食善饥、便频量多、目赤肿胀,舌质红、苔黄,脉弦数。本型属肝郁化火的实热证,常见于本病的早期和年轻体壮者。② 阴虚阳亢型:症见多食易饥、形体消瘦、体倦乏力、心悸失眠、潮热多汗、目涩耳鸣、口干多饮、五心烦热,舌红少苔,脉细数。本型主要是索体阴虚,虚火暗耗的阴虚阳亢型患者,是最常见的证型。③ 气阴两虚型:症见心悸气短、乏力自汗、动则喘息汗出、口燥咽干、低热不退、形体消瘦、舌红少津、脉虚细无力。本型主要是患病日久,耗气伤阴,气阴两虚和年老体弱的患者。根据本病的病因病机点,针刺治疗从肝肾入手,以滋阴降火、疏肝补肾为治疗大法,配合化痰逐瘀、活血通络、益气养阴之法,标本同治。

处方选穴以经穴与经验穴、阿是穴相合,以及局部和远端配穴为主,诸穴合用共调脏腑之阴阳,共奏滋阴清热、化痰逐瘀之功效,共达全身阴阳平衡、气血调和之目的。针灸处方如下,主穴:太冲、肾俞、肝俞、大椎、颈部夹脊穴、颈部阿是穴(在肿大的甲状腺上)、合谷、内关、太溪、三阴交、足三里等。肝郁火旺者加曲泉、期门等;阴虚阳亢者加阴陵泉;气阴两虚者加气海;心悸加心俞、厥阴俞、心平(少海穴下1寸处);多汗加复溜;失眠加心俞、神门;突眼加耳上阿是穴(耳尖直上入发际约1寸处)、光明;月经不调加血海、阴陵泉。

针刺方法一般在肾俞、肝俞、太溪、三阴交、足三里、阴陵泉、复溜、心俞、厥阴俞、神门、气海等穴用补法刺之;太冲、大椎、颈部夹脊穴、合谷、曲泉、期门、血海、光明、阿是穴等用泻法刺之;内关、心俞等穴用平补平泻法刺之。《灵枢·本神》篇说:"凡刺之法,必先本于神"。《素问·宝命全形论》也说:"凡刺之真必先治神"。《灵枢·九针十二原》中还有:"粗守形,上守神"和"神在秋毫,属患病者"之说。古人把治神和守神作为针刺治疗的真髓和大法。说明了其在针灸临床的重要地位。临床上,特别强调"神""意""气""志"的调整。注重治神和守神。治疗时以治神为先,首先消除患者对针刺的恐惧心理,使其坦然自若地接受治疗。治疗前,先让患者静卧或静坐休息一定时间,以定其神治疗时一般使患者采取卧位,松开腰带以使气血畅通,并让其舌抵上腭、闭口,并作缓慢、均匀自然地深呼吸,针刺治疗中不允许患者开口讲话,以防分神散气。操作时,精神专注,仔细体会针下感觉和关注患者的反应。努力做到"慎守勿失"。进针时,做到《灵枢·终始》所云的"必一其神,令志在针",行针时应达到《标幽赋》所说"目无外视,予如握虎,心无内慕,如待贵人"的境界。针刺治疗过程是医患双方共同参与的施治过程,因此,仅凭一方的努力是难以取得满意疗效的。正如《素问·汤液醪醴论》所说:"病为工,工为标,标本不得,邪气不服",只有通过治神和守神,才能更好地调整患者的神和气,以达到理想的疗效。因甲状腺功能亢进症的发生与情志因素密切相关,故做好患者的思想工作,调理其精神情绪,排除与疾病发生有关的因素,使其树立战胜疾病的信心,对于取得疗效是非常重要的。无痛针刺[1]是针刺取效的又一关键所在,针刺应以患者舒适为度,让患者在轻松中祛除病痛。在针刺操作时应尽量减少疼痛,以争取患者的配合。这是因为只有在平静舒适的环境中,针刺作用才更容易使脏腑阴阳趋于平衡,气血趋于条达通畅。除常规进针方法外,还常常采用弹针进针法,该方法进针快而轻,患者普遍反映痛感极轻。具体操作方法是:消毒后,以左手持棉球轻扶针身下部,以右手中指轻弹针尾(指与针接触呈 90°角)使针尖迅速刺入皮下,然后再将针身刺入一定的深度,行使补泻手法,整个操作过程轻快而无疼痛。穴有主次之分,施术有先后之别。需要根据辨证和患者的主要临床表现确立主穴,施术时一般先针主穴,后刺配穴。背俞穴应用时,尤其注重补肾,凡需以补为主治疗时,肾俞常常是其针刺的第一个穴位。在本病的治疗中则根据病情的轻重缓急,确立先补后泻或先泻后补。如对肝郁火旺者,先针太冲、曲泉等穴,以泻其火;对阴虚阳亢的患者则先针肾俞、太溪等穴,以补其阴。

【病案举隅】

患者,女,30 岁,因烦躁易怒、心悸多汗、多食善饥、便频量多半个月,于 2021 年 6 月 5 日就诊。查:甲状腺Ⅱ度肿大、质软,心率 120 次/min,双手细颤,舌质红,苔黄,脉弦数。查甲状腺常规示:FT3:12pmol/L,FT4:45pmol/L,诊断:瘿病,中医辨证属肝郁火旺型,治则:疏肝、解郁、降火。取穴:太冲、曲泉、期门、颈部阿是穴、合谷、内关、肝俞、心俞、颈部夹脊穴等。针刺以泻法为主，每次留针30min，每日1针刺治疗1次后，患者即感到心悸、汗出减轻、心情舒畅、治疗3次后。心悸、汗出及多食易饥等症明显减轻。治疗10次后，症状基本消失，甲状腺肿缩小。半个月后诸症消失，复查：FT3:7.3pmol/L，FT4:20.4pmol/L。2年后随访未再复发。

【小结】

通过对甲状腺功能亢进症的病因病机分析，认为本病的发生主要与肝肾的功能失常有关，病机以阴虚为本，气、火、痰、瘀为标。本病主要分为肝郁火旺、阴虚阳亢、气阴两虚三大证型。针刺治疗谨守病机，从肝肾入手，标本同治，以滋阴降火、疏肝补肾为治疗大法，配合祛痰逐瘀、活血通络、益气养阴之法，补虚泻实，调理全身脏腑阴阳及气血，使其重归于平衡和条达，处方选穴重视阿是穴，重用背俞穴，擅取反应点。针刺操作注重治神与守神，推崇无痛针刺。

【参考文献】

［1］葛宝和.陈乃明教授针刺治疗甲状腺功能亢进症的经验[J].中国针灸，2000，(3)：179-182.

第七节·其　他

十九、青春期痤疮

【病因病机治法】

青春期生机旺盛，血气方刚，加之阳热偏盛，日久营血渐热，络脉充盈，血热伤肺，肺热熏蒸，蕴阻肌肤则面部出现痤疮。中医辨证分为风热证、湿热证、血瘀或痰凝证、冲任失调证。① 风热证：以黑头或白头粉刺居多，伴红色丘疹，颜面潮红，皮肤烘热或灼热，鼻息气热，可有痒痛，舌边尖红，苔薄黄，脉浮数或数。② 湿热证：皮肤细腻，以痛性丘疹和脓疱为主，间有结节，或伴口臭、便秘、尿赤，舌质红，苔黄腻，脉滑数。③ 血瘀或痰凝证：皮损为结节及囊肿，色暗，反复发作，容易形成疤痕，囊肿质较硬。舌质暗，有瘀点或瘀斑，脉涩者为血瘀；腹胀便溏，舌滑或腻，脉滑者为痰凝。④ 冲任失调证：无论何种皮肤损害，均见于女性患者,月经前加重,丘疹多发于口周或下颌,或伴有月经不调,小腹胀痛,月经前加重,脉弦[1]。

1. 风热证治法: ① 保持皮肤清洁,每周用硫磺香皂洗脸 1 次,平日用冷水洗脸;② 饮食以清淡为宜,并多食瓜果蔬菜,如:蘑菇、黑木耳、苦瓜、黄瓜、冬瓜、西瓜、梨等,忌食辛辣厚味,多饮水,保持大便通畅;③ 保持良好的心理状态,保证足够的睡眠;④ 取肺俞(双)、合谷(双)、大椎、风池(双),针刺用泻法,每日 1 次,10 次为 1 个疗程;⑤ 用梅花针叩刺肺俞(双)、肝俞(双)、脾俞(双),闪火法拔罐 10 分钟,每 5 日 1 次,3 次为 1 个疗程。

2. 湿热证治法: ① 用温热水(23℃左右)、碱性较强的香皂或洗面乳洗脸,早晚各 1 次;② 忌用油质化妆品,选用补水性好的柔肤水;③ 忌随意用手挤压痤疮,以免炎症扩散;④ 忌食辛辣肥甘厚味;⑤ 便秘者针刺支沟(双)、天枢穴(双);⑥ 取双侧脾俞、阴陵泉、足三里、外关穴,针刺用泻法,每日 1 次,10 次为 1 个疗程;⑦ 膀胱经走罐治疗,每 5 日 1 次,3 次为 1 个疗程。

3. 血瘀或痰凝证治法: ① 患者一般病程较长,反复发作,呈现结节囊肿性痤疮,常采用火针治疗:首先选好进针点,常规消毒后,用盘龙细火针(直径0.5mm),在酒精灯上烧红甚至发白之后,垂直快速点刺皮损顶部,将囊肿内脓血、腐肉清除越彻底,愈合也就越完全,并直接杀灭痤疮杆菌,有效控制病灶复发。每 5 日 1 次,3 次为 1 个疗程;② 注意皮肤护理:火针点刺后,局部出现微红、轻度水肿,数小时后完全消失,嘱患者不必担心,针刺后伤口 24 小时内禁洗浴,封闭针孔、艾灸以减少局部不适;③ 治疗后,结痂期勿用手抓,让痂壳 5 天左右自行脱落;④ 耳尖放血,每 5 日 1 次,3 次为 1 个疗程;⑤ 做好心理护理:结节囊肿性痤疮严重影响美容。给患者带来极大的痛苦和心理负担,因此,对患者进行耐心解释和积极鼓励,帮助他们树立战胜疾病的信心,保持良好的心态和规律生活,从而达到最佳治疗效果。

4. 冲任失调证治法: ① 皮肤清洁选用中性或酸性洗面乳,每日洗脸 1 次;② 皮肤干燥者用香蕉面膜,每周 1 次;③ 针刺取三阴交(双)、肝俞(双)、血海(双)、关元、子宫(双),用平泻平补法,每日 1 次,10 次为 1 个疗程;④ 用王不留行籽压贴耳穴神门、子宫、肝、脾、肾、内分泌,每日按压 4～5 次,每 3～4 天换贴,两耳交替,7 天为 1 个疗程;⑤ 注意休息。由于肺主皮毛,选肺俞以宣通肺气,清泻郁热;膈俞为血会,刺膈俞以清泄血热;脾俞主肌肉,刺脾俞以健运化湿、促进皮损修复。不同证候选穴,风热证选合谷、风池穴,合谷穴为手阳明大肠经之原穴,肺与大肠相表里,泻合谷可清肺热;湿热证选足三里、阴陵泉。足三里乃足阳明胃经之合穴,泻足三里可清热,导热下行;血瘀或痰凝证面部皮损以火针治疗,可以疏畅浅表之经络气血,使积热外泄,软坚散结,促进局部皮肤新陈代谢;冲任失调证选三阴交、肝俞穴,三阴交为足太阴、厥阴、少阴之会,能疏肝益肾、健脾统血、凉血调经。

【病案举隅】

患者,女,22岁,2020年12月8日初诊。患者面部患痤疮1年,以鼻周较多,形如粟米大小,可挤出白粉色油状物质,轻度发痒。当即用梅花针叩刺肺俞(双)、肝俞(双)、脾俞(双),闪火法拔罐,针刺肺俞(双)、合谷(双)、风池(双)、大椎穴,治疗期间忌食辛辣厚味,注意面部皮肤清洁,勿用手挤压痤疮。治疗10次后,面部痤疮明显减少,20次后痤疮全部消失,无新痤疮出现。随访至今未复发。

【小结】

青春期痤疮中医辨证分为风热证、湿热证、血瘀或痰凝证、冲任失调证。针灸治疗时根据相应的证型治疗。取穴遵循辨证原则,选择经验效穴,常用方法有体针、电针、火针、刺络、拔罐等。另外,皮肤护理与日常作息调摄也对治疗上有非常重要的作用。

【思考题】

你认为针灸治疗青春期痤疮有何优势?

【参考文献】

[1]廖忠蓉,黄蜀.青春期痤疮的中医辨证施护及针灸治疗[J].四川中医,2006,24(6):97-98.

二十、斑　秃

▲

【病因病机治法】

斑秃是非瘢痕性脱发性疾病,常见发病于头皮,并且任何被毛区域都可受累,其多表现为突发的圆形或卵圆形脱发斑,自然病程难以预测[1]。斑秃的发病因素复杂,可概括为遗传因素、自身免疫因素、过敏因素、神经精神因素等[2]。该病特点是炎症细胞浸润和毛囊退行性改变,亚急性期休止期为毛囊增多,慢性期的炎症浸润不明显,有营养不良及微小化的毛囊[3],而快速进展期时皮损中毛乳头周围可出现有多核巨细胞的肉芽肿样反应[4]。

斑秃属中医学"油风"范畴。虽然目前中医对该病的辨证分型尚未完全统一，但该病的发病终不离"肝、肾、血"三方面，外感邪气，肝肾不足，血虚生风，虚火上炎皆是其发病的重要因素，内外风邪相搏结，最终导致经络不通，气血不畅，由于风邪易袭阳位，故多见于头皮发病，然而其又善行而数变，所以该病可发于所有被毛部位且常常复发，难以治愈。该病以"风"邪为主，复加内外六淫五邪，耗损阳气，久病则伤及阴液，故该病日久可见皮肤干燥敏感、视力下降易觉疲劳、甚至指(趾)甲形态发生改变，如纵嵴、砂纸样改变。

临床上针对该病新发时以驱邪为主，切记通络活血，久病则要顾护正气，若只从病灶局部治疗收效并不显著。多以其火针为主。利用火针的温热作用刺激病位及穴位祛除寒邪，又能以"火郁发之"之理以热引热，发散火热之邪，火针对调节脏腑功能，通畅经络，行气活血效果显著，取"血行风自灭"之意，消风于针下。其他原发或者继发的疾病影响因素，如痰湿之邪，凝聚成硬结或肿块，由于部位轻浅，火针皆可砭而消之。局部取穴作为火针治疗斑秃的重要取穴方法，原因在于斑秃发病时邪气大多伏聚于病灶局部，造成气血阻滞不通，久而耗伤人体正气阴液，用火针在病灶范围内进行火针快速针刺，凭借火针的高温将寒热之邪尽而驱出，并且以针刺和温度的刺激使气血得以鼓动，从而恢复正常运行状态，两相作用之下，风邪也随之而解。斑秃症状中极少见到疼痛，但头皮可感到部分区域瘙痒，瘙痒为气血不通，血不荣于肌腠，或是内外风邪携多种致病因素犯于头皮所致，这些区域为邪气最为壅盛之所，在此处以火针治疗，使其经络通畅，气行血活，驱散邪气。百会穴在古籍中并未提及治疗斑秃，但现代研究发现百会穴可以改善人体血流，提高机体抵抗力，调节机体免疫机制[5]，对于斑秃这类特异性自身免疫病有一定的调节作用，配合火针以及其他部位的取穴可以提高治疗效果。

【病案举隅】

患者，男，32岁。主因"右枕后头发突然脱落1年余"。患病期间在当地医院诊治，外用生发药物(不详)后未见明显改善，2021年8月6日刻诊：患者右枕后直径3cm范围头发缺如，边界清晰，病灶处头皮油腻，未见新生毛发，病灶周围头皮瘙痒，可见搔抓后鳞屑，其他部位发质枯黄油腻，形体肥胖，面色红润。自诉生活及工作压力大，夜寐差，食纳少。舌胖大，苔黄腻，脉弦滑，沉取无力。中医诊断：斑秃，证型：血虚型；西医诊断：斑秃。治疗原则：通畅经络，行气活血。以火针取病灶局部、瘙痒部位及百会穴治疗。治疗方法：患者坐位，充分暴露斑秃部位，充分消毒，医师右手持火针针柄，将火针针尖、针体于酒精灯外焰中灼烧，待针体、针尖变红，温度为900～1500℃时，对取穴部位进行快速针刺，方向垂直，力度适中，深度2～3mm，持续4～5s后，针尖针体温度降低，随之重新烧灼，重复快速针刺，循环5次。治疗后患者头皮轻微出血，不予止血，待其血流自停后消毒处理。1周治疗1次，治疗1个月后斑秃处已见新生细软毛发长出。

【小结】

斑秃发病以"风"邪为主，复加内外六淫五邪，耗损阳气，久病则伤及阴液，临床上针对该病新发时以驱邪为主，切记通络活血，久病则要顾护正气。治疗时多用火针，利用其温热作用刺激病位及穴位祛除寒邪，又能以"火郁发之"之理以热引热，发散火热之邪，火针对调节脏腑功能，通畅经络，行气活血效果显著，取"血行风自灭"之意，消风于针下。

【参考文献】

［1］杨淑霞.斑秃发病机制的研究进展［J］.中国医学文摘（皮肤科学），2016，33(4)：465－470.

［2］章星琪.斑秃发病机理探讨［J］.皮肤性病诊疗学杂志，2015，22(2)：144－147.

［3］Whiting DA. Histopathologic features of alopecia areata：a new look［J］. Arch Dermatol，2003，139(12)：1555－1559.

［4］Wilk M，Zelger BG，Zelger B. Granulomatous alopeciaareata［J］. J Cutan Pathol，2014，41(3)：329－331.

［5］洪文学，樊凤杰，宋佳霖.百会穴研究概况［J］.上海针灸杂志，2006(2)：42－45.

二十一、戒　烟

【病因病机治法】

吸烟是一种成瘾性慢性疾病，又称为"适应不良行为"吸烟是导致肺癌、心血管疾病和慢性阻塞性肺部疾病的主要危险因素之一，它不但吞噬吸烟者的健康与生命，而且会污染空气，危害别人，由吸烟所带来的健康问题日益受到了国内外医学、心理和社会学界的广泛重视。世界卫生组织（WHO）规定，每一年都有一天"无烟日",并推动和鼓励烟民戒烟,越来越多的吸烟者也认识到吸烟的危害,并要求戒烟,但由于尼古丁的成瘾性及现有戒烟方法的局限性,让许多想戒烟者戒戒停停,最终导致戒烟失败。戒烟失败的原因甚多,戒断症状(又称"烟草依赖症状")是戒烟失败的首要因素。吸烟成瘾者,若没能及时满足吸烟需要,即可出现生理和心理上的不适症状:如神经质、紧张、抑郁、思想不能集中、心神不宁、烦躁不安、不思饮食、若有所失等,戒烟者往往因戒烟意志不坚而欲戒无望。戒烟后负性情绪的产生也是戒烟失败的重要原因。目前戒烟治疗大体上分为行为方式性干预和药物性干预两类,具体又有直截了当法,教育、心理疗法,尼古丁替代疗法,非尼古丁药物疗法,以及催眠、针灸、火罐和厌恶疗法等。但大多方法疗效不理想,或复发率高,目前多采用综合疗法。采用针灸结合中医药的综合疗法来戒烟,疗效显著,可有效解除戒断症状以及吸烟伴随的咳嗽、咳痰等症状,且具有不良反应不明显、见效快、作用持久、远期疗效好、经济负担小等优点,有很大的推广应用价值[1]。

　　中医学认为,吸烟与脾肺两脏密切相关,因吸烟时烟进于口而出于鼻,脾开窍于口,肺开窍于鼻,而脾与胃互为表里,经常吸烟则邪气壅塞,肺失肃降,胃脏浊气上蒸,故吸烟者常有咳嗽、口干、鼻燥、咳黄痰等肺胃症状。治疗从肺、(脾)胃两脏论治,每获良效。此外,吸烟又与心理需求(成瘾性)密切相关。因此,治疗时有时须肺、胃、心三脏同治或有所侧重。本病辨治以肺胃两脏为主。

　　针刺和壮医药线点灸首取戒烟穴,戒烟穴位于列缺与阳溪穴连线的中点,为有效经验穴,有明显的戒烟作用,但针刺时一定要使之得气。因吸烟与口鼻有关,故配以曲池,曲池是手阳明大肠经的合穴,大肠经经过口鼻部;又配足三里、丰隆以调理脾胃功能,足三里是胃经合穴,丰隆是胃经的络穴,可通调脾胃二脏,也是治痰要穴;因吸烟与心理需求有关,故又取与"神"有关的百会、关元、膻中以调心安神,关元和膻中是任脉穴位,关元又是小肠募穴,与心相表里,膻中是心包募穴,任脉也经过口鼻部。诸穴合用,共奏戒烟之效。中药辨证用止嗽散合二陈汤化裁,以宣肺、健处方选穴以经穴与经验穴、阿是穴相合,以及局部和远端配穴为主,诸穴合用共调脏腑之阴阳、共奏滋阴清热、化痰逐瘀之功效,共达全身阴阳平衡、气血调和之目的。健脾、化痰、止咳,对咳嗽、咳痰等临床症状及戒断症状有较好效果。针、灸、药并用,能增强疗效,相得益彰,并较好地激发机体的自我调节功能,从而获得满意的戒烟效果。另外,吸烟者强烈的戒烟欲望、信心和恒心也是戒烟成功的重要因素,因此务必做好解释动员工作,争取吸烟者配合,方能取得满意效果。

【病案举隅】

患者,男,45岁,外籍人士。初诊:2019年4月18日。主诉:吸烟30年,要求戒烟。病史:诉从16岁即开始吸烟,平均每日15~40支。最近伴有咳嗽,吐墨绿色痰,早上痰较多。恳切要求戒烟。既往有高血压病史。诊见舌红苔薄白,脉滑。辨证施治:长期吸烟,邪气壅塞肺脾,故见咳嗽痰多,治宜宣利肺气,化痰止咳。治疗方法:针灸、壮医药线点灸与中药内服综合治疗。① 针灸取穴:戒烟穴(双)、百会、曲池(双)、膻中、关元、足三里(双)、丰隆(双)。戒烟穴用泻法,务必使之得气。其他穴用平补平泻手法。留针30min。出针后进行壮医药线点灸(操作方法按《壮医药线点灸疗法》),每穴3壮,每周针、灸各1次,10次为1个疗程。② 中药内服。处方:浙贝母10g,杏仁10g,荆芥10g,清半夏10g,陈皮10g,枇杷叶10g,炙甘草6g,沙参15g,紫菀10g,乌梅10g,百部10g,款冬花10g,前胡10g,白前10g,桔梗10g。水煎分2次服,每日1剂,连服7剂。二诊:2019年4月22日。患者烟瘾显著减轻,经治疗后1周来没有吸烟。早晨吐痰已由墨绿色转变成灰白色,并且咳嗽已明显减轻。继予前法治疗。① 继续上述针灸治疗1次。② 继服上方中药7剂。三诊:2019年5月4日。针、灸、药治疗共2周,烟瘾完全消除,治疗至今均未再吸烟,咳嗽及吐痰基本消失。继予前法治疗,以巩固疗效。① 继续上述针灸治疗1次。② 再服上方中药7剂。四诊:2019年5月11日。针、灸、药并进治疗共3周,患者自诉讨厌闻到烟气味,拒不吸烟,神清气爽,咳嗽及吐痰彻底消除。继予针灸治疗,以巩固疗效。① 针灸:每周坚持针灸1次。② 停服中药。本案共针灸10次,服中药30剂,随访3个月,烟瘾全消,再未吸烟,疗效巩固。

【小结】

吸烟与脾肺两脏密切相关,因吸烟时烟进于口而出于鼻,脾开窍于口,肺开窍于鼻,而脾与胃互为表里,经常吸烟则邪气壅塞,肺失肃降,胃脏浊气上蒸。治疗从肺、(脾)胃两脏论治。针刺和壮医药线点灸首取戒烟穴,戒烟穴位于列缺与阳溪穴连线的中点,为有效经验穴,其他还需要配以曲池、足三里、丰隆百会、关元、膻中等。

【参考文献】

[1] 黄瑾明,宋宁,黄凯.黄瑾明医案选之戒烟[J].辽宁中医药大学学报,2007,9(4):80-81.

第三章
躯干部经络腧穴理论与临床应用实践

【导学】 本章主要介绍了躯干部的经络腧穴理论与临床应用实践内容，主要分为中医脾胃病、妇科病、产科病、男科病以及其他等。需要掌握中医脾胃病的常用腧穴配伍、刺法灸法、治疗治则；理解中医妇产科及男科疾病的辨证分型；了解其他如皮肤科疾病的常见适应证的常用治疗方法。

第一节·中医脾胃病

一、胃　痛

【病因病机治法】

　　胃痛是指上腹胃脘部发生的疼痛，又称"胃脘痛"。《黄帝内经》中记载"民病胃脘当心而痛，上肢两胁痛，膈噎不通，食饮不下。"胃痛常伴随腹胀、嗳气、反酸、胃纳差等问题。古代文献中的"心痛""心下痛"，多指胃痛而言。西医学中，胃痛多见于急慢性胃炎、消化性溃疡、胃肠神经官能症、胃黏膜脱垂、胃痉挛、胃扭转、胃下垂等疾病中。

胃痛的发生常与寒邪客胃、饮食伤胃、情志不畅和脾胃虚弱等因素有关。本病病位在胃,与肝、脾关系密切。基本病机是胃气失和、胃络不通或胃失温养。胃为六腑之首,"六腑者,传化物而不藏",为传送水谷之通道,胃以通为用,以降为顺,胃的最根本生理特性是通降。胃痛是多种病因共同的致病结果,《杂病源流犀烛》中就胃痛的病因进行了阐述:"胃痛,邪干胃病也,胃禀冲和之气,多气多血,壮者邪不能干,虚则着而为病"。外感六淫、内伤情志、饮食起居失宜等都是胃痛的病因,这些病因既可单独致病,又可合邪致病。无论是胃腑本身病变还是其他脏腑的病变影响到胃腑,使胃络不通或胃失温煦濡养均可导致胃痛。胃痛的基本病机是不通则痛和不荣则痛。当寒、食、瘀等病理因素出现阻碍胃气通降,即可致胃气壅滞而引起胃痛,还可伴随呃逆、嗳气、恶心、呕吐等不适。胃痛主症表现为上腹胃脘部疼痛。若暴发疼痛,痛势较剧,痛处拒按,饥时痛减,纳后痛增者为实证;痛势隐隐,痛处喜按,空腹痛甚,纳后痛减者为虚证。寒邪犯胃则胃痛暴作,得温痛减,遇寒痛增。恶寒喜暖,口不渴,喜热饮。苔薄白,脉弦紧。饮食伤胃则胃脘胀满疼痛,嗳腐吞酸,嘈杂不舒,呕吐或矢气后痛减,大便不爽。苔厚腻,脉滑。肝气犯胃则胃脘胀满,脘痛连胁,嗳气频频,吞酸,大便不畅,每因情志不畅而诱发,心烦易怒,喜太息。苔薄白,脉弦。瘀血停胃则胃痛拒按,痛有定处,或有呕血黑便。舌质紫暗或有瘀斑,脉细涩。脾胃虚寒则泛吐清水,喜暖畏寒,大便溏薄,神疲乏力,或手足不温。舌淡,苔薄,脉虚弱或迟缓。胃阴不足则胃脘灼热隐痛,似饥而不欲食,口燥咽干,大便干结。舌红少津,脉弦细或细数。

现代医学认为针灸治疗内脏痛能明显减轻机体对痛刺激的反应,提高痛阈,可获得显著疗效,其镇痛机理是机体在针灸刺激下引起神经、体液等多种物质参与下共同完成的一系列复杂的生理效应。针灸对内脏痛的镇痛效果可通过调节体内的中枢与周围神经递质来达到。针灸对胃脘疼痛效果较好,尤其对胃痉挛所致的胃痛有非常好的疗效。根据辨证论治来治疗胃痛病在临床上有良好治疗效果,同时思路清晰,操作简单,值得推广应用。

基本治疗治法为和胃止痛。任脉在躯干部阴面的常用腧穴见图3-1。取胃的募穴、下合穴为主。主穴取中脘、足三里、内关、公孙,寒邪犯胃配梁丘、胃俞;饮食伤胃配下脘、梁门;肝气犯胃配太冲、期门;瘀血停胃配三阴交、膈俞;脾胃虚寒配脾俞、关元;胃阴不足配胃俞、内庭。《针灸大成·卷九》:腹内疼痛,内关、三里、中脘。本病病位在胃,中脘为胃之募、腑之会,穴居胃脘部,故可健运中

州,调理胃气;足三里为胃的下合穴,可通调
胃气,两穴远近相配,可通调腑气,和胃止
痛,凡胃脘疼痛,不论寒热虚实,均可使用;
内关为手厥阴心包经的络穴,又为八脉交会
穴,通于阴维脉,"阴维为病苦心痛",可畅达
三焦气机,理气降逆,和胃止痛;公孙为足太
阴脾经的络穴,也为八脉交会穴,通于冲脉,
"冲脉为病,逆气里急",可调理脾胃,平逆止
痛,与内关相配,专治心、胸、胃的病证。《标
幽赋》:脾冷胃痛,泻公孙而立愈。《灵枢·
杂病》:心痛,当九节刺之。按已刺,按之立
已;不已,上下求之,得之立已。毫针常规
刺。寒邪犯胃和脾胃虚寒者,可加用灸法。

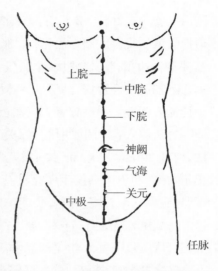

图 3 - 1　任脉在躯干部阴面的常用腧穴

急性胃痛每日治疗 1～2 次,慢性胃痛每日或隔日治疗 1 次。《灵枢·邪气脏腑
病形》:胃病者,腹膜胀,胃脘当心而痛,上支两胁,膈咽不通,食饮不下,取之三
里也。寒邪反胃导致胃痛,除了主穴和胃止痛外,还可用温经散寒之法;饮食积
滞所致胃痛,可用消食导滞法,将饮食物消化排泄出去,胃排空自然痛可解;肝气
犯胃,主要是肝气郁滞导致胃的气机阻滞,因此疏肝理气,气机通畅则胃痛自除,
故在主穴基础上加了膻中穴,它是八会穴的气穴,能够调节全身气机,章门是肝
经穴位,能够疏肝理脾[1]。

　　其他治疗如穴位按压取至阳、灵台。俯伏位,用双手拇指按揉 3～5min。用
于急性胃痛。耳针取胃、十二指肠、脾、肝、神门、交感。每次选用 3～5 穴,毫针
刺法或压丸法。拔罐取中脘、脾俞、胃俞、肝俞、至阳。每日治疗 1 次,穴位注射
取中脘、足三里、胃俞、脾俞。根据中医辨证,可分别选用当归注射液或丹参注射
液、参附注射液或生脉注射液等,也可选用维生素 B_1 注射液或复合维生素 B 注
射液。每次取 2～3 穴,每穴注射 0.5～1mL。

　　【病案举隅】

　　患者,50 岁,因"反复 2 年余,加重 2 天"于 2019 年 4 月 8 日就诊[2]。2 年多
前,患者因母亲去世情绪低落后现胃脘部胀痛,胸闷,两胁亦闷胀,常嗳气,嗳气
后胸闷、胃痛症状缓解,患者因上述症状就诊于当地诊所,口服药物后症状稍好
转。患者反复因为心情抑郁出现上述症状发作,就诊于多家医院(具体不详),服

药后症状均有好转。2 天前,患者因思念母亲后又出现上述症状,患者为求针灸治疗故就诊我科。刻下症见:胃胀痛,胸闷,经常嗳气,之后胸闷、胃胀痛好转。精神萎软,纳眠差,二便调,常矢气。舌淡白,苔薄白,脉弦。查体:上腹部轻压痛,无肌紧张、反跳痛,剑下肋下未触及肝脾,麦氏点阴性,肠鸣音 4 次/min,移动性浊音阴性。中医诊断:胃痛;证型:肝气犯胃型;治法:疏肝理气,和胃止痛。针灸取穴:针刺取中脘、内关、膻中、梁门、章门、足三里,所有穴位均用泻法,留针 30min,2 次/周,共 4 次。结果:4 次后,患者诉症状明显好转。有研究提示,情绪与胃脘痛发生明显具有相关性,其原因是机体受情志刺激、免疫力降低,导致发病率升高。患者长期情志抑郁,肝气郁结,导致胃气郁滞,不通则痛。医者将此患者辨为“胃痛病”,属于“肝气犯胃证”。《类证治裁·胃脘痛论治》提出如因肝气所致胃痛者,当辛酸制木,可用疏肝理气法治疗胃痛。选穴缘由:膻中为八会穴之气会穴,能够治疗肝气郁滞之疾病;章门是足厥阴肝经的穴位,同时也是脾的募穴,能够疏肝理气,健脾和胃,故选用上述几个穴位针刺胃痛。

【小结】

胃痛基本病机是胃气失和、胃络不通或胃失温养。辨证分析为寒邪犯胃、饮食伤胃、肝气犯胃、瘀血停胃、脾胃虚寒、胃阴不足。基本治疗治法为和胃止痛,取中脘、足三里、内关、公孙,直刺,根据虚实补泻手法。另外,若胃痛见于溃疡病出血、穿孔等重症,应及时采取相应的急救措施。平时要注意饮食规律,忌食刺激性食物;调畅情志。

【思考题】

针灸治疗胃痛有哪些常用腧穴配伍?

【参考文献】

[1]俞莹,王奕娴,吴焕淦,等.针灸治疗胃脘痛的古代文献研究[J].中医药导报,2023,29(8):215-219.

[2]方露,吴高鑫.针灸辨证论治治疗胃痛举案[J].现代医学与健康研究电子杂志,2020,4(02):73-74.

二、腹 痛

【病因病机治法】

腹痛是指胃脘以下、耻骨毛际以上部位发生的疼痛。因腹内有许多脏腑,且为诸多经脉所过之处,故腹痛可见于多种脏腑疾病。"腹痛"一词最早见于《山海经》。《山海经·北山经》:"又北三百五十里曰梁渠之山……有鸟焉,其状如夸父,四翼、一目、犬尾,名曰嚣……食之已腹痛"。古称"肠澼""滞下""下利"。多发于夏秋季节。西医学中,腹痛多见于急慢性肠炎、胃肠痉挛、肠易激综合征等疾病中。

　　腹痛的发生常与感受外邪、饮食不节、情志不畅、劳倦体虚等因素有关。本病病位在腹,与肝、胆、脾、肾、膀胱、大小肠有关。《诸病源候论》提出了7点腹痛的病因病机,即正虚邪侵、毒邪致病、房事所伤、饮食所伤、七气积聚、气机逆乱,冷热不调以及蛔虫侵扰,从病因角度丰富了对腹痛的认识。若脏腑气机阻滞不通或行于腹部的足阳明、足少阳、足三阴经、冲任带脉功能失调均能导致腹痛。基本病机是腹部脏腑经脉气机不通,或脏腑经脉失养。腹痛病机为腹部气机不利,经脉气血痹阻不通,或经脉失于温养所致。即所谓"不通则痛""不荣则痛"。《黄帝内经》对腹痛病因病机较完整的阐述,为后世医家对该病的诊治奠定了良好的理论基础。从外邪而论,分风、寒、热、湿、燥以及气逆、虫积、食积、瘀血、气血不足等原因,均可导致疼痛。从脏腑角度,提出腹痛的发生与肝、脾、肾,以及胃、大小肠、膀胱的关系最为密切。腹痛表现为胃脘以下,耻骨毛际以上部位疼痛。若发病急骤,痛势剧烈、拒按,多为实证;病程较长,腹痛缠绵、喜按,多为虚证。寒邪内阻则腹痛急暴,得温痛减,遇冷则甚,四肢欠温,口不渴,小便清长。舌淡,苔白,脉沉紧。饮食积滞则暴饮暴食后脘腹胀痛,拒按,暖腐吞酸,恶食,得吐泻后痛减。苔厚脉滑。肝郁气滞则腹痛胀闷,攻窜不定,痛引少腹,得暖气或矢气则胀痛减轻,遇恼怒加重,喜太息。苔薄白,脉弦。中虚脏寒则腹痛隐隐,时作时止,喜热恶冷,痛时喜按,饥饿劳累后加剧,大便溏薄,神疲怯冷。舌质淡,苔薄白,脉沉细。瘀血内停则痛势较甚,疼痛固定不移,刺痛。舌质紫暗,脉弦或涩。

　　作为临床常见病,针灸疗法一直在腹痛治疗过程中起到积极的作用,越来越多的研究表明针灸方法单独或与药物结合治疗腹痛都能够大幅提高疗效。而且针灸方法在中医治未病理论的指导下,能够比西医更早地参与到疾病的发展阶段,且不良反应小。

　　基本治法为通调腑气,缓急止痛。《灵枢·杂病》:腹痛,刺脐左右动脉,已刺按之,立已;不已,刺气街,已刺按之,立已。取相应的募穴、下合穴为主。主穴中脘、天枢、关元、足三里,寒邪内阻配神阙,饮食积滞配下脘、梁门;肝郁气滞配期门、太冲;中虚脏寒配脾俞、神阙;瘀血内停配阿是穴、膈俞。脐周疼痛配上巨虚;脐下疼痛配下巨虚;少腹疼痛配曲泉。《灵枢·邪气脏腑病形》:大肠病者,肠中切痛而鸣濯濯,冬日重感于寒即泄当脐而痛,不能久立,与胃同候,取巨虚上廉。中脘为胃之募、腑之会,位于脐上,天枢为大肠之募,位于脐旁,关元为小肠之募,位于脐下。三穴布于脐之四周,可运转腹部气机。足三里为胃之下合穴,"肚腹三里留",可调腑止痛。足三里是治疗腹痛的要穴之一。《灵枢·四时气》中指出,无论阴阳寒热何种失调所致的腹痛,均可取足三里来调整治疗。"小腹痛肿,不得小便,邪在三焦约,取之太阳大络,视其络脉与厥阴小络结而血者,肿上及胃脘,取三里"。《灵枢·五邪》:"邪在脾胃,则病肌肉痛,阳气有余,阴气不足,则热中善饥;阳气不足,阴气有余,则寒中肠鸣腹痛。阴阳俱有余,若俱不足,则有寒有热,皆调于三里。"《医学入门·内集卷一》:"腹痛公孙内关尔……腹痛轻者只针三里。"毫针常规刺。寒证可用艾灸法。腹痛发作时,足三里可持续行针1~3min直到痛止或缓解。《针灸大成·卷九》:腹内疼痛,内关、三里、中脘……如不愈,复刺后穴:关元、水分、天枢[1]。其他治疗耳针取胃、小肠、大肠、肝、脾、交感、神门、皮质下。每次选用3~5穴。穴位注射取天枢、足三里。选用654-2或阿托品注射液,每穴注射毫针刺法,或埋针法、压丸法。穴位敷贴取神阙、阿是穴。选用大葱、生姜、麦、食盐各30g,切碎或捣烂0.5~1mL,炒热,贴于穴上,药凉后再外加热敷。适用于虚寒胃痛。

【病案举隅】

患者,女,41岁,2020年7月16日初诊,主诉"左侧腹部疼痛2年,加重4天。"2年前无明显诱因出现左侧腹部隐痛,遇热缓解,受寒加重,时作时止,纳差。自发病来,未行中西药物、针灸等系统治疗。4天前因饮食冰啤酒、海鲜等生冷食物后左侧腹部突发疼痛,痛时冷汗出,保暖后症状缓解,无恶心、呕吐、发热,双下肢无明显疼痛麻木不适,精神、睡眠可,小便可,大便溏薄,舌质淡苔薄白,脉细。血常规、尿常规及尿淀粉酶、粪常规及粪便隐血试验均未见明显正常。电解质、肝肾功能、血糖、血脂、血淀粉酶、CRP、CEA、AFP、CA-199、凝血四项、血浆D-二聚体均未见明显异常。腰椎正侧位片示:腰椎退行性改变;腰2椎体不稳;腰1隐性脊柱裂。肾脏、膀胱、输尿管、子宫、附件彩超示子宫低回声区(子宫肌瘤,宫内见节育环);双附件、双肾、双输尿管、膀胱未见明显异常回声声响。行口服抗感染、解痉、护胃药物治疗后疼痛无明显缓解。西医诊断为功能性腹痛综合征。中医诊断为腹痛,中虚脏寒证。治以温中补虚,缓急止痛。取穴以任脉、足阳明胃经腧穴为主。主穴为天枢、关元、中脘、足三里,配穴为公孙、腹结、内关。患者取仰卧位,针刺部位常规消毒后,选用 0.30mm×50mm 毫针快速进针,均予以捻转补法,针刺得气后,在针柄尾部放置 2～3cm 艾条,留置 30min,每日 1 次,10 次为 1 个疗程。腹部疼痛消失,大便成形,二便调。1 个月后随访,症状未复发[2]。腹痛发病多是由各种原因导致患者的脏腑气机不利从而使患者经脉气血发生阻滞进而使其脏腑内的经络失养等。《素问·气交变大论》谓:"岁土太过,雨湿流行,肾水受邪,民病腹痛。"提出腹痛由寒热之邪所致。《诸病源候论·久腹痛》谓:"久腹痛者,脏腑虚而有寒,客于腹内,连滞不歇,发作有时。发则肠鸣而腹绞痛,谓之寒中。"可以看出引起腹痛病理因素主要有寒凝、热郁、食积、气滞、血瘀等。病变主要在脾胃、肝、大小肠并与足少阳、足三阴、手足阳明、冲脉、任脉等相关。《医学真传》谓:"夫通则不痛,理也,但通之之法,各有不同。调气以和血,调血以和气,通也;下逆者使之上行,中结者使之旁达,亦通也。虚者,助之使通,寒者,温之使通,无非通之之法也。若必以下泄为通,则妄矣。"治疗时应根据寒热虚实,在气在血之证,明确相应治法,去除诱因,解除症状。《古今医鉴》针对各种病因提出不同的治疗法则,"是寒则温之,是热则清之,是痰则化之,是血则散之,是虫则杀之,临症不可惑也",对后世治疗痛证产生了深远的影响。该患者症见左下腹痛隐痛 2 年,病程较长,后又恣食生冷,中阳受损,疼痛暴作,舌质淡,苔薄白,脉细,证属于中脏虚寒。《针灸大成》谓:"腹内疼痛,内关、三里、中脘……如不愈,复刺关元、水分、天枢。"因此,选用天枢、足三里、关元以补充后天之本。天枢穴为大肠之募穴,属足阳明胃经,属胃络脾,为气机运行之枢纽,主治腹痛、腹胀等胃肠病证,具有健脾和胃、通调肠腑、涩肠止泻、理气通便的功效。现代研究表明,天枢穴对胃肠功能具有双向调节作用,为治疗消化系统首选要穴。中脘为胃之募穴,腑之会,脾胃不和则卧不安,因此针刺中脘穴在补脾益气,和胃安神。关元为小肠募穴,足三阴、任脉交会穴,因其与脾胃相关,故可健脾温胃散寒止痛。足三里作为足阳明胃经之合穴和下合穴,有强健胃脾、调气和胃、固肠止泻的作用。腹结为腹气之所结聚之处,主腹内结聚之病,作为局部取穴,"穴位所在,主治所在",可通调腑气,调畅气机。公孙为脾经络穴,联络脾胃二经,公孙、内关相配伍,法取《席弘赋》"脏疼须是公孙妙,内关相应必然瘥",既可调节本经气血,又可沟通奇经八脉,为治疗脾胃疾病的主穴。

【小结】

腹痛基本病机是腹部气机不利,经脉气血痹阻不通,或经脉失于温养所致。

辨证分析为寒邪内阻、饮食积滞、肝郁气滞、瘀血内停、中虚脏寒。基本治疗治法为和胃止痛,取中脘、天枢、关元、足三里,直刺,根据虚实补泻手法。如属急腹症者,在针灸治疗的同时应严密观察病情,必要时采取其他治疗措施。功能性腹痛结合中医辨证论治及外治疗法的特色与优势,重视心理因素,对该病全面综合治疗才能有效缓解症状,提高生活质量。

【参考文献】

[1] 韩淑芹,魏永军. 针灸治疗腹痛 100 例临床观察[J]. 哈尔滨医药,2004,(4):46-47.

[2] 徐聪,黄晨. 温针灸治疗功能性腹痛临床体会[J]. 实用中医药杂志,2022,38(11):2013-2014.

三、呃　逆

【病因病机治法】

呃逆是以气逆上冲,喉间呃呃连声,声短而频,不能自控为主要表现的病证,俗称“打嗝”,古称“哕”,又称“哕逆”。中医学将呃逆称为“哕”,张景岳在《景岳全书·呃逆》中述:“呃之大要,亦为三者而已,一曰寒呃,二曰热呃,三曰虚脱之呃。”其病机是胃气上逆动膈,主要表现为喉间呃呃连声,声短而频,难以自制。西医称呃逆为“膈肌痉挛”,此种呃逆大都为短暂性,但若得不到及时治疗可发展为顽固性呃逆。呃逆的发生可导致患者呼吸不顺、难以入睡、进食困难及情绪激惹等不良状态,严重则会致其水盐电解质失衡、吸入性肺炎、因影响进食而营养不良等疾病的发生,使人体各系统功能受损,甚者威胁生命。

呃逆的发生常与饮食不当、情志不畅、正气亏虚等因素有关。本病病位在膈,关键病变脏腑在胃,与肝、脾、肺、肾等脏腑有关。导致顽固性呃逆发生的因素较多,如进食过快、食物生冷、吸烟过度以及心脑血管疾病等。发病原因十分复杂,涉及多种神经因素,例如迷走神经、中枢神经以及膈神经等。如果上述神经受到异常刺激,则会将感觉传输至大脑,进而对神经正常生理活动造成影响,出现呃逆。中医分为胃寒呃逆、胃热呃逆、气滞呃逆、阳虚呃逆以及阴虚呃逆。主要原因为饮食不适、情志不佳以及痰饮血瘀等。胃失和降、气逆动膈为顽固性呃逆形成的主要病机。基本病机是胃气上逆动膈。凡上、中、下三焦诸脏腑气机上逆或冲气上逆均可动膈而致呃逆。西医学中,呃逆多见于单纯性膈肌痉挛、胃肠神经官能症、胃炎、胃癌、肝硬化晚期、脑血管病、尿毒症，以及胃、食管手术后等疾病中。

主症：气逆上冲，喉间呃呃连声，声短而频，不能自控。偶然发作者多短时间内自愈；也有持续数日甚至数月、数年不停者。胃寒积滞则呃声沉缓有力，胸膈不舒，得热则减，遇寒更甚，口淡不渴。舌淡，苔白滑，脉迟缓。胃火上逆则呃声洪亮有力，冲逆而出，口臭烦渴，多喜冷饮，脘腹满闷，大便秘结，小便短赤。舌红，苔黄燥，脉滑数。气机郁滞则呃逆连声，常因情志不畅而诱发或加重，胸胁满闷，脘腹胀满。苔薄白，脉弦。脾胃虚弱则呃声低长无力，气不得续，泛吐清水，脘腹不舒，喜温喜按，面色㿠白，手足不温，食少乏力。舌质淡，苔薄白，脉细弱。胃阴不足则呃声短促而不得续，口干咽燥，饥不欲食。舌红，少苔，脉细数。目前，当代医学诊疗方法有按压双眼、颈动脉按摩和饮冰水等物理疗法，肌松药、抗精神病药物等西药疗法以及神经阻滞疗法，但其存在疗效较差、复发率高、药物不良反应明显及神经功能缺损等缺点。传统中医药治疗方法不可胜举，其中针刺治疗具有一定优势，且不良反应较少[1]。

针灸基本治疗治法为理气和胃，降逆止呃。取胃的募穴、下合穴为主。主穴中脘、足三里、内关、膻中、膈俞。胃寒积滞配胃俞、建里；胃火上逆配内庭、天枢；气机郁滞配期门、太冲；脾胃虚弱或胃阴不足配脾俞、胃俞。《灵枢·口问》："人之哕者，何气使然？……谷入于胃，胃气上注于肺，今有故寒气与新谷气，俱还入于胃，新故相乱，真邪相攻，气并相逆，复出于胃，故为哕。补手太阴，泻足少阴。"本病的基本病机为胃气上逆动膈，中脘为胃之募、腑之会，穴居胃脘部，生理状态下脾主升、胃主降，病理状态下乃是脾升胃降失序，气机失于条畅，故予理气和胃之法使胃气和降，呃逆则止[2]。足三里穴为胃之下合穴，四总穴之一，可治疗胃和相关脏腑疾病。二穴相配可和胃降逆，不论胃腑寒热虚实所致胃气上逆动膈者均可用之；内关穴通阴维脉，且为手厥阴心包经的络穴，可宽胸利膈，畅通三焦气机；膻中穴位置近膈，为气会穴，可理气降逆，本病病位在膈，故不论何种呃逆，均可用膈俞利膈止呃。毫针常规刺。《针灸资生经·第三》："哕……灸中脘、关元百壮；未止，灸肾俞百壮。胃火上逆、气机郁滞只针不灸，泻法；胃寒积滞、脾胃虚弱可加灸。"《卫生宝鉴·卷十二》："治一切呃逆不止，男左女右，乳下黑尽处一韭叶许，灸三壮，病甚者灸二七壮。"

其他治疗如穴位按压：取攒竹、翳风。用拇指按揉 1～3min。耳针：取耳中、胃、神门、相应病变脏腑（肺、脾、肝、肾）。十二经脉均直接或间接与耳相连,人体耳廓和脏腑经络有紧密关联,刺激耳穴相应部位可通脏腑、疏经络及调节阴阳,故耳穴贴压可有效控制膈肌兴奋,起到降逆止呃的功效。每次选用3～5穴,毫针刺法,或埋针法、压丸法。穴位敷贴麝香粉0.5g,放入神阙穴内,适用于实证呃逆,尤其以气机郁滞者取效更捷。吴茱萸1g,研细末,用醋调成膏状,敷于双侧涌泉穴,适用于各种呃逆,对下焦冲气上逆引起的呃逆尤为适宜。《灵枢·杂病》:"哕,以草刺鼻,嚏,嚏而已;无息而疾迎引之,立已;大惊之亦可已。"

【病案举隅】

患者,男,63岁,2020年1月4日初诊[3]。现病史:3天前患者与他人发生口角,突然出现呃逆不止,持续约1h后缓解,3天来间断发作,每日发作5～6次,每次持续约1h,有时晚上仍喉间呃呃作声,难以自止,不能入睡,发病后精神倦怠,未予特殊处理。刻下症见:喉间呃声连连,5～6s打嗝1次,声音洪亮,呃不自止,胸胁胀闷不适,口微苦,神清语利,睡眠差,饮食一般,二便调,舌质淡红,舌苔黄,脉弦细。查体:双侧膈俞穴有明显压痛。西医诊断:膈肌痉挛。中医诊断:呃逆,肝郁气滞证。治法:疏肝解郁,和胃降逆。予以针灸配合耳穴贴压治疗。操作方法如下。① 体针针刺:患者取仰卧位,穴位局部采用75%乙醇常规消毒后,使用0.30mm×25mm毫针平刺膻中3～5mm,直刺双侧内关、太冲5～8mm,再选取0.30mm×40mm毫针直刺双侧中脘、足三里、阳陵泉10～13mm,向下斜刺气海10～13mm,诸穴均用平补平泻法,以患者能耐受针感为度,留针30min。② 艾灸气海:予以艾灸盒灸,采用单孔艾灸盒和18mm×200mm规格的蕲艾条,取5～8cm小段艾条插入推送器内,塞入弹簧中,拧紧盖子,点燃艾条插入艾灸盒,放置于已针刺的气海穴上,可随时调整以保证温度适宜,艾灸时间同留针时间。③ 针刺膈俞:针灸后,患者取坐位,穴位常规消毒,使用0.30mm×25mm毫针斜刺双侧膈俞5～8mm,用提插泻法,以得气为度,不留针。④ 耳穴贴压:取王不留行籽贴于双耳、神门、交感、耳中、胃、贲门,嘱患者每日自行按压3～4次,每穴每次按压10～12s,双侧同时按压,以耳部有酸、胀、热等刺激为佳。本次治疗后,患者呃逆暂停,自觉胸胁部胀闷不适明显缓解。2020年1月7日复诊,呃逆频率每日2～3次,每次持续时间减半,且呃声较前小,夜间不打嗝,纳可,未诉胸胁部胀闷不适,继予上法治疗1次。2020年1月11日复诊,呃逆连续2天未发作,继续巩固治疗1次后停诊观察。2020年1月14日微信随访,未再发呃逆。

【小结】

呃逆基本病机是基本病机是胃气上逆动膈。辨证分析为胃寒积滞、胃火上逆、气机郁滞、脾胃虚弱、胃阴不足。基本治疗治法为理气和胃,降逆止呃,取中脘、足三里、内关、膻中、膈俞,毫针常规刺。顽固性呃逆患者存在焦虑不安的消极情绪,所以需要采取心理干预,提高患者治疗依从性。如呃逆见于危重病后期,可能是胃气衰败、病情转重之象,宜加以注意。

【思考题】

呃逆有哪些针灸治疗手段?

【参考文献】

［1］宋岩,李静.针灸治疗卒中后呃逆的临床研究进展[J].中华针灸电子杂志,2022,11(02):65-68.

［2］吴作琳.针灸辅治顽固性呃逆临床观察[J].实用中医药杂志,2021,37(11):1864-1865.

［3］周琴,李嘉.针灸配合耳穴贴压治疗呃逆验案[J].中国民间疗法,2020,28(23):103.

四、呕　吐

【病因病机治法】

呕吐是指胃气上逆,胃内容物从口中吐出的一种病证。常以有物有声谓之呕,有物无声谓之吐,无物有声谓之干呕。临床上呕与吐常同时出现,故并称为"呕吐"。呕吐的病名最早见于《黄帝内经》,对其发生的原因,论述甚详。《素问·举痛论》:"寒气客于肠胃,厥逆上出,故痛而呕也。"《素问·至真要大论》:"诸呕吐酸,皆属于热。"《金匮要略》对呕吐的脉证治疗阐述详尽,而且认识到呕吐有时是人体排出胃中有害物质的保护性的反应。如"夫呕家有痈脓,不可治呕,脓尽自愈。"西医学中,呕吐多见于胃神经官能症、急慢性胃炎、幽门痉挛(或梗阻)、胃黏膜脱垂症、十二指肠壅积症、功能性消化不良、胆囊炎、胰腺炎等疾病中。

呕吐的发生常与外邪犯胃、饮食停滞、情志失调、病后体虚等因素有关。本病病位在胃,与肝、脾关系密切,虚证多涉及脾,实证多因于肝。基本病机是胃失和降、胃气上逆。无论是胃腑本身病变还是其他脏腑的病变影响到胃腑,使胃失和降、胃气上逆,均可导致呕吐。

若发病急,呕吐量多,吐出物多酸臭味,或伴寒热者,为实证;病程较长,发病较缓,时作时止,吐出物不多,腐臭味不甚者,为虚证。外邪犯胃则突发呕吐,呕吐量多,发热恶寒,头身疼痛,胸脘满闷。苔白腻,脉濡缓。食滞内停则因暴饮暴食而呕吐酸腐,脘腹胀满,吐后反快,嗳气厌食。苔厚腻,脉滑实。肝气犯胃则每因情志不畅而呕吐或吐甚,嗳气吞酸,胸胁胀痛。苔薄白,脉弦。痰饮内阻则呕吐清水痰涎,脘闷纳呆,头眩心悸。舌淡,苔滑或腻,脉滑。脾胃虚弱则饮食稍有不慎即发呕吐,呕而无力,时作时止,面色无华,少气懒言,纳呆便溏。舌淡,苔薄,脉弱。

目前,临床常用西药预防术后恶心、呕吐发生,如皮质激素类、5 - HT$_3$ 受体拮抗剂、抗胆碱能类、抗组胺类、抗多巴胺能类、神经肽 1 受体拮抗剂等[1],而我国传统针灸在非药物疗法治疗术后恶心、呕吐方面疗效显著。现今,临床已有大量与针灸治疗术后恶心呕吐相关的随机对照研究,证实了针灸治疗术后恶心呕吐的有效性。研究结果显示:在治疗术后恶心呕吐有效性方面,针灸与药物治疗均具有显著疗效,但两者相比无明显差异,且在不良反应发生方面,针灸治疗似乎多于药物治疗,同其他临床试验结果不一致。

基本治疗治法和胃止呕。取胃的募穴、下合穴为主。主穴取中脘、足三里、内关,外邪犯胃配外关、合谷;食滞内停配下脘、梁门;肝气犯胃配太冲、期门;痰饮内阻配丰隆、公孙;脾胃虚弱配脾俞、胃俞。对于不同症候表象,体表的穴位反应点也有所不同。中医理论中耳穴是人体内脏器官、四肢及躯干在体表的反应点[2],可抑制呕吐中枢,调节肠胃并刺激释放脑脊液中 β 内啡肽增加内源性抗呕吐 μ 受体活性;内关穴位于前臂掌侧,当曲泽与大陵的连线上,腕横纹上 2 寸,掌长肌腱与桡侧腕屈肌腱之间,可通过穴位治疗呕吐、呃逆、胃痛等胃疾;足三里穴位于小腿外侧,犊鼻下 3 寸,犊鼻与解溪连线上,该穴位是人体的重要穴位之一,通过刺激穴位可提高肠胃动力,助消化,增食欲等。《针灸甲乙经·卷之七》:"伤寒热盛,烦呕,大椎主之。"《针灸大成·卷九》:"翻胃吐食,中脘、脾俞、中魁、三里。"本病病位在胃,中脘乃胃之募、腑之会,穴居胃脘部,可理气和胃止呕;足三里为胃的下合穴,"合治内腑",可疏理胃肠气机,与中脘远近相配,通降胃气;内关为手厥阴经络穴,又为八脉交会穴,通于阴维脉,可宽胸理气,和胃降逆,为止呕要穴。三穴合用共奏和胃降逆止呕之功。毫针常规刺。虚证可加灸。《针灸资生经·第三》:"胃俞,主呕吐、筋挛、食不下。"《灵枢·四时气》:"邪在胆,逆在胃,胆液泄则口苦,胃气逆则呕苦,故曰呕胆。"取三里以下胃气逆,则刺少阳血络以闭胆逆,却调其虚实以去其邪。

其他治疗如耳针取胃、门、食、神门、脾、肝。每次选用3~4穴,毫针刺法,或埋针法、压丸法。穴位注射取足三里。选用胃复安或维生素B6。注射液,注射0.5~1mL。穴位敷贴取神阙、中脘、内关、足三里。生姜切片贴敷。拔罐取中脘、胃俞、膈俞。常规拔罐。

【病案举隅】

患者,男,25岁,2012年7月20日初诊。主诉:反复头痛、呕吐3年,加重1个月。3年前患者无明显诱因出现前额部昏痛,随后出现恶心、呕吐,呕吐胃内容物,呈非喷射状,胃脘部隐痛,喜揉喜按,伴记忆力下降,无恶寒、发热,食欲可,大小便如常。先后行MRI、胃镜等检查。前2次头部MRI均提示:未见明显异常;第3次头部MRI提示:海马萎缩。胃镜检查结果提示:浅表性胃炎。口服止痛药物等(具体不详)治疗,头痛的程度有所减轻,余症状无明显缓解。1个月前无明显诱因上述症状加重,出现头昏、头痛,呕吐则以晨起时明显,伴嗜食肥甘厚味,夜间流涎,无口渴,无发热,无颈部不适,无意识障碍,大小便基本正常。舌质淡、苔黄腻,舌体胖大、边有齿痕,舌体轻微震颤,左脉弦滑,右脉濡弱。取穴:合谷(双)、太冲(双)、公孙(双)、内关(双)、足三里(双)、中脘、百会、阳白(双)、神庭、印堂。操作:患者取仰卧位,常规消毒,选用25号及40号1寸和1.5寸毫针,四肢及腹部穴位均垂直进针,头部穴位均与皮肤倾斜15°进针,其余腧穴采用直刺法,采用平补平泻法,在足三里穴处行针,导气下行至足底部,留针30min,同时取三段3cm长清艾条,点燃后放于灸盒中置于上腹部。隔日1次,10次为1个疗程。治疗1个疗程后,患者症状完全缓解,无恶心呕吐,无头痛,无舌体震颤,疾病痊愈。

【小结】

呕吐基本病机是基本病机是胃失和降、胃气上逆。辨证分析为外邪犯胃、食滞内停、肝气犯胃、脾胃虚弱、痰饮内阻。基本治疗治法为和胃止呕,取中脘、足三里、内关,毫针常规刺。对于上消化道严重梗阻、癌肿引起的呕吐以及脑源性呕吐等,应重视原发病的治疗,针刺只作对症处理。平时宜注意饮食调理,忌暴饮暴食,忌食不洁、肥甘、生冷、辛辣食物,以免损害胃气。

【思考题】

呕吐的针灸治疗手段有哪些特色?

【参考文献】

［1］骆敏,张雅惠,裴丽霞.针灸对比西药治疗术后恶心呕吐的 Meta 分析[J].中医临床研究,2023,15(10)：109－115.

［2］唐甜,王琼,牟建蛟,等.针灸治疗顽固性呕吐伴头痛 1 例[J].山西中医,2013,29(01)：51.

五、泄　　泻

【病因病机治法】

泄泻是以大便次数增多,便质稀溏或完谷不化,甚至如水样为主要特征的病证,也称"腹泻"。古代文献中的"飧泄""濡泄""洞泄""溏泄"等,多指泄泻而言。泄泻首载于《黄帝内经》,书中指出风、寒、湿、热皆可致泻。一年四季均可发病,以夏秋两季多见。张景岳说："泄泻之本无不由于脾胃"[1],脾虚湿盛,脾胃运化功能失调,肠道分清泌浊、传导功能失司是其发病的关键,常因感受外邪、饮食所伤、情志不调等因素诱发西医学中,泄泻多见于急慢性肠炎、肠易激综合征、胃肠功能紊乱、慢性非特异性溃疡性结肠炎、克罗恩病、肠结核等疾病中。

泄泻的发生常与饮食不节、感受外邪、情志失调、脾胃虚弱、年老体弱等因素有关。本病病位在肠,与脾、胃、肝、肾等脏腑密切相关,脾失健运是关键。泄泻病因多以湿盛为主,湿邪为阴,困厄脾阳,损伤脾气。在《针灸大成》中对泄泻产生的外因描述共有 4 段,分别是《针灸大成·标幽赋》中的"春伤于风,夏必飧泄",指出在春季若感受风邪会在夏季发生泄泻;《针灸大成·手阳明经穴主治》载："伤寒而肠鸣泄痛",说明了外感热病会导致泄泻;《针灸大成·足阳明经穴主治》曰："冬月感寒泄利";《针灸大成·刺咳论》云："感于寒则受病,微则为咳,甚者为泄,为痛",指出冬季感受寒邪轻则咳嗽,重则泄泻。由此可见,外感风寒及热病均会导致泄泻。基本病机是脾虚湿盛,肠道分清泌浊、传导功能失司。其病机是邪气侵袭,脾胃受损,湿困脾土,肠道传导功能失常,其病位在脾胃和大小肠,亦与肝肾两脏密切相关。脾主运化,胃主受纳和腐熟水谷,若脾胃失职,小肠的分清泌浊和大肠的传化功能均受到影响,水反为湿,谷反为滞,二者相混,发为泄泻。肝属木,脾属土,肝气横逆乘脾,导致脾运无权,产生泄泻。命门之火不能温煦脾阳,脾运化功能失职,胃腐熟水谷功能失调,亦会导致泄泻,《针灸大成·脏腑井荥俞经合主治》言："小腹急痛,泄如下重……此肾病。"《针灸大成·保婴神术》云："因饮食不节,损伤脾胃,以泻泄日久",指出饮食也是导致泄泻的一个重要因素。《针灸大成杂·病穴法歌》言："下,针三阴交入三分,男左女右,以针盘旋,右转六阴数毕,用口鼻闭气,吞鼓腹中,将泻插一下,其人即泄,鼻吸手泻三十六遍,方开口鼻之气,插针即泄"。泄泻主症为大便次数增多,便质清稀或完谷不化,甚至如水样。寒湿内盛则大便清稀或如水样、腹痛肠鸣,得热则舒,脘闷食少,或兼见恶寒,发热等。苔白滑,脉濡缓。肠腑湿热则腹痛即泻,泻下急迫,大便黄褐臭秽,肛门灼热,发热,口渴喜冷饮,小便短赤。舌红,苔黄腻,脉濡数。食滞肠胃则暴饮暴食后腹满胀痛、拒按,泻后痛减,大便臭如败卵,纳呆,嗳腐吞酸。苔垢或厚腻,脉滑。肝气乘脾则素有胸胁胀闷,嗳气食少,泄泻、腹痛、肠鸣每因情志不畅而发作或加重,攻窜作痛,矢气频作。舌红,苔薄白,脉弦。脾胃虚弱则大便薄,或完谷不化,迁延反复,稍进油腻食物则便次增多,腹部隐痛喜按,神疲乏力,面色萎黄。舌淡,苔薄白,脉细。肾阳虚衰则晨起泄泻,泻下完谷,泻后则安,脐腹冷痛,喜暖喜按,形寒肢冷,面色㿠白。舌胖而淡,苔白,脉沉细。

　　中医基本治疗治法为健脾利湿,调肠止泻。胃经在躯干部阴面的常用腧穴见图3-2。取大肠的背俞穴、募穴及下合穴为主。主穴:大肠俞、天枢、上巨虚、三阴交、神阙。寒湿内盛配阴陵泉、脾俞;肠腑湿热配曲池、下巨虚;食滞肠胃配下脘、梁门;肝气乘脾配期门、太冲;脾胃虚弱配脾俞、足三里;肾阳虚衰配肾俞、命门。水样便配关元、下巨虚。《杨敬斋针灸全书·卷之下》:"一切泻肚,中管(中脘)、神阙、气海、关元、期门。"《针灸甲乙经·卷之十一》:"飧泄,大肠痛,巨虚上廉主之。"本病病位在肠,故取大肠的募穴天枢、背俞穴大肠俞,属俞募配穴法,与大肠之下下合穴上巨虚合用,可调

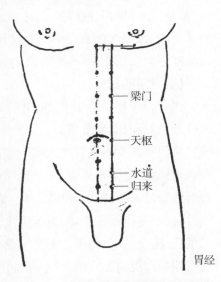

图3-2　胃经在躯干部阴面的常用腧穴

梁门

天枢

水道

归来

胃经

理肠腑而止泻;三阴交健脾利湿,兼调理肝肾,各种泄泻皆可用之;神阙穴居于中腹,内连肠腑,无论急、慢性泄泻,用之皆宜。《灵枢·四时气》:"飧泄,补三阴之上,补阴陵泉,皆久留之,热行乃止。"《针灸资生经·第三》:"若灸泄,脐中第一,三阴交等穴,乃其次也。"因本病病位在肠,选取大肠募穴天枢穴,乃大肠经气汇

集之处,与大肠之下合穴上巨虚合用,可调理胃肠治大肠腑证而止泻;神阙穴居中腹,内连肠腑,灸之有健脾和胃、理肠止泻、温中散寒的作用,因患者有欲呕感觉,故选用隔姜灸温胃理气;足三里系胃的下合穴,合治内腑,又是足阳明胃经的合穴,配五行属土,与脾胃相应,故取之可健脾和胃、益气养血、调理气机,擅治疗脾胃功能失调引起的病症;三阴交健脾利湿、调理肝肾,各种泄泻皆可用之。针灸配合,使胃肠气机通畅,传导正常,则湿滞自化,达到治本之目的。神阙用灸,余穴毫针常规刺。寒湿内盛、脾胃虚弱可用隔姜灸、温和灸或温针灸;肾阳虚衰可用隔附子饼灸。急性泄泻每日治疗 1～2 次,慢性泄泻每日或隔日治疗 1 次。

其他治疗为耳针取大肠、小肠、腹、胃、脾、神门。每次选用 3～5 穴,毫针刺法,或压丸法。穴位敷贴取神阙。用五倍子适量,研末,食醋调成膏状敷脐,2～3日更换一次。用于慢性泄泻。穴位注射取天枢、上巨虚。选用维生素 B_1 或维生素 B_{12} 注射液,每穴注射 0.5～1mL。《针灸大成·手阳明大肠经穴歌》载:"虚则脉虚,伤寒而肠鸣泄痛,补必酸凉。蒸黄连而解酒毒,炒浓朴而止便红",运用黄连和厚朴治疗泄泻。《针灸大成·足太阴经穴主治》言:"泄泻手足冷而不渴兮,附子干姜,霍乱吐泻兼而不药兮,胡椒绿豆",泄泻伴肢厥不渴者,用附子和干姜;霍乱吐泻则用胡椒和绿豆治疗。

【病案举隅】

患者,女,48 岁[2]。主诉:晚上腹泻 4 次。自诉冒雨和朋友外出聚餐,饮食生冷油腻,当时无异常感觉。回到家中,自觉脐周腹痛,肠鸣不断,泻后方觉疼痛减轻。但不久又出现腹痛、泄泻,如此往复。患者自述其大便泄泻如水样,并夹杂有未消化食物,无臭味,泻后痛减,伴恶心干呕,手脚冰冷,肢体倦怠。时见患者面色苍白,腹痛较剧,泄泻频繁,精神萎靡,舌苔白,脉濡缓。此因感受寒湿邪气,饮食不洁伤及脾胃,治当运脾化湿,温阳散寒。取穴:天枢、上巨虚、神阙、足三里、三阴交,针灸并用。嘱患者取仰卧位,充分暴露施术部位。以上穴位除神阙穴外均常规消毒针刺,行平补平泻法,留针 40min,期间用艾条施以温和灸,每个穴位 5min;神阙穴敷上厚度为 0.5cm 的姜片,姜片中心用针穿刺数孔,上置艾炷施灸,不拘壮数,以患者局部皮肤潮红为度。治疗过程中,患者自觉脐周腹部阵痛大为缓解,肠鸣减轻。次日,患者述腹泻次数减少,腹痛明显缓解,胃肠症状较前好转。效不更方,治疗同前。2 次针灸治疗后,患者恢复正常,无胃肠不适症状。健康人每日解成形便 1 次,粪便量不超过 200～300g。腹泻指排便次数增多(>3 次/天),粪便量增加(>200g/d),粪质稀薄(含水量>85%)。腹泻分急性和慢性两类。导致急性腹泻的原因有多种,季节因素、细菌感染、病毒感染、食物中毒、饮食贪凉、消化不良、肠道疾病、肠对脂肪吸收不良等。本病例属于急性腹泻,夏季湿温,为细菌、病毒提供了一个很好的滋生环境,患者饮食不洁,使胃肠道受到极度刺激,造成胃肠功能紊乱,肠蠕动加快,食物吸收障碍,形成水样大便。

【小结】

泄泻基本病机是基本病机是脾虚湿盛。辨证分析为寒湿内盛、肠腑湿热、食滞肠胃、肝气乘脾、脾胃虚弱、肾阳虚衰。基本治疗治法为健脾利湿,调肠止泻,取大肠俞、天枢、上巨虚、三阴交、神阙,毫针常规刺。若急性胃肠炎或溃疡性结肠炎等因腹泻频繁而出现脱水现象者,应综合治疗。治疗期间应注意饮食卫生,宜食清淡,忌食生冷、辛辣、油腻之品。

【思考题】

如何理解天枢在治疗泄泻中的作用意义?

【参考文献】

［1］宋伯骐,贺煜竣,杨凌毓,等.《针灸大成》治疗泄泻浅析[J].河南中医,2022,42(02):205-208.

［2］安潇潇.针灸治疗急性泄泻验案一则[J].中国民间疗法,2014,22(10):15.

六、便　秘

▲

【病因病机治法】

便秘是指大便秘结不通,排便周期或时间延长,或虽有便意但排便困难的病证。古代文献中的"脾约""燥结""秘结"等均指此病。中医认为本病可归属于"便秘病",《黄帝内经》所记载"大便难""后不利"即为"便秘病",《伤寒论》中亦有"脾约"之称。中医认为本病之病因有:饮食不节、情志失调、年老体虚、感受外邪等,主要与胃、大肠、肾、肺等脏腑相关。如《素问·金匮真言论篇》云:"北方其五色属黑,对应人体五脏为肾,又有肾开窍于二阴,主司二便"。西医学中,便秘可见于多种急、慢性疾病中,如功能性便秘、肠易激综合征、药物性便秘、内分泌及代谢性疾病所致的便秘等。

便秘的发生常与饮食不节、情志失调和年老体虚等因素有关。本病病位在大肠,与脾、胃、肺、肝、肾等脏腑有关。现代医学认为,本病的发生与饮食习惯、肠道微生态、肠道传输动力、肠神经系统的异常联系紧密。该病病情反复、病程迁延,不仅加重患者经济负担、降低患者生活质量,长期发作还易诱发心脑血管疾病、结直肠癌等,严重威胁患者的生命健康。本病发病因素众多、病理机制复杂,目前尚无特异性疗法。使用泻剂是本病的常规治疗措施[1],但其作用单一,且潜在的药物依赖、结肠黑变等不良反应会进一步加重便秘。基本病机是大肠传导不利。无论是肠腑疾患或是其他脏腑的病变影响到肠腑,使肠腑壅塞不通或肠失滋润及糟粕内停,均可导致便秘。肠道菌群是便秘的重要发病机制之一,能从多方面引发或加重便秘。但肠道菌群及其代谢产物的影响因素众多,除了年龄、性别、饮食习惯等客观因素外,肠道菌群的取样部位、检测方法等的差异,也会导致研究结果不一致。《素问·举痛论篇》中有热邪内袭小肠可致便秘的说法;《金匮翼》曰:"冷秘者,寒冷之气,横于肠胃……";《金匮要略浅注补正》记载肝之疏泄功能影响大肠传导糟粕之功能。此三者为便秘实证的 3 个因素,即因热邪、寒邪、气滞所致肠腑壅塞,肠道不通,大便无以运行而发为便秘。虚证之病因病机在《圣济总录》述,有妇人产后气血阴液亏虚,胃阴亏虚,肠道失濡,致大便干结的说法,此为气阴两虚则肠道失濡,无以行"舟"。因此,本病之主要病机为大肠传导失司,病性为本虚标实。主症大便秘结不通,排便艰涩难解。热秘:大便干结,腹胀,口干口臭,尿赤。舌红,苔黄燥,脉滑数。气秘:欲便不得,腹中胀痛,嗳气频作,胸胁胀满。苔薄腻,脉弦。冷秘:大便艰涩,排出困难,腹中冷痛,面色㿠白,四肢不温,小便清长。舌淡,苔白,脉沉迟。虚秘:虽有便意,但排出不畅,便质不干硬,神疲气怯,面色无华,头晕心悸。舌淡嫩,苔薄,脉细弱。

西医治疗主要以调节肠功能、促进排便为主,临床常选用口服相关泻药以改善症状,[2]但此类药物长期服用不仅有一定程度的不良反应,并且易使患者产生依赖性。而中医之整体观念、辨证施治,对便秘的治疗有其独特的优势,其中针灸疗法因其相对较为显著的临床疗效已被广泛应用。大量研究显示,针灸能从促进肠道动力、调节肠道菌群、调节脑—肠轴、减轻肠道炎性反应,具有调节范围广、调节效应集中、不良反应少等特点。

针灸治法为调肠通便。取大肠的背俞穴、募穴及下合穴为主。选取天枢、大肠俞、上巨虚、支沟、照海;热秘配合谷、腹结;气秘配中脘、太冲;冷秘配关元、神阙;虚秘配关元脾俞。大便干结配关元、下巨虚。在穴位选择方面,"天枢""上巨虚""曲池""大肠俞"等是治疗便秘的常用穴位,但"上巨虚"的促肠道动力作用优于"天枢""大肠俞"及"曲池";而"上巨虚"配"曲池"的促肠道动力作用优于单穴。天枢为大肠的募穴,与大肠俞同用为俞募配穴法,上巨虚为大肠之下合穴,三穴共用可通调大肠腑气,腑气通则大肠传导功能复常;支沟宣通三焦气机,照海滋阴,取之可增液行舟,两穴均是治疗便秘的经验要穴。《针灸大全·卷之四》:"大便难,用力脱肛,取内关……照海二穴、百会一穴支沟二穴"。《医学入门·内集卷一》:"大便虚秘,补支沟,泻足三里操作毫针常规刺"。《针灸甲乙经·卷之九》:"腹中不便,取三里。盛则泻之,虚则补之。冷秘、虚秘可加用灸法"。《针灸资生经·第三》:"承山……太溪……治大便难……腹中有积,大便秘,巴豆肉为饼,置脐中,灸三壮即通,神效"。其他治疗如耳针取大肠、直肠、交感、皮质下。毫针刺法,或埋针法、压丸法。穴位注射取大肠俞、上巨虚。选用生理盐水或维生素 B_1、维生素 B_{12} 注射液,每穴注射 0.5~2.0mL。穴位埋线取天枢、大肠俞、气海、足三里。以特制埋线针将羊肠线埋入穴位内,每 15 日 1 次穴位敷贴取神阙。芒硝 30g,冰片 10g,研末布包敷于穴位,纱布固定。1~2 日一换,用于实证便秘。皮内针取左腹结,皮内针常规操作。

【病案举隅】

患者,女,35 岁,2019 年 11 月 3 日初诊[3]。主诉:排便困难 3 余年,加重 1 个月。现病史:患者 3 年前无明显诱因出现排便困难,常 3~5 日 1 解,严重时常达 1 周才 1 解,行肠镜检查未见异常。期间患者服用中西医泻下通便药物,服药时效果尚可,停药则大便难解,严重影响生活质量。患者 1 个月前出现排便困难加重,伴气短乏力,既往有慢性胃炎史。刻下:排便困难,3~7 日 1 解,大便并不干硬,但解出费力,有时一次大便需几次才能解出。患者每次如厕,努挣汗出,便后乏力,食欲减退,睡眠差,面色萎黄,舌淡,胖苔薄,脉细涩。诊断:功能性便秘。中医诊断:便秘(脾胃气虚证)。治以补中益气,润肠通便。第一组穴:患者取仰卧位,选取中脘、天枢、大横、气海、关元、下巨虚穴,采用 0.25mm×50mm 毫针常规针刺,施以补法,留针 20min 起针后针刺第二组穴。第二组穴:患者取俯卧位,选取脾俞、胃俞、大肠俞穴。针刺手法及留针时间同前,隔日 1 次,5 次为 1 个疗程。患者针灸结束约 1 小时有便意,并随即解下 1 次,便质不干,如厕结束后未发现汗出,继续治疗 2 次后,每 2 日可解便 1 次,排便较前顺畅,乏力减轻,纳眠较前改善。继续治疗 2 个疗程后,患者大便 1~2 日 1 解,便质稍干,纳眠可,无汗出、乏力不适。考虑到患者长期便秘,嘱其自行购买补中益气丸巩固治疗。4 个月后患者因颈部不适前来就诊,告知现大便每日 1 解,无乏力、汗出不适。该患者以排便困难为主症,大便虽不干硬,但解出费力,属于便秘,结合其舌脉,辨为脾胃气虚便秘,病位在肠,根源在于脾胃之气不足。脾为后天之本,气血生化之源。脾主运化,小肠主受盛化物。受盛化物,是脾主运化功能的延伸。今脾气亏虚,脾之运化乏源,小肠主受盛亦乏源,大肠传导乏力,而发为便秘。治疗时取中脘、天枢、大横、气海、关元、脾俞、胃俞培补脾胃之气以资其源,取下巨虚、大肠俞通腑调气以治其标。其中,天枢、大横均为脾经腧穴,脾俞为脾的背俞穴,关元为小肠的募穴,下巨虚为小肠之下合穴,几项相配体现了脾通小肠之意。

【小结】

便秘基本病机是基本病机是大肠传导失司,辨证分析为冷、热、气、虚。基本治疗治法为调肠通便,取天枢、大肠俞、上巨虚、支沟、照海,毫针常规刺。针灸治疗功能性便秘效果较好,患者应养成定时排便的习惯,并注意多吃新鲜蔬菜、水果,特别是粗纤维瓜果。值得注意的是,现代生活节奏快、社会压力大、生态环境状况对于本病的发生和治愈都有一定程度的影响,因此,不能一味地追求临床治愈率。

【思考题】

便秘与泄泻的针灸治疗方法有哪些异同?

【参考文献】

[1]李艳秋,姚俊鹏,鄢香芸,等.针灸治疗功能性便秘的机制研究进展[J].针刺研究,2024,49(1):79-87.

[2]郭青青,杨改琴,秦玮珣,等.功能性便秘发病机制及针灸干预研究进展[J].辽宁中医药大学学报,2022,24(11):203-206.

[3]郝春花,洪中华,李炜,等.脏腑别通法指导针灸治疗功能性便秘验案二则[J].中国乡村医药,2020,27(21):16-17.

七、小 儿 积 滞

【病因病机治法】

小儿积滞是指小儿喂养不当,乳食停聚不化,滞而不消所致的一种胃肠疾病。西医学中,小儿积滞多见于胃肠消化不良等疾病。明代鲁伯嗣著《婴童百问·卷之五·积滞第四十九问》始有"积滞"之名,曰:"小儿有积滞,面目黄肿,肚热胀痛,复睡多困,酷啼不食,或大肠闭涩,小便如油,或便利无禁,粪白酸臭,此皆积滞也。"近年来,由于生活水平的提高,饮食种类的极端丰富,小儿积滞及与之相关疾病的发病率越来越高,已成为家长们经常关注的一个问题[1]。

小儿积滞的发生常与素体虚弱、饮食不节、喂养不当等因素有关。本病病位在胃肠。本病相当于功能性消化不良,西医认为其病因病机暂不明确,以对症治疗为主。中医认为"百病皆由痰作祟"[2],临床所见的一些疾病,往往是痰液阻塞脉络,导致人体经络运输气血不畅而发病。而小儿积滞是导致脾胃运行不畅生痰的一个重要原因。中医认为积滞的病机为乳食停而不化,积而不消,气滞不行。积滞若迁延不愈易发展为"疳证",两者有接续关系,故有时合称疳积。气机逆乱、寒邪、饮食、起居不节、劳伤、情志等都可以导致气机逆乱成为积症。《难经·五十五难》中将"积"分为"五积"。宋以后将饮食所伤而致的食滞气结之症,亦称为积。如《济生方》卷四:"积者伤滞也,伤滞之久,停留不化,则成积矣。""风、寒、暑、湿、燥、火"六淫中,《灵枢·百病始生篇》中着重提到了"寒邪"致积,寒气凝滞气血而成积。清代黄宫绣在其本草著作《本草求真》中也认为古人对积滞的认识有偏见,除了食积,积滞的根本原因在于"寒热"邪气。"积者,久积不消之意。其病本非暴起,治亦未可忽视。"金元四大家之一的朱丹溪在其著作《脉因证治》中认为劳伤会导致气损,气衰会导致火旺,进而进一步损伤脾胃的运化功能。"喜怒不节,起居不时,有所劳伤,皆伤其气。气衰则火旺,火旺则乘其脾土,而胃气、元气散解,不能滋养百脉,灌注脏腑,卫护周身,百病皆作。"

基本病机是脾胃运化失调,气机升降失常。《医宗金鉴》曰:"小儿养生食与乳,搏节失宜积滞成"[3]。小儿之体属稚阴稚阳,五脏六腑娇嫩,行气未充,若饮食失宜,易导致脾胃功能失常,运化受纳障碍,引起饮食停滞而发病。脾主运化水谷精微,胃为受纳腐熟水谷,脾主升清、纳化失和,乳食停聚则成积滞。《幼幼集成·伤食证治》云:"如小儿怯弱者,脾胃素虚,所食原少,或因略加,即停滞不化,此乃脾虚不能消谷,转运迟耳"。故小儿脾常不足的特点,使得其容易伤于乳食,形成积滞。主症为不思饮食,脘腹胀满或疼痛,或伴有呕吐,大便酸臭或溏薄。乳食内积则烦躁多啼,夜卧不安,呕吐乳块或酸馊食物。舌淡,苔厚腻,脉滑。脾胃虚弱则面色萎黄,形体消瘦,困倦乏力,夜卧不安,腹满喜按,时有呕恶,大便稀薄,或夹有乳食残渣。苔白腻,脉细弱无力。

中医外治疗法历史悠久,记载详细,使用相对更安全、更简便、不良反应小,易被患儿及家长接受,在临床中有广泛的应用,疗效颇佳。西医对于本病无特效药物,对症治疗后易复发加重,不良反应较大,中医的辨证论治优势在治疗小儿积滞中发挥了重要作用,中医外治疗法种类多样,以敷贴、推拿、针刺、捏脊等综合疗法为主[3],与内服药相比更加安全可靠,也更容易被患儿接受,小儿皮肤娇嫩,腧穴经络更易被"激活",故应用外治治疗的疗效更为显著。针灸基本治疗治法为健脾和胃,消食化积。取胃、大肠的募穴、下合穴为主。主穴为中脘、天枢、足三里、上巨虚。乳食内积配梁门、建里;脾胃虚弱配脾俞、胃俞。呕吐配内关。本病为胃肠运化失常,故取胃之募穴中脘、大肠之募穴天枢,以疏通脘腹部气机,为局部选穴;胃之下合穴足三里与大肠之下合穴上巨虚相配,属于远端选穴,可调理胃肠,即"合治内腑"之意。《类经图翼·卷十一》:"食积肚大,脾俞、胃俞、肾俞"。婴幼儿腹部腧穴可用指压法,其余穴位毫针常规刺法。

其他治疗如耳针取胃、神门、大肠。毫针刺法,或压丸法。皮肤针法取脾俞、胃俞、华佗夹脊穴。轻叩以皮肤潮红为度,每日 1 次。神阙穴穴位贴敷,药物组成为:木香、焦栀子、青皮、鸡内金、麸炒白术、焦三仙、炒莱菔子等,并配合辨证施护。神曲消食口服液,用按揉足三里、补脾经、揉板门、清胃经、分推大横纹、顺摩腹、捏脊的"醒脾消积推拿法",经 14 天治疗。挑刺四缝穴治疗该疾病,在四缝穴上使用无菌 8 号注射针头快速依次挑刺,直至挤出少量黄色或透明无色黏液为止。运用冯氏捏脊疗法治疗小儿积滞有显著疗效,操作者手背朝下,双手中指、无名指、小指握成空拳状,拇指伸直对准食指前半段,从患儿尾骨沿督脉捏拿至大椎穴,反复进行六遍,第五遍采用"重提"的手法,着重刺激脾俞、胃俞、大肠俞,又有其他临床症状,可辨证施穴。

【病案举隅】

患儿,男,2 岁,2021 年 3 月 19 初诊。主诉:自幼纳差。刻下:患儿食少纳呆,大便 1～2 天一行,成形、质干,小便正常。近 2 天来睡后易醒,夜啼。喂养史:早、中、晚饮用鲜牛奶或配方奶,不思饮食,家长时有强迫其进食。查体:体重 12.5kg,身高 90cm,精神一般,面部白斑,心肺未及异常,舌质淡,苔薄白腻,脉细,指纹淡。诊断:积滞(脾虚食积证)。治则:健脾助运,消食化积。治疗方法:① 挑治法:取四缝穴,三棱针挑治。② 捏脊疗法:捏拿沿督脉及两旁的膀胱经,从大椎穴两侧捏至龟尾穴,重点捏拿脾俞穴、胃俞穴,方向从上往下,每次捏 5 遍。直至大便恢复正常。③ 药枕:以广藿香 100g,砂仁(打碎)100g,陈皮 100g,麸炒苍术 100g,麸炒枳壳 100g,玫瑰花 50g,丁香 50g,艾叶 100g,佩兰 100g,打粗末以布包。每日枕于头下,白天可抱于怀中。④ 口服:王氏保赤丸(精华制药,60 丸/支),每次 15 丸,每日 2 次,连用 14 天。⑤ 饮食护理:建议断晚奶,饮食清淡。治疗当天,患儿胃口好转,后饮食逐渐恢复正常。脾主四肢,四肢为诸阳之末,针刺四缝穴具有健脾助运、消食导滞的功能,从而促进恢复患儿的正常消化功能。积滞的饮食护理也不可忽视,饮食上注意清淡,断晚奶是为脾胃减负,从而促进脾胃功能恢复。此例患儿采用多种疗法杂合以治,见效快,显著缩短了病程,减少了用药天数。

【小结】

小儿积滞基本病机是基本病机是大肠传导失司,辨证分析为乳食内积、脾胃虚弱。基本治疗治法为健脾和胃,消食化积,取中脘、天枢、足三里、上巨虚,毫针常规刺。在给予治疗前,应观察患儿的配合情况,征询患儿家属同意。小儿肌肤娇嫩,婴儿囟门未完全闭合,针刺时应避开胸部和头颅,选取穴位时应遵循补虚泻实、清热温寒、治病求本的原则,针刺手法宜轻快,减少留针时间,小儿皮肤、经络灵敏,得气容易,痊愈较快,故也应做到中病即止。

【思考题】

小儿积滞有哪些治疗原则?

【参考文献】

［1］崔正九,高桂萍,王欣欣,等.小儿积滞中医外治法治疗进展［J］.实用中医内科杂志,2023,37(06)：31－34.

［2］赵晓帆,戴启刚.殷明运用中医多种疗法治疗小儿积滞经验［J］.中医外治杂志,2022,31(04)：133－134.

［3］殷旭.浅谈小儿积滞的病因及积滞与儿科相关疾病的关系［J］.中医临床研究,2020,12(22)：49－51.

八、疳　证

【病因病机治法】

疳证是由多种慢性疾患引起的一种疾病,临床以面黄肌瘦、毛发稀疏、腹部膨隆、精神萎靡为特征。一般多见于5岁以下的婴幼儿。西医学中,疳证多见于小儿严重营养不良、佝偻病以及慢性腹泻、肠道寄生虫病等。疳证的发生常与喂养不当、病后失调、禀赋不足、感染虫疾等因素有关。"疳"字含义有二:一为"疳者,甘也",指病因,本病多由恣食肥甘所致;二为"疳者,干也",指病证,泛指形体消瘦,肌肤干瘪的临床征象。

　　本病病位主要在脾、胃，可涉及心、肝、肺、肾。疳证的最主要的病因是由于脾胃津液的耗伤日久而成[1]。其中最主要原因是医师用吐下药所致，这是因为小儿脏腑娇嫩，不可痛击，吐下法伤伐过甚则导致"脾胃虚弱亡津液"而成疳证。基本病机是脾胃受损，气血津液亏耗。脾胃虚弱、津液耗伤是小儿疳证的主要病机。"疳皆脾胃病，亡津液所作也。"这是因为小儿脾常不足，脾胃位于中焦，是气血津液化生的场所，各种原因导致的脾胃虚弱，都会引起气血津液的亏虚，脏腑肌肉失去濡养，日久就会出现形体消瘦、精神萎靡或烦躁、面色无华、饮食异常等一系列疳证的表现。主症为形体羸瘦，精神疲惫，面色萎黄，毛发稀疏干枯，饮食异常。脾胃虚弱则兼见大便干稀不调，乏力，纳呆。舌淡，脉细无力。食积则兼见肚腹膨胀，食欲不振，大便酸臭、夹有不消化食物。舌淡，苔腻，脉沉细而滑。虫积则兼见嗜食无度，或喜食异物，脘腹胀大，时有腹痛，呎指磨牙。舌淡，脉细弦。

　　中医在治疗疳证方面，经验丰富，治法良多，经过近几十年的发展，疳证的治疗上取得了较大的进步。推拿手法，绿色无痛苦疗法，成本低，接受度高[2]。针刺四缝疗效明确，操作简便易行，价格低廉，安全性较高。基本治疗治法为健脾益胃，消积导滞。取胃的募穴、下合穴为主。主穴取中脘足三里一脾俞四缝，脾胃虚弱配胃俞、三阴交；食积配下脘、梁门；虫积配百虫窝、天枢。重症配神阙、气海。《类经图翼·卷十一》：食积肚大，脾俞、胃俞、肾俞。本病病本在脾胃，中脘乃胃、腑会穴，足三里是胃之下合穴，合脾之背俞穴共奏健运脾胃、化滞消疳之效；四缝为经外奇穴，是治疗疳积的经验效穴。足三里、脾俞用补法；中脘用平补平泻法或补法；四缝穴应在严格消毒后用三棱针点刺，挤出少量黄水或乳白色黏液。《采艾编翼》：疳症，囟会、鸠尾、胃俞、合谷。对婴幼儿可采取速刺不留针。临床上，在治疗小儿疳证这一疾病中，捏脊疗法配合点刺四缝法最为常用[3]。四缝穴位于手掌处，经过手三阴经，属于治疗疳证的经验效穴，手为手阴阳经交结处，手三阴经和手三阳经互为表里，经络相互贯穿，联络五脏六腑，所以点刺四缝穴可以调节五脏六腑功能。其他治疗如捏脊沿患儿背部脊柱两侧由下而上用拇指、示指捏华佗夹脊3～5遍。皮肤针取脾、胃俞、夹脊穴（第7～12胸椎），从上到下轻轻叩刺，至局部潮红为度。穴位敷贴取神阙。用大黄、芒硝、栀子、杏仁、桃仁各6g，共研细末，加面粉适量，用鸡蛋清、葱白汁、醋、白酒少许，调成膏状贴敷。拔罐取背部脊柱两侧、腹部穴位。行闪罐法治疗。《太平圣惠方》：小儿羸瘦，食饮少，不生肌肤，灸胃俞各一壮……炷如小麦大。

【病案举隅】

患儿，女，6 岁，因"厌食"于 2010 年 8 月 28 日就诊。现病史：患儿厌食、便秘、体瘦 3 年余。患儿平素精神欠佳，形体瘦小，腹大肢细，性急易怒，口臭溺黄，厌恶进食，时有腹胀腹痛，尤于受冷后腹痛加重。常手足心热，喜俯卧睡，喜饮奶食肉，大便干结如羊屎，3～4 日一行。舌尖红，苔中后部白腻，脉沉细数。既往史：无。辅助检查提示：肠系膜淋巴结肿大。诊断：疳证，疳积。处方：针刺四缝、胃俞、合谷，不留针，予中药自拟处方小儿温脾消积散（汤）。组方如下：白胡椒 6g，胡黄连 6g，红藤 8g，败酱草 8g，甘草 6g，鸡屎藤 15g。6 剂，水煎服，早、中、晚温服 80mL。医嘱：严格忌口一切奶制品、鸡蛋、肉类、冷饮、小食品 14 天，14 天后可缓缓增食肉蛋奶。二诊（2010 年 9 月 2 日）：患儿服药 2 天后即大便通畅，主动索食，纳谷香。急躁易怒表现明显好转，未发腹痛，手温腹软。疳积转轻，嘱继续保持忌口至 14 天，同服健脾丸善后。本例为疳证，疳积。治疗选用四缝为经外奇穴，是治疗疳积的经验效穴。四缝穴应在严格消毒后用三棱针点刺，挤出少量黄水或乳白色黏液。《采艾编翼》："疳症，囟会、鸠尾、胃俞、合谷，对婴幼儿可采取速刺不留针。"拟方小儿温脾消积散，药虽 6 味，然而力专效宏，效如桴鼓，是经典的治疗疳积虚实夹杂的方剂。患儿厌食、便秘，性急易怒，口臭溺黄，为胃肠积火典型表现；食滞伤脾，运化失司，气血生化无权，导致患儿精神欠佳，形体发育瘦小，同时邪结肠络，见慢性肠系膜淋巴结肿大；脾伤日久，虽然胃肠中有积火，然而正邪交争，阳气久耗，脾脏、肠腑阳气易亏，反而见畏寒喜温、遇冷腹痛的脾阳虚表现。食积有火、脾阳有亏、寒热错综是本病的基本病机。临床常可见到这种患者，治疗应通肠泻火，温脾消积。选用小儿温脾消积散，此方组方严谨，用药刚猛透彻，直击病所，胡黄连清虚热，除疳热，善治小儿疳积；鸡屎藤尤善消食化积，降胃肠浊气，虽较冷备，但实为治小儿积滞良药，两药共为君药；红藤、败酱草相须为用，清热解毒，消痈排脓，两药辛凉行滞，消积泻火，辅为臣药；白胡椒辛温，温中止痛，下气消痰，温助脾阳而不助火，虽为佐药，却是本方的点睛用药；甘草调和诸药，略补脾气，且甘饴调味，为使药。六药同用，主次分明，章法严谨，共同发挥除疳泻火、温脾消积之功。

【小结】

疳证基本病机是基本病机是脾胃虚弱、津液耗伤，辨证分析为食积、虫积、脾胃虚弱。基本治疗治法为健脾益胃，消积导滞，取中脘、足三里、脾俞、四缝，毫针常规刺。针灸治疗本病有较好的疗效。针刺不仅对改善小儿体重、食欲有明显作用,还能有效提高血清白蛋白、血红蛋白、嗜酸性粒细胞吞噬能力等。如因肠寄生虫、结核病等其他慢性疾病所致的患者,应根治其原发病。患儿乳食须定时定量,不宜过饱,勿过食肥甘油腻、生冷。

【思考题】

疳证与小儿积滞在治疗原则上有哪些不同? 为什么?

【参考文献】

[1]王媛媛,李程,徐雯. 论钱乙《小儿药证直诀》对小儿疳证的认识及治疗用药规律分析[J]. 新中医,2023,55(05):213-218.

[2]张圆,许增华. 小儿推拿治疗小儿疳证的临床研究进展[J]. 光明中医,2023,38(02):399-402.

[3]杨如杏,艾宙. 点刺四缝穴与捏脊疗法治疗疳证疗效对照研究[J]. 上海针灸杂志,2014,33(12):1110-1113.

第二节·中医妇科病

九、月 经 不 调

【病因病机治法】

月经不调是以月经的周期及经量、经色、经质的异常为主症的月经病。临床上有月经先期、月经后期、月经先后无定期等情况,古代文献中分别称为"经早""经迟""经乱"。

中医理论认为月经不调多因脏腑功能失调以及冲任受损所致,《傅青主女科》曰"经水出诸肾",月经的形成以肾为主导,《素问·上古天真论》曰:"女子二七天癸至,任脉通,太冲脉盛,月事以时下,故有子",故女性月经不调与肝肾不足、气血亏虚及冲任不调等因素有关。刘完素"妇女童幼,天癸宋行之间,皆属少阴,天癸即行皆属厥阴,天癸即绝皆属太阴经也"的理论认为治疗月经不调偏重于补肾,疏肝健脾。

月经不调的基本病机是冲任失调。月经不调的发生常与房劳多产、饮食伤脾、感受寒邪、情志不畅等因素有关。本病病位在胞宫,与冲、任二脉及肾、肝、脾关系密切。女性出现月经不调在妇科临床上较常见，同时也是较多发的一种病症，通过中医药治疗的方式，能够在女性的月经不调当中产生良好的治疗效果。中医药治疗女性月经不调，在我国有着较悠久的历史，月经正常来潮普遍认为是天癸、经络和气血达到协调反应产生的结果。针灸对月经不调有较好的治疗效果，特别是对功能性月经不调有显著的疗效，若是生殖系统器质性病变引起的月经不调，要针对病因处理。在针灸取穴的过程当中，主要是取肝肾脾以及冲任二脉。[1]

西医学中，月经不调多见于排卵型功能失调性子宫出血、生殖器炎症或肿瘤等疾病中。

在现代的医学研究当中，人们认为对机体腹部局部穴位开展针刺可以对人体的下丘脑、垂体和性腺轴反射进行调节。在这种处理方式的作用下，能够使得人体当中的雌激素含量得到有效改变，并且使得卵巢功能处在兴奋状态当中，确保患者的卵泡发育较完善，并且进一步促进发育完善的卵泡能够得到破裂排出。

月经先期的治法为清热益气调经。取任脉及足太阴经穴为主。《针灸大成·妇人门》：月脉不调，气海、中极、带脉（一壮）、肾俞、三阴交。主穴有关元、三阴交、血海。实热配行间；虚热配太溪；气虚配足三里、脾俞。冲任失调是本病的主要病机。关元为任脉与足三阴经的交会穴，可益肝肾、调冲任；三阴交为足三阴经的交会穴，可调理脾、肝、肾三脏，养血调经，为治疗月经病的要穴；血海为足太阴经穴，具有和气血、调冲任的作用，《针灸资生经·第七》："血海……带脉，治月脉不调……实热、虚热只针不灸，气虚可加灸"。

月经后期治法为温经散寒，补血调经。取任脉及足阳明、太阴经穴为主。主穴有气海、归来、三阴交。血寒配关元、命门；血虚配足三里、血海；肾虚配肾俞、太溪；气滞配太冲。气海为任脉经穴，可和气血、调冲任；归来为胃经穴位，穴近胞宫，具有调经活血的作用；三阴交为足三阴经的交会穴，可调理脾、肝、肾三脏，养血调经，为治疗月经病的要穴。血寒、血虚、肾虚可加灸。

月经先后无定期的治法为疏肝益肾，调理冲任。取任脉及足太阴经穴为主。主穴有关元、三阴交，肝郁配肝俞、太冲；肾虚配肾俞、太溪。《脉经·平三关阴阳二十四气脉第一》："妇女月使不调，王月则闭，男子失精，尿有余沥，刺足少阴经，治阴，在足内踝下动脉（即太溪穴也）。"关元为任脉与足三阴经的交会穴，是益肝肾、调冲任的要穴；三阴交为足三阴经的交会穴，可调理、肝、肾三脏，养血调经，为治疗月经病的要穴，肾虚可加灸。三阴交穴为足太阴脾经、足少阴肾经和足厥阴肝经的交会穴,具有调补肝肾、补脾益气的作用;且足三阴经在循行上均经过小腹,并且与主胞宫的任脉和主一身之精血的冲脉相会。足三里穴为胃经的下合穴,具有调理脾胃、补气行血的作用,促进月经周期、血量恢复正常。胃属土,足三里穴五行属性亦为土,故本穴为土中之真土,后天精华之根,能升能降,为疏导胃气之枢纽,故《四穴总歌》概括为"肚腹三里留。"胃为水谷之海、后天气血生化之源,五脏六腑皆赖以营养,故刺激足三里穴能调节胃肠功能,可扶正培元、通经活络和升降气机,从而促进气血的运行。

此外,其他治疗有耳针取内生殖器皮质下、内分泌、肝、脾、肾。毫针刺法、埋针法或压丸法;穴位注射取脾俞、肾俞、肝俞、三阴交、血海、足三里、关元。每次选用2~3穴,选当归注射液或丹参注射液,每穴注射0.5~1mL。还有中医结合人工周期疗法,其特点是能够因时制宜结合月经周期不同时期的女性生理特点,从而选择一些切合性较强的治疗方法。对中医的传统理法方药进行应用,能够渗入到现代的妇产科理论里面,从而对机体的脏腑气血阴阳进行有效调节,使得气血阴阳消长的规律得到充分恢复,达到维持正常月经来潮的目的。在临床使用中也可以对排卵方面的障碍进行纠正,使得正常的月经周期得到恢复,它能够与现代的医学理论当中的卵泡在不同阶段的发育情况进行结合和充分考虑,同时结合肾主生殖的相应理论,达到调补阴阳的效果,能够兼顾人体的气血状况。如在月经后期,因气血阴阳俱虚,阴血亏虚作为最主要的模式,在治疗过程中要以滋肾补肾作为主体。由于女性的经期是阴阳转化的过程,在治疗当中要以温肾助阳作为主要形式,以调理气血作为主要内容。[2]

【病案举隅】

患者,女,30岁。主诉:产后失于调理。每次月经延期10天左右,量少,色淡,小腹隐隐作痛。舌淡,脉细软。诊断:月经不调。辨证:肝血肾精不足,冲任脉失和。治则:调补肝肾,调和冲任。针刺取穴:内关(双)、公孙(双)、列缺(双)、关元。内关、公孙、列缺用补法,关元温针灸。每次在月经来潮前1周开始治疗,隔天针灸1次,至月经来潮停止。月经不调在中医妇科中常称为冲任失调。冲任二脉属奇经八脉,统帅阴血,与月经有着密切的关系,尤其是冲脉与肾经较为密切。从经络循行上来看,冲任二脉在胸腹部合并,肾经与肝相连,贯穿于肝,肝主藏血,冲任失调会影响肝的藏血功能,肝气横逆时亦会影响冲脉统帅阴血的功能。经量少而淡,与产后肝血不足有关。肝血不足也影响肾的精气不足,加上任脉起于胞中,为阴脉之海,由于肝、肾、冲精气不足,影响任脉统帅阴脉的功能,致月经不调。在调整冲任时,其实是在调整肝肾二脏。要调补肝肾的阴血,必须调整冲任二脉的功能,使月经正常运行、月经量才能充足。内关通阴维脉,公孙通冲脉,列缺通任脉,再加关元为元气所藏,为十二经之根本,任脉、足三阴、阳明之会。温针灸关元以益肾气。[3]

【小结】

根据本病的证候特点,辨证选取关元、足三里、三阴交、血海、气海、归来,以调理脾、肝、肾为主,养血调经、调冲任,以辨证选穴为主,近部取穴与远部取穴相搭配。其他治疗有耳针取内生殖器皮质下、内分泌、肝、脾、肾。毫针刺法、埋针法或压丸法;穴位注射取脾俞、肾俞、肝俞、三阴交、血海、足三里、关元。此外,还有中药人工周期疗法等。

【参考文献】

[1]荆业腾,张豪斌,刘娟.国医大师郭诚杰教授针灸治疗月经不调临证经验分析[J].医家针萃,2022,38(5):88-92.

[2]贺宏州.中医药配合针灸疗法治疗女性月经不调的研究进展[J].临床合理用药,2019,12(1):180-181.

[3]贡妍婷,裴梦莹,熊嘉玮.治疗月经不调的选穴规律探析[J].内蒙古中医药,2022,41(3):145-147.

十、痛　　经

【病因病机治法】

痛经是指经期或行经前后出现的周期性小腹疼痛,又称"经行腹痛"。痛经的发生常与饮食生冷、情志不畅、起居不慎、先天禀赋等因素有关。本病病位在胞宫,与冲、任二脉及肝、肾关系密切。西医学中,痛经可分为原发性痛经和继发性痛经。原发性痛经是指生殖器官无器质性病变者;继发性痛经多继发于生殖器官的某些器质性病变,如盆腔子宫内膜异位症、子宫腺肌病、慢性盆腔炎、子宫肌瘤等。本病最早记载于汉代张仲景《金匮要略方论·妇人杂病脉证并治》:"带下,经水不利,少腹满痛……"

痛经基本病机是不通则痛或不荣则痛。实者为冲任瘀阻,气血运行不畅,胞宫经血流通受阻;虚者为冲任虚损,胞宫、经脉失却濡养。关于痛经的病因病机,巢元方在《诸病源候论》中指出:"妇人月水来腹痛者,由劳伤血气,以致体虚,受风冷之气,客于胞络,损冲任之脉……其经血虚,受风冷,故月水将下之际,血气动于风冷,风冷与血气相击,故令痛也。"表明痛经乃风寒之邪客于冲任之脉,气血凝滞而成。随着人们对痛经的认识不断加深,后世医家进一步补充了痛经的病机"不通则痛""不荣则痛",并将其证型分为寒凝血瘀、气滞血瘀、气血虚弱、阳虚内寒、肝肾亏损、湿热瘀阻 6 型,而寒凝血瘀型占比最多。如若经期或行经前后出现周期性小腹疼痛。疼痛剧烈,拒按,经色紫红或紫黑,有血块,下血块后疼痛缓解者为实证;疼痛绵绵,柔软喜按,月经色淡、量少者为虚证。气滞血瘀表现为胀痛或刺痛为主,伴胸胁乳房胀痛,经行不畅,紫暗有块。舌有瘀斑、瘀点,脉涩。寒凝血瘀为冷痛为主,得热痛减,经量少,色暗。苔白,脉紧。气血虚弱为腹痛下坠,经色淡,头晕,心悸。舌淡,脉细。肾气亏损为绵绵作痛,腰酸,耳鸣,月经量少质稀,舌淡,脉沉细。[1]

目前西医临床治疗原发性痛经主要为服用非甾体抗炎药止痛。但其效果因人而异,起效时间有限。原发性痛经患者长期、大量使用非甾体抗炎药可能存在肝、肾功能等远期损害风险。目前西医对本病的病因尚不能明确。中医药治疗本病有较好的疗效,且复发率低。[2]

痛经的基本治疗治法为调理冲任,温经止痛。取任脉及足太阴经穴为主。主穴为:中极、三阴交、地机、十七椎、次髎。气滞血瘀配太冲、血海;寒凝血瘀配关元、归来;气血虚弱配气海、血海;肾气亏损配肾俞、太溪。《针灸大全·八法主治病证》:女人经水正行,头晕小腹痛,照海……阴交一穴、内庭二穴、合谷二穴。《神灸经纶·妇科症治》:"行经头晕少腹痛,内庭"。中极为任脉经穴,与足三阴会,可活血化瘀、通络止痛;三阴交为足三阴经的交会,可调理肝、脾、肾;地机为足太阴脾经郄穴,足太阴经循于少腹部,阴经郄穴治血证,可调血通经止痛;十七椎、次髎是治疗痛经的经验效穴,单用即效。《扁鹊神应针灸玉龙经·磐石金直刺秘传》:"妇人血气痛,合谷补,三阴交泻"。针刺中极,宜用连续捻转手法,使针感向下传导。《针灸甲乙经·妇人杂病第十》:"女子胞中痛,月水不以时休止,天枢主之"。寒凝血瘀、气血虚弱、肾气亏损,宜加灸法。疼痛发作时可用电针。发作期每日治疗 1~2 次,非发作期可每日或隔日 1 次。其他治疗可耳针取内分泌、内生殖器、肝、肾、皮质下、神门。每次选用 3~5 穴,毫针刺法、埋针法或压丸法。皮肤针取背、腰、骶部的督脉、膀胱经,下腹部的任脉、带脉以及足三阴经循行线,循经叩刺,中等刺激,重点叩刺腰骶部、下腹部穴。隔日 1 次,于月经前3~5 日开始。穴位注射:取归来、足三里、三阴交、地机。每次选用 1~2 穴,用黄芪注射液,或当归注射液、丹参注射液,每穴注射 0.5～1mL。穴位敷贴取神阙穴。用吴茱萸、白芍、元胡各 30g,艾叶、乳香、没药各 15g,冰片 6g。研细末,每用 5～10g,用白酒调成膏状贴敷。拔罐取十七椎、次髎、肾俞、中极、关元。常规拔罐治疗。艾灸取神阙、关元穴治疗寒凝血瘀型原发性痛经。

【病案举隅】

患者,女,27 岁,职员,痛经 1 年。现病史:1 年前患者无明显诱因出现经行腹痛、月经量少,有少量血块,经期 3 天,周期 30～32 天,经前乳房胀痛,急躁易怒,食欲可,二便正常,睡眠正常。查体:舌暗红,苔薄白,脉弦细。辅助检查:B超示双侧乳腺增生,子宫附件未见明显异常。既往史:否认慢性病史。诊断:原发性痛经;中医诊断:痛经(气滞血瘀证)。治法:疏肝理气,养血活血。处方:四逆散合桃红四物汤加减:柴胡 12g,白芍 15g,炒枳实 12g,炙甘草 9g,艾叶 9g,当归 15g,川芎 12g,熟地黄 12g,桃仁 12g,红花 12g,益母草 20g,何首乌 12g,元胡 12g,五灵脂 9g,7 剂,每日 1 剂,水煎服,早晚分两次温服。针灸取穴:十七椎、次髎、肾俞、太冲。二诊患者诉诸症减轻,经期未再出现腹痛。

【小结】

痛经基本病机是不通则痛或不荣则痛,辨证分析为寒凝血瘀、气滞血瘀、气血虚弱、阳虚内寒、肝肾亏损、湿热瘀阻。基本治疗治法为调理冲任,温经止痛,取中极、三阴交、地机、十七椎、次髎,毫针常规刺。预防痛经则多在经前 3～7 日开始,连续治疗 3 个月经周期为 1 个疗程。对继发性痛经,应及时诊断原发病变,施以相应治疗。注意经期卫生和保暖,避免过食生冷、精神刺激和过度劳累。

【参考文献】

[1]张自强,刘建涛,孙永康,等.原发性痛经中医证型与代谢产物的相关性分析[J].中国妇幼保健,2023,38(13):2516-2519.

[2]郭可滢,寿升芸,毛伟波,等.针灸治疗原发性痛经的研究进展[J].中国乡村医药,2023,30(19):72-75.

十一、经　闭

▲

【病因病机治法】

经闭指年逾 16 周岁月经尚未来潮,或已行经又中断 6 个月经周期以上的病证。古代文献中,又称"女子不月""月事不来""月水不通"等。西医学中,经闭多见于下丘脑、垂体、卵巢、子宫等功能失调,或者由于甲状腺和肾上腺、消耗性疾病等所致。自古以来颇多医家对此病皆有论述,如《素问·阴阳别论》中曰:"二阳之病发心脾,有不得隐曲,女子不月。"《素问·腹中论》载有治疗血枯经闭第一首方剂"四乌鲗骨一蘆茹丸。"

经闭的发生常与禀赋不足、七情所伤、感受寒邪、房事不节、过度节食、产育或失血过多等因素有关。本病病位主要在胞宫,与肝、肾、脾、胃有关。病机和基本治疗方法有血亏经闭,毓任通经;痰阻经闭,导痰通经。《诸病源候论》首次提出脾虚胃弱、气血生化乏源是经期不至的重要原因。结合现代女性生活和工作氛围,饮食不节,损伤脾胃,治疗当兼顾健运脾胃。心脾无资,阳明无以运化精血,胞脉枯竭以致无血可下,是继发性经闭常见的病因病机之一。明确可知妇人因脾胃虚弱,气血化生不足,而导致经断不来。五脏六腑气血的化生均不离脾胃健旺,正如"元气之充足,皆由脾胃之气无所伤""脾胃受损,饮食减少,气耗血枯,而经不行",可见若脾胃功能减退,或气机运化失调而生"滞"留"瘀",进而导致闭经的发生,脾胃功能正常与否与闭经的发生密切相关。

经闭基本病机是血海空虚或脉道不通,前者为"血枯经闭",后者为"血滞经闭"。脾胃虚弱,气血失调:女子月经的物质基础为血,血液主要由中焦所化生。气为血之帅,血的生成、运行、统摄均有赖于气的调节[1-2]。因此,女子月经的产生机制与气、血有着密不可分的关系,而两者均由脾胃产生。脾胃为脏腑气机升降出入之枢纽,主导气血津液的运行,若脾胃受损,气机紊乱,则五脏不和,气血失调,百病丛生。《女科经纶·月经门》曰:"气血结逆于脏腑经络,而经于是乎不调矣",表明气血调和对于经水按时而下的重要性,气滞血瘀易致月经后期、月经过少、痛经;气滞痰停易致月经后期、月经过少、痛经甚或闭经等月经病。气血虚弱则兼见头晕心悸,纳少肢倦,形体消瘦,面色萎黄,舌淡,脉细。肾气亏虚则兼见腰膝酸软,头晕耳鸣,舌淡,苔白,脉沉细。气滞血瘀兼见心烦易怒,胸胁少腹胀痛或刺痛,舌暗,脉弦涩。痰湿阻滞兼见形体肥胖,胸满痰多,苔腻,脉滑。

基本治疗治法为调理冲任,活血通经。取任脉及足太阴、阳明经穴为主。主穴:关元、中极、三阴交、归来,气血虚弱配足三里、血海;肾气亏虚配肾俞、太溪;气滞血瘀配合谷、太冲;痰湿阻滞配中脘、丰隆。《针灸资生经·第七》:"关元,治月脉断绝……阴跷,疗不月水……太冲,疗月水不通。"《针灸甲乙经·妇人杂病第十》:"女子血不通,会阴主之……月水不通,奔豚泄气,上下引腰脊痛,气穴主之"。关元、中极为任脉与足三阴经交会穴,位近胞宫,均是治疗月经病的要穴,关元有补益元气、调理冲任之功,虚证多用;中极有活血化瘀、通络止痛之效,实证多用;三阴交可调理脾、肝、肾及冲、任二脉,凡月经病不论寒热虚实皆可用之;归来位于下腹部,具有活血调经作用,为治疗经闭的效穴。《针灸大成·治症总要》"月水断绝,中极、肾俞、合谷、三阴交。"《针灸集成·卷二》"月经不通,合谷、阴交、血海、气冲。"毫针常规刺。气血虚弱、肾气亏虚可在背部穴或腹部穴加灸;气滞血瘀可配合刺络拔罐。其他治疗如穴位注射取肝俞、脾俞、肾俞、关元、归来、足三里、三阴交。每次选用 2～3 穴,选当归注射液或红花注射液、黄芪注射液,每穴注射 0.5～1mL。耳针取内分泌、内生殖器、肝、肾、脾、胃、心、皮质下。每次选用 3～5 穴。毫针刺法、埋针法或压丸法。

【病案举隅】

患者,女,25 岁。2020 年 12 月 3 日初诊。主诉:闭经 11 年,人工周期 4 年。11 年前患者无月经来潮,同时发现无第二性征发育,未予重视。4 年前患者仍未有月经来潮及第二性征发育,遂至外院妇科就诊检查彩超提示"幼稚子宫""无乳腺发育",黄体生成素(LH)、FSH 水平显著升高,雌激素水平低下,予"芬吗通片"行人工周期治疗,患者子宫逐渐发育,第二性征逐渐明显,但治疗周期中多次出现周期延迟、量少色黯、腰酸乏力、头晕等不适症状。曾至我院内分泌科就诊,给予完善外周血染色体核型分析:46,X,i(X)(p10)。患者外周血染色体 550 带检测,计数细胞数 20,分析细胞数 5,显带方法:G 显带,显带水平 550 带,考虑非经典核型特纳综合征。患者既往体质一般。刻下:神志清,服用"雌二醇片、雌二醇/地屈孕酮片"一周期,月经仍未来潮,自觉腰酸腿软无力,每日工作后觉头晕耳鸣,心烦,胃纳、夜眠一般,大便干结,小便调。舌淡、苔薄黄,尺脉细弱。辨证属肾虚髓亏,治以补肾滋阴益髓,方选滋阴补肾汤加减:当归、黄芩、生地黄、茯苓、炒白术、淫羊藿、麦冬、佛手各 10g,丹参、北沙参、鸡血藤、大枣各 15g,紫河车粉 3g,姜半夏 6g。7 剂,每日 1 剂,水煎服。针灸取穴:太溪、肾俞。12月 11 日二诊:患者月经仍未来潮,仍有腰酸腿软无力,工作劳累后头晕、耳鸣、心烦明显,夜眠多梦,二便调。舌淡、苔薄黄,尺脉沉细弱。于上方基础上去淫羊藿、黄芩,加用炒酸枣仁 15g。7 剂。12 月 18 日三诊:月经来潮,量少,色红,腰酸腿软改善,头晕、耳鸣、心烦减轻,夜眠稍安,觉口干,二便调,舌苔干。于二诊方基础上去佛手,加芦根 30g。7 剂。12 月 25 日四诊:腰酸腿软明显缓解,头晕、耳鸣、心烦症状消失,口干减轻,月经期结束,于三诊方基础上加菟丝子 10g,枸杞子 20g。2021 年 1 月 2 日五诊:上诉症状基本消失,处于月经周期中期,于四诊方基础上去鸡血藤、丹参,加鹿角胶 10g,太子参 15g。14 剂。后患者随症加减,月经周期基本在 30～40 天,月经色红,量中等,无腰膝酸软无力等不适症状,定期电话随访,患者情况良好[3]。

【小结】

经闭基本病机是血海空虚或脉道不通,痰阻经闭,辨证分析为气滞血瘀、气血虚弱、肾气亏虚、痰湿阻滞。基本治疗治法为调理冲任,活血通经,取关元、中极、三阴交、归来,毫针常规刺。针灸对精神因素所致的经闭疗效较好,对严重营养不良、子宫发育不良等其他原因引起的经闭,应采取综合治疗方法。应进行认真检查,以明确发病原因,注意有无生殖器官发育异常,尤其要注意与早期妊娠的鉴别诊断。

【参考文献】

[1] 陈慧婷,李宏霖,林慧光.林慧光治疗月经病经验举隅[J].山西中医,2023,39(08):9-11.

[2] 刘思雨,勾明会,丰逸轩,等.基于数据挖掘探究古代针灸治疗闭经的选穴规律[J].世界中医药,2022,17(16):2322-2327.

[3] 吴静,叶咏菊,孙霞,等.江伟华辨治高促性腺激素伴原发性闭经医案一例[J].浙江中医杂志,2023,58(10):776.

十二、崩　漏

【病因病机治法】

崩漏是指妇女不在行经期阴道突然大量出血或淋漓不断的病证。古代文献中前者称"崩中",后者称"漏下"。西医学中,崩漏多见于无排卵型功能失调性子宫出血、生殖器炎症和某些生殖器肿瘤引起的不规则阴道出血。正如《济生方》说:"崩漏之病,本乎一证,轻者谓之漏下,甚者谓之崩中。"本病属常见病,常因崩与漏交替,因果相干,致使病变缠绵难愈,成为妇科的疑难重症。本病相当于西医学无排卵型功能失调性子宫出血病。

崩漏的发生常与素体阳盛或脾肾亏虚、房劳多产、七情内伤、饮食不节、劳倦思虑等因素有关。本病病位在胞宫,与冲、任二脉及脾、肾关系密切。中医将崩漏的病因概括为"虚、热、瘀",分为血热证、肾虚证、脾虚证、血瘀证。基本病机是冲任不固,血失统摄。崩漏的病因病机复杂,历代医家均有论述,李杲言:"阴虚阳搏谓之崩……皆由脾胃有亏，下陷于肾与相火相合"；薛己云崩漏因"脾胃虚损，不能摄血归源"所致；赵献可在《邯郸遗稿》中记载崩漏"若瘀血者，体必作寒"。主症为经血非时暴下不止或淋漓不尽。脾虚则经血色淡质稀，头晕心悸。舌淡，苔薄，脉细。肾虚则经血色淡质清，腰酸肢冷，夜尿频多。舌淡，苔薄，脉沉细。血热则经血色红质稠，心烦口渴。舌红，苔黄，脉弦。血瘀则经血紫暗有块，行经日久又突然崩中漏下。舌紫暗，脉涩[1]。

西医治疗采用口服激素类药物治疗，但存在依从性差、不良反应多、停药后复发率高等问题。而针灸疗法较之更方便实惠，不良反应小，疗效较好等优点。

基本治疗治法：调理冲任、固崩止漏。取任脉及足太阴经穴为主。主穴：关元、三阴交、隐白。脾虚配脾俞、足三里；肾虚配肾俞、太溪；血热、血瘀配血海、地机。《针灸大成·妇人门》："妇人漏下不止，太冲、三阴交"。血崩配气海、大敦、阴谷、太冲、然谷、三阴交、中极。关元为任脉与足三阴经的交会穴，有益元气、固脾肾、调冲任、理经血的作用；三阴交为足三阴经交会穴，可健脾、调肝、固肾；隐白为足太阴井穴，可健脾统血，为治疗崩漏经验效穴。《针灸甲乙经·妇人杂病第十》："妇人漏下，若血闭不通，逆气胀，血海主之"。关元针尖向下斜刺，使针感传至耻骨联合上下；隐白多用灸法；三阴交常规刺。《备急千金要方·赤白带下、崩中漏下第三》："女人漏下赤白及血，灸足太阴五十壮，穴在内踝上三寸，足太阴经内踝上三寸，名三阴交。"《神应经·妇人部》："血崩，取气海、大敦、阴谷、太冲、然谷、三阴交、中极"。其他治疗如皮肤针：取腰部督脉、足太阳经，下腹部任脉、足少阴经、足阳明经、足太阴经，下肢部足三阴经。由上向下反复叩刺3遍至局部微出血。三棱针：取腰部脉或足太阳经上反应点。每次选用2～4个点，挑断皮下白色纤维数根。每月1次，连续挑刺3次。头针取额旁3线。头针常规刺法。拔罐：取脾俞、肾俞、十七椎、气海俞。常规拔罐治疗。

【病案举隅】

患者，女，19岁，2022年1月5日初诊，月经紊乱1年余。现病史：14岁初潮，平素月经规律；1年多前因学业压力大出现月经提前，20～25天一行，伴经期延长，淋漓11～12天净，经量较前减少，色淡质稀，无痛经，无血块，经前乳胀，经期腿酸，末次月经1月5日。刻下：畏寒，手足不温，晨起有痰，不易咳出，量少色白，汗少，纳寐欠佳，便秘；舌淡，舌尖红，苔薄白，脉弦细弱。西医诊断：异常子宫出血。中医诊断：崩漏（心脾两虚证）。治以益气补血、健脾养心，方用归脾汤加减。组方：党参9g，黄芪9g，茯神15g，酸枣仁9g，龙眼肉15g，木香6g，生白术 20g,制远志 3g,红枣 15g,当归 10g,陈皮 6g,石菖蒲 6g,白及 6g,薄荷 3g,北柴胡 3g,炒白芍 10g,阿胶珠 3g,桔梗 10g,炒枳壳 6g,肉苁蓉 10g,紫石英 15g。共 14 剂,每日 1 剂,水煎服,早晚分服。嘱患者加强户外活动,劳逸结合,以纾学业压力。针灸取穴:血海、足三里、脾俞、胃俞、气海、关元。1 月 19 日二诊:末次月经量中,7 天净,色淡质稀,经前乳胀,经期腿酸较前好转。刻下:晨起有痰,量少色白,可咳出,仍有便秘,大便质干;舌淡红,舌尖红,苔薄白,脉细。前方基础上加杏仁 6g,莱菔子 10g,通草 3g,丹皮 6g,续服 14 剂。后随访患者诉月经规律,崩漏未发[2]。

【小结】

崩漏基本病机是冲任不固,血失统摄,辨证分析为脾虚、肾虚、血热、血瘀,基本治疗治法为调理冲任,固崩止漏,取关元,三阴交,隐白,毫针常规刺。针灸对无排卵型功能失调性子宫出血有较好的疗效。但对于血量多、病势急者应采取综合治疗措施。绝经期妇女如反复多次出血,应做妇科检查,排除肿瘤等致病因素。治病必求于本,情志起病,应以"改易心志"为先,可通过户外运动转移忧思,继而"用药扶持",方可达事半功倍之效。

【参考文献】

[1] 于真苹,刘卉,李雪,等.郑惠芳基于易水学派温补法论治崩漏经验[J].环球中医药,2023,16(12):2493-2496.

[2] 金宇青,王素霞.归脾汤加减治疗青春期崩漏验案一则[J].中国乡村医药,2023,30(12):36.

十三、经前期紧张综合征

【病因病机治法】

经前期紧张综合征是指妇女在经期前出现一系列精神和躯体症状,随着月经来潮而消失的疾病。临床症状表现各异,可出现头痛、身痛、眩晕、乳房胀痛、泄泻、情绪紧张等症状,病情轻重有别,轻者可以忍受,重者影响工作和生活。《叶天士女科证治》曰:"经来怒气触阻,狂言谵语,如见鬼神。"《妇科一百七症发明》:"经来狂言如见鬼神,肝必先郁而后怒。"

经前期紧张综合征主症月经来潮前出现精神紧张、烦躁易怒、乳房胀痛等症状,随月经周期性发作。症见:胸闷烦躁,情志不悦,精神抑郁,时而哭泣,动辄大怒,乏力嗜睡,厌恶劳作,乳房作胀,或时而疼痛,注意力不集中,健忘失眠,或肢体肿胀,或呕恶频作,经期延后,月经量少,或伴有血块,心烦易急,舌质淡红或黄,脉弦。证属肝郁气滞,治宜疏肝解郁。精神方面症状是经前期紧张综合征的重要特点。严重的患者,均有明显精神症状,其中焦虑症状居多,占70%~100%。约35%患者有抑郁症状,甚至有自杀意识,对生命具有潜在威胁。经前期紧张综合征属中医学"经行头痛""经行眩晕""经行乳房胀痛""经行情志异常""经行泄泻"等范畴,其发生常与情志失调、饮食所伤、素体虚弱、劳倦过度等因素有关。本病与冲、任二脉及肝、脾、肾关系密切。"谨守病机,各司其属,有者求之,无者求之,盛者责之,虚者责之""疏其血气,令其调达,而致和平"(《素问·至真要大论》),这些经典之说,也是治疗的重要原则之一。女子以血为本,肝藏血,主疏泄,具有全身血液缓冲、调节、疏理等功能,因此肝在其发病中具有举足轻重的作用。《丹溪心法·六郁》曰,"气血冲和,百病不生,一有怫郁,诸病生焉。故人身诸病,多生于郁。"纵观所有临床表现,多与气血相对不足和脏腑功能失调有内在联系。西医对于该病的病因病理目前尚不明确,普遍认为与社会—心理因素、人格因素、生物学因素有关,目前由于分子生物学的引入,其研究深入到脑神经递质及脑神经递质与性激素相关性的研究,从分子层面解释了情感症状和应激行为反应失常的原因。基本病机是冲任气血不和,脏腑阴阳失调。相关症状,大多与肾脏有密切联系。大凡月经及其相关疾病,都与肾功能异常有关。肾在五脏具有特殊位置,肾者"人得以生者,是立命之门,谓之元神,无形之火,谓之元气,无形之水,谓之元精,寄于两肾中间,故曰五脏之中,惟肾为真"(《医贯·血症论》)。发病均在月经来潮之前,深究其临床脉证,多与肾虚有关。肾为先天之本,秉承于父母,藏精气而主生殖,月经之病自然与肾有直接或间接关系。肾藏精、精生血,精血相互滋生与依存,月经来潮,精血也会暂时降低,出现周期性亏损现象。女性多痰湿,其根属脾之运化失职。痰湿为阴邪,具有黏滞而日久不祛之特性,尤易阻滞于机体,皮下、肌腠、经络、骨节,以及三焦、五脏、六腑和奇恒之腑等均可受病,引发诸如疼痛、水肿、胀满、疲惫、精神异常等相关症状。痰湿均为阴邪,性清冷黏滞,对脏腑功能、气血均有不可低估的不良影响。尤其痰湿对气血的影响贯穿于病因病机之始终[1]。

　　目前现代医学对本病缺乏标准化的治疗方法,主要还是通过对症治疗、调控精神症状、抑制排卵治疗等,虽能较快地缓解症状,但对身体危害大、不良反应多、远期疗效不肯定[2]。而从中医学整体观念及辨证论治入手运用针灸治疗经前期紧张综合征,调理人体内环境,全面调节患者肝失疏泄及气血阴阳失衡,充分体现了治病求本的精髓所在。其临床疗效显著、不良反应少、安全性可靠,具有广阔的应用前景。经前期紧张综合征的临床表现症状多变,患者各有不同偏重。临证应据其脉证,分辨主次,以简驭繁,抓主要矛盾,辨证用药,方可药中肯綮。

中医基本治法为调气安神,调理冲任。取足三阴经穴为主。主穴有三阴交、太冲、神门、百会、太溪。气滞血瘀配膻中、血海;肝肾阴虚配肝俞、肾俞;气血不足配足三里、气海;痰浊上扰配丰隆、中脘。三阴交为脾、肝、肾三经交会穴,可健脾调血,补肝益肾,是治疗妇科疾病的要穴;太冲有疏肝解郁、清肝养血的作用;神门为心之原穴,可养心安神,百会位于巅顶,有镇静宁神之功;太溪为肾之原穴,可补肾气、调冲任。三阴交将足三阴经气血重组后再行分流。三阴交穴为十总穴之一。所谓"妇科三阴交",顾名思义此穴对于妇症甚有疗效,此穴为又足太阴脾经、足少阴肾经、足厥阴肝经交会之处,因此应用广泛,除可健脾益血外,也可调肝补肾。亦有安神之效,可帮助睡眠。其他治疗有:皮肤针取下腹部任脉、冲脉以及足三阴经循行线,叩刺至局部皮肤潮红为度。耳针取内生殖器、皮质下、内分泌、肝、脾、肾、心。毫针刺法、埋针法或压丸法。耳压法治疗,耳压主穴:心、肾、内分泌、神门、内生殖器。配穴:精神症状明显者加肝;水肿明显者加脾;腹胀便秘者加大肠;发热者可配合耳尖放血。头皮针为额中线和顶中线各在督脉循行路线上,相当于神庭、前顶、百会诸穴所在部位,有理气行滞、疏肝调经、安神定志和调冲任之功效。重症经前期紧张综合征患者,常常严重影响正常生活,在服用中药的同时适当配合西药,对缓解症状大有裨益。维生素 B_6 具有抑制催乳素、减少雌激素蓄积作用,同时调节自主神经系统与下丘脑—垂体—卵巢的关系,可从月经第 10 天口服,每次 20～40mg,每日 3 次。谷维素亦能控制神经、精神症状,可每次口服 20mg,每日 3 次。常用药物:柴胡、枳壳、降香、炒白芍、当归、川芎、赤芍、玫瑰花、青皮、佛手、制香附、丹参等。倘若乳房肿痛显著,伴有结节,太息频作,上方加路路通、橘核、夏枯草;比如头昏脑涨,舌干口苦,大便秘结,加炒栀子、野菊花、黄芩;假若失眠健忘,情绪压抑,嗜睡明显,加合欢花、石菖蒲、远志;如果痛经明显,经色紫暗,夹有血块,佐桃仁、红花、月季花。

【病案举隅】

患者,女,32 岁。主诉:经前乳房胀痛 2 年。现病史:患者行经前 1 周左右出现乳房胀痛,连及两胁,疼痛拒按,情绪不稳,焦虑抑郁。月经来前乳房胀痛,连及两胁,疼痛拒按,情绪不稳,经色紫暗,有血块。舌暗红,脉弦。诊断:经前期紧张综合征。中医诊断:经行乳房胀痛(气滞血瘀证)。治则:行气活血,化瘀止痛。主穴:膻中、太冲、足三里、合谷、三阴交、内关、期门。操作:足三里、合谷、三阴交用温针灸疗法,其他穴位常规操作。经前1周开始治疗,治疗2个月经周期后症状消失。膻中属任脉穴,八会穴之气会,调理气机的作用显著;太冲为肝经原穴,有疏肝解郁、清肝养血的作用;三阴交是脾、肝、肾三经交会穴,可健脾摄血、补肝益肾,为治疗妇科病的要穴。内关、期门行气止痛。经前5至7日症状尚未发时开始治疗,防治效果较好。合谷、太冲用来开四关,足三里补充气血。

【小结】

经前期紧张综合征基本病机是冲任气血不和,脏腑阴阳失调,辨证分析为气滞血瘀、肝肾阴虚、气血不足、痰浊上扰。基本治疗治法为调气安神,调理冲任,取三阴交、太冲、神门、百会、太溪,毫针常规刺。针灸治疗本病有较好的疗效,可以从整体上调节脏腑阴阳气血的平衡,一般多在经前1周左右症状未出现时开始治疗。本病受心理因素影响大,宜注意消除患者紧张情绪,保持心情舒畅,注意生活起居的调适。根据躯体水钠潴留、疼痛与低血糖等反应,以及精神方面的焦虑、抑郁,甚则精神错乱与偏执妄想等表现,认为其症候与肝、肾、心、脾等脏功能失调和气血紊乱等因素有关。

【参考文献】

［1］苏庆洋,王忠民.王忠民教授辨证论治重症经前期紧张综合征经验[J].世界中西医结合杂志,2019,14(8):1095-1098.

［2］曾艳,丁翎珊.针灸治疗经前期综合征的临床研究概况[J].世界最新医学信息文摘,2018,18(86):225-226

十四、绝经前后诸症

【病因病机治法】

绝经前后诸症是指以绝经期前后出现月经停止或月经紊乱、忧郁或烦躁易怒、情绪不定、潮热汗出、心悸失眠、头晕耳鸣等一系列症状为主要表现的病证。主症为绝经前后出现月经紊乱,情绪不宁,潮热汗出,心悸等症状。

绝经前后诸症的发生常与先天禀赋、情志所伤、劳逸失度、经孕产乳所伤等因素有关。本病病位主要在肾,与肝、脾、心关系密切。基本病机是肾精不足,冲任亏虚。《黄帝内经·素问》:"女子七七任脉虚,太冲脉衰少,天癸竭,地道不通,故形坏而无子也。"说明其病因病机是女子将至绝经,肾气渐衰,天癸渐竭,冲任二脉虚衰,月经将断而绝经,生殖能力降低而至消失,本是女子正常的生理衰退变化。但由于体质因素,肾虚天癸竭的过程加剧或加深,或工作和生活的不同境遇,以及来自外界的种种环境刺激等的影响,一些人难以较迅速地适应这一过渡阶段,使阴阳失去平衡,脏腑气血不相协调,因而围绕绝经前后出现诸多的不适。该病发生的病理基础是肝肾二脏的阴阳亏虚,同时导致心脾功能的失常、气血不和而产生诸多不适症状。西医学中,围绝经期综合征、双侧卵巢手术切除或放疗后双侧卵巢功能衰竭也可出现类似症状。肝肾阴虚:女子"七七"之年,肾阴不足,天癸渐竭,若素体阴虚,或多产房劳、数脱于血,复加忧思劳累,营血阴精暗耗,肾阴日益亏损,肾水不足,不能涵养肝木,易致肝肾阴虚,肝阳上亢,肾水不能上济于心,心火独亢,热扰神明,故而早期阶段可见五心烦热、颜面烘热、潮热盗汗、畏热、睡眠易惊醒或难以入睡、亢奋激动,伴头痛耳鸣、口干欲饮、大便干燥、口舌容易生疮、舌红、苔薄白或苔少、脉细弦或细数、细滑等症状。肝肾阴虚阶段:失于调护治疗后病症逐渐加重,患者早期阴虚内热,郁热逐渐耗伤气血阴液,机体气阴不足渐显;盗汗较多,气随汗泄;血为气之母,阴血渐亏,则化气不足,日久则可致肝肾气阴两虚。本阶段除阴虚的表现外,还有容易疲乏少力、动则汗出较多、畏风寒、腰膝酸软、头晕眼花、心慌心悸阵作、面色少华、大便稀溏或秘结、舌红或淡红、苔薄白或少苔、脉细濡或细弱、尺脉弱等气虚。肝肾阴阳两虚阶段:患者在前两个阶段病程中,未得及时调护治疗,气血阴精失调未得到纠正,或过多服用寒凉泻火之药,过贪生冷之品,戕伐阳气;加之年龄渐增,病程日久,脏腑精气衰退加剧,阴损及阳,穷必及肾,则可致肝肾阴阳两虚。本阶段阴阳俱虚,但以阳虚更甚,大多有畏寒怕冷、四肢欠温、动则多汗、腰酸膝软加重、健忘、神郁躁烦、舌淡或淡胖或淡暗或嫩红、苔可少或薄白或白腻、津多水滑,脉沉弱或沉缓、尺脉多见无根或虚浮。

现代医学多采用激素如戊雌二醇等进行治疗。但是该方法治疗的不良反应较大,治疗效果并不确定。通过针刺结合艾灸治疗妇女更年期综合征可以明显缓解患者临床症状,提高生活质量。针灸对本病效果良好,但宜配合心理疏导。本病是一种内外因共同作用所致的疾病,而不是更年期妇女一定会患有的疾病。女子到了绝经年龄,发病与否,与体质因素、精神状态、生活环境等因素息息相关。在针刺结合艾灸治疗本病时，应重视对患者心理因素的治疗，对患者加以精神安慰，使患者乐观、开朗、避免忧郁、急躁情绪。针刺结合艾灸治疗更年期综合征，疗效好，确实值得大力提倡。

中医基本治疗治法为补益肾精，调理冲任。取任脉穴及肾的背俞穴、原穴为主。《备急千金要方·卷第三十》："肾俞、内关，主面赤热"。主穴为关元、三阴交、肾俞、太溪。肾阴虚配照海；肾阳虚配命门；肾阴阳俱虚配照海、命门。《针灸大全·八法主治病证》："女人血气劳倦，五心烦热，肢体皆痛，头目昏沉，百会一穴、膏肓二穴、曲池二穴、合谷二穴、绝骨二穴、肾俞二穴。"本病基本病机是肾精亏虚，肾的阴阳平衡失调，故取肾之背俞穴肾俞、原穴太溪，补益肾之精气以治其本；关元属于任脉与足三阴经交会穴可益肾元、调冲任；三阴交为足三阴经交会穴，可健脾、疏肝、益肾，理气开郁，调补冲任。《针灸资生经·第四》："阴郄、巨阙，治心中烦满。肾阳虚，可加灸。"在治疗绝经前后诸症患者过程中，选用胃经合穴足三里、脾经要穴三阴交为主穴，首重补脾健胃。三阴交主三阴病变，除健脾利湿外，也可补益肝肾以治本。绝经前后诸症是本虚标实之证，肾虚为本，标实在心肝，水不涵木，则见龙雷之火升腾，出现心烦易怒、头痛头晕等肝阳上亢之象，配伍胆经风池穴以治标实。同时，本病患者往往因肾水不能上济心火，导致心肾不交，而见心悸，失眠多梦，健忘等，宜配伍神门、内关以宁心安神。《素问·骨空论》："任脉为病，男子内结七疝，女子带下瘕聚。"任脉为阴脉之海，妊养诸阴，有强壮之功，故配伍任脉要穴关元、气海可大补元气，益气助阳调经。针刺选穴三阴交、太冲、太溪等针刺治疗，意在用三阴交调补三阴而育阴潜阳，此穴是妇科主穴，对妇科疾病很有疗效，如：子宫功能性出血、月经不调、经痛、带下、不孕、崩漏、闭经、子宫脱垂、难产、产后血晕、恶露不行等；肾经肝经原穴太冲、太溪，主要是根据《灵枢·九针十二原》，"五脏有疾，当取之十二原"，原穴有调整脏腑经络虚实的功能，从而达到治疗目的。头为诸阳之会、百脉之宗，百会穴为各经脉气汇聚之处，对于调节机体的阴阳平衡起着重要的作用。百会穴醒神开窍，与太冲三阴交等穴位相伍，治疗眩晕、头痛等。百会穴又具有安神定志的功效，治疗神经衰弱、心律失常等。关元穴具有培本固原、补益下焦之功。现代研究证实，关元穴主要通过调节内分泌达到治疗生殖系统疾病的目的。心俞、肝俞、脾俞这三个背部腧穴分别可以治疗相应的五脏疾病，结合使用可以针对更年期综合征的心悸、急躁易怒、饮食不佳等症状起到治疗作用[1-2]。其他治疗如耳针取皮质下、内分泌、内生殖器、肾、神门、交感。每次选用2～3穴，毫针刺法、埋针法或压丸法。艾灸治疗：取针后,在腹部穴位神阙、气海、关元、中极加大艾灸盒1个。

【病案举隅】

患者,女,57岁,主诉：烘热汗出烦躁7年,畏寒肢冷4年,加重3个月。现病史：患者绝经8年,7年前开始出现烘热汗出伴有烦躁眠差,4年前开始自觉寒、双腿冰凉如置冰水中、晨起及午后有烘热汗出阵作欲减衣被,汗出后又感背寒欲加衣被；心烦易怒,睡眠极差,记忆力减退。长期按"绝经前后诸病"治疗,服用过多种西药及中草药、中成药,症状一直没有明显改善。近3个月来上述症状加重明显,伴有失眠、烦躁、腰背疼痛、头昏头痛阵作,血压不稳。刻下：情绪焦躁,诸事不顺,心烦、眠差、头痛、盗汗、自汗明显,手脚欠温,面色少华、形体偏胖,舌淡嫩边尖暗红,苔薄白津多；六脉寸关滑,尺脉沉弱无力。中医诊断：绝经前后诸症(肝肾阴阳两虚,虚热内扰)。治则：温补肝肾、调理寒热、育阴除烦。针灸取穴：关元、三阴交、肾俞、太溪,留针15min。处方(乌梅丸加味)：乌梅15g,细辛9g,桂枝15g,生晒参15g,白附片(开水先煎2h)50g,干姜15g,花椒9g,当归15g,川黄连6g,黄柏12g,麻黄根15g,煅牡蛎30g,山茱萸15g。开水煎服,共3剂,1剂/2天,200mL/次,3次/天,饭前温服。患者1周后来门诊复诊,诉服药后自觉不适症状有好转,并告知多年来服用中药治疗未曾有如此功效。治已见效,守方续服4剂。二诊,患者双尺脉仍沉弱无力,舌质仍淡嫩发暗,故将白附片加至80g/剂,继续服用7剂。三诊,诉诸证悉缓,面露笑容,精神转佳,夜寐安稳,未见烘热汗出及头痛,肢冷稍缓。守方加减化裁,续服数剂获愈。

【小结】

绝经前后诸症基本病机是肾精不足,冲任亏虚,辨证分析为肾阴虚、肾阳虚、肾阴阳俱虚等,基本治疗治法为益肾精,调理冲任,取关元、三阴交、肾俞、太溪,毫针常规刺。西医以性激素替代治疗绝经前后诸症,因性激素替代治疗存在许多禁忌证,且后诱发卵巢癌、乳腺癌的风险增加,故临床使用中医针灸治疗该病具有较好的优势。在针灸治疗中,将该病辨证分为3种证型进行治疗,辨证思维及处方用药简洁易学,临床疗效较好,值得临床推广应用。

【参考文献】

[1] 何华春.绝经前后诸症中医治疗[J].中国社区医师,2017,33(29)：92-94

[2] 白新霞.针灸治疗绝经前后诸症46例[J].上海针灸杂志,2011,30(11)：774.

十五、带 下 病

带下病是指女性白带明显增多，色、质、气味异常的一种病证，又称"带证""下白物"等。"带下"一词首见于《素问·骨空论》："任脉为病，男子内结七疝，女子带下瘕聚。""带下病"病名首见于《诸病源候论》。广义的带下指妇产科疾病，狭义的带下包括生理性带下和病理性带下，《针灸甲乙经》记载的"带下"主要指病理性带下。带下为津液的一种，由肾精化生，是肾精下润之液。带下是在肾精充盛的前提下，以及在肾气和天癸的作用下，由任脉所司，达于胞中，经督脉温化，带脉约束，溢于阴道阴户，润泽前阴孔窍。带下病的辨证主要依据带下物量、色、质、味的变化并结合其他症状，该病发病与肾、肝、脾等功能失调有关，同时与湿、热、毒等病邪密切相关。

带下病的发生常与感受湿邪、饮食劳倦、素体虚弱等因素有关。本病病位在胞宫，与带脉、任脉及脾、肾关系密切。西医学中，带下病多见于阴道炎、宫颈炎、盆腔炎、内分泌功能失调、宫颈或宫体肿瘤等疾病中。带下病的病因病机主要是任带二脉损伤，带脉失约或失养，病变多在胞宫。带下病的主要发病机制为湿邪，根据入侵性质不同，可分为内生、外侵 2 种。外湿，多发生于经期、产后，湿邪趁机侵入子宫，损伤任脉，带脉失约，继而诱发带下病。带下病根据不同发病机制可分为多种证型，主要有脾虚湿困、肾阳虚、阴虚挟湿、湿热下注、湿毒蕴结五种。带下过少的主要病因是肝肾亏损、血枯瘀阻，主要病机是任带失养。基本病机是湿邪阻滞，任脉不固，带脉失约。带下病患者伴有明显的白带异常表现，出现不同程度的色、质、量、味异常变化，且伴有面色、舌苔、肢体症状。临床当中需根据患者的实际症状，辨证治疗。若量多、色白或淡黄，质黏稠，无臭味，绵绵不断者，多属脾虚湿困；带下量多，色清、质稀，无味，冷感明显，应归为肾阳虚；量多或稍有增多，色赤白相兼或黄，质稠，臭气，则判断为阴虚挟湿；量多，色黄或黄绿，质脓，性黏稠，气味异常，呈豆腐渣样[1-2]。

针灸治疗优势临床部分带下病患者不喜服用药物或服用药物后病证仍迁延不愈，此时可选用针灸治疗。针灸改善妇科疾病中的白带异常疗效可靠，选穴时多重视局部取穴、循经取穴、交会穴配穴、俞募配穴等。基本治疗治法为利湿化浊，固摄止带，取任脉、带脉和足太阴经穴为主，取带脉以固摄本经气，白环俞、气海可通调任脉和膀胱之气而化湿邪，三阴交以健脾渗湿，调理肝肾。湿热偏盛针泻肝经之荥穴行间而疏泄肝经之郁热,泻阴陵泉以清泄脾经之湿热;寒湿偏盛加灸关元、足三里既可温固下元,又可健脾渗湿。再根据证型加减取穴辨证治疗。主穴为中极、三阴交、带脉、白环俞,湿热下注配阴陵泉、行间,脾虚湿盛配脾俞、足三里;肾虚不固配肾俞关元。还取腹部和腰骶部腧穴。腰俞、八髎、尾骶、上髎、次髎、中髎、下髎位于腰骶部,属人体阳面腧穴,曲骨、大赫、五枢位于腹部,属人体阴面腧穴,具有从阴引阳、从阳引阴之效,可调和人体气血阴阳,且这些穴位皆靠近胞宫,具有腧穴的近治作用,对局部病变有较好的针对性,对带下病有直接治疗作用。中极为任脉与足三阴经的交会穴,有固任化湿、健脾益肾之效;带脉穴属足少阳经,为足少阴、带脉二经交会穴,是带脉经气所过之处,可协调冲任,止带下,调经血,理下焦;三阴交调理肝、脾、肾,以治其本;白环俞属足太阳经,可调膀胱气化,利湿止带,是治疗带下病的效穴。中极针尖向下斜刺,使针感传至耻骨联合下为佳;带脉向前斜刺,不宜深刺;白环俞直刺,使部酸胀为佳;三阴交常规针刺。带脉、三阴交可加电针。《证治准绳》:赤白带,气海、中极、白环俞,不效取后穴三阴交。其他治疗拔罐取十七椎、腰眼、八髎周围之络脉。三棱针点刺出血后拔罐。每3~5日治疗1次。用于湿热下注所致带下。穴位注射取双侧三阴交。辨证选用黄芪注射液或胎盘注射液、双黄连注射液,每穴注射0.5~1mL。耳针取内生殖器、脾、肾、三焦。毫针刺法,或埋针法、压丸法等。

【病案举隅】

患者,女,42岁,2016年3月初诊,现病史:带下量多,色白或淡黄,质黏稠,无臭味,绵绵不绝,伴面色萎黄,纳少便溏,精神疲倦,四肢倦怠,舌淡苔白腻,脉缓弱,经妇科检查无异常。属脾虚湿困型带下病。治则:健脾益气,升阳除湿。针灸取穴:带脉、三阴交、气海、脾俞、阴陵泉、足三里,平补平泻。中药处方:完带汤(《傅青主女科》)。方药:白术10g,山药15g,人参10g,白芍10g,苍术10g,甘草6g,陈皮10g,黑芥穗10g,柴胡6g,车前子12g。1个疗程后,各症好转,2个疗程治愈[3]。

【小结】

对带下病进行辨证,从而运用经络脏腑立法处方治疗,属热则针泻以清热,属寒则艾灸以除寒取穴规律上,强调经络脏腑辨证,热证带下,针血海泄血热,取膀胱经三焦俞、小肠俞以清下焦之火;寒证带下,灸以除寒,取肾俞穴、命门穴、关元穴、脾俞穴以补脾肾,固下元。同时,带下病病灶在子宫,归来穴、中极穴位近子宫,针之能直达病灶,效如桴鼓。针灸治疗带下病有较好的效果,同时要明确病因,滴虫性及真菌性阴道炎引起者,宜结合外用药,以增强疗效。养成良好的卫生习惯,经常保持会阴部清洁干燥卫生。

【参考文献】

［1］王艺颖,李瑛.浅析《针灸甲乙经》中带下病的针灸治疗［J］.中国民间疗法,2022,30(3)：3-5.

［2］祁玉琴.中医药配合针灸治疗带下病136例［J］.世界最新医学信息文摘,2018,18(60)：160,196.

［3］王冰清,周惠芳.承淡安针灸治疗带下病的经验与实践［J］.中医临床研究,2022,14(34)：71-74.

十六、阴　挺

▲

【病因病机治法】

阴挺是指子宫从正常位置沿阴道下降,宫颈外口达坐骨棘水平以下,甚至子宫全部脱出于阴道口外,或阴道壁膨出。又称"阴脱""阴菌""阴痔""阴㿗"等。《针灸甲乙经妇人杂病》其云:"妇人阴挺出,四肢淫泺,身闷,照海主之"[1]。现代医学称本病为子宫脱垂。临床分度根据患者屏气下膨出和脱垂程度,将阴道前壁脱垂分为三度:Ⅰ度:阴道前壁向下突出,但仍在阴道内,有时伴有膨出的膀胱;Ⅱ度:部分阴道前壁脱出至阴道口外;Ⅲ度:阴道前壁全部脱出至阴道口外,Ⅲ度膨出均合并膀胱膨出和尿道膨出。

阴挺的发生常与产伤未复、房劳多产、禀赋虚弱、年老多病等因素有关。本病病位在胞宫,与任、督、冲、带脉及脾、肾关系密切。子宫脱垂的病因复杂且多样化,风险因素包括怀孕、分娩、先天性或后天性结缔组织疾病、盆底神经衰弱或老化、绝经以及与长期腹压升高有关的因素,包括多产史、难产史、产程过长或产后休息不足,或从事过重体力劳动等。

基本病机为气虚下陷,无论是中气不足或肾气亏虚,都可致冲任不固,带脉失约,无力系胞而成阴挺。可因分娩时用力太过或久嗽不愈,或因年老久病,便秘努责。《简明医彀·阴挺》道:"盖阴挺之证,因于郁怒伤肝,积久不舒,肝气亢极,致阴中突出长数寸,痛痒水湿,牵引腰股,小便涩短。"现代医学目前普遍认为子宫脱垂是由于分娩损伤,卵巢功能减退,先天发育异常或营养不良等因素导致盆底组织损伤、薄弱或缺乏张力,以及在腹腔压力增加的情况下,对以上情况的加重。阴挺主要表现为子宫下移或脱出阴道口外中气不足,子宫下垂,劳则加重,平卧减轻,神疲乏力,面色无华。舌淡,苔白脉弱。肾虚失固,则子宫下垂,头晕耳鸣,腰膝酸软,小便频数。舌淡,脉沉细。主要辨证分为3个证型,气虚证,肾虚证和湿热下注证,三者均可导致胞宫不固,中医常采用内服与外用中药、刺激穴位等治疗方法,非手术西医治法多为自主训练及仪器辅助。

现代医学治疗该病以手术为主辅以盆底肌肉训练。但传统手术方式对正常解剖结构的损坏明显;术后阴道不适、疼痛常见、复发率高,30%的患者需要再次治疗。大量文献证实,通过合理的配穴对患者施以针刺、艾灸、穴位埋线等可调节机体的神经、内分泌、免疫等多种功能从而缓解或治疗子宫脱垂[2]。对于我国盆底功能障碍患者,针灸具有易于操作、创伤小易恢复等优点,是一种高效率、低成本的替代治疗选择,采用针灸疗法有着成本低,损伤小,安全性高的优势。针灸治疗子宫脱垂Ⅰ度、浅Ⅱ度疗效明显,深Ⅱ度、Ⅲ度患者宜针药并用,综合治疗。

阴挺基本治法补气益肾,固摄胞宫。肾经在躯干部阴面的分布见图3-3。取任脉、督脉穴为主。主穴百会、气海、大赫、维道、子宫。中气下陷配足三里、脾俞;肾虚失固配肾俞、太溪。治疗原则以补气升提,补肾固脱为主。使用频次最高的3个穴位依次为三阴交、足三里、百会。三阴交属肝、脾、肾三经汇聚之穴,善治各种妇科病,调补三阴之经气。百会为诸阳之会。足太阴脾经,脾主化生气血,以滋养胞宫。脾气主升,能维持胞宫在正常位置。足太阴脾经具有调理气血、健脾益气的特点。经脉选择同时符合"经脉所过,主治所及"的中医原则,腧穴配伍较优的组合为关元—子宫、百会—子宫,两两相配可增强培肾固本、调养冲任的功效,振奋全身之阳气,以升提下陷,又能调经理气、益气固胞。《针灸资生经·第三》:"大敦主阴挺出。少府主阴挺长。上髎治妇人阴挺出不禁。阴跷、照海、水泉、曲泉,治妇人阴挺出"。督、任、冲三脉同起于胞宫。百会属

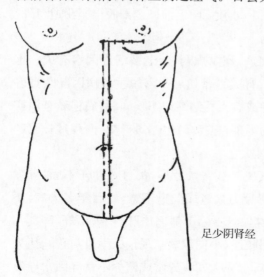

足少阴肾经

图3-3 肾经在躯干部阴面的分布

于督脉,位于巅顶,可升阳举陷、固摄胞宫,气海属于任脉,邻近胞宫,可调理冲任、益气固胞,大赫为足少阴肾经和冲脉的交会穴,位于小腹,可固肾调冲维胞;维道位于腰腹,交会于带脉,能维系和约束任督、冲、带诸脉,固摄胞宫;子宫穴为治疗阴挺的经验效穴。《针灸甲乙经·小儿杂病第十一》:"妇人阴挺出,四肢淫冻,身闷,照海主之"。照海一穴,位于内踝尖下 1 寸、内踝下缘边际凹陷中,为足少阴肾经本经穴,由于其归属足少阴肾经,足少阴肾经腧穴又常用于治疗前阴病、妇科病,故照海穴在古籍记载中广泛用于治疗月经病、妇人杂病、妊娠病及产后病。百会沿前后方向平刺,先针后灸或针灸同施;维道向会阴方向针刺;余穴常规针刺。其他治疗如穴位注射取关元、气海、肾俞、足三里。每次选用 2 穴,用黄芪注射液或当归注射液、胎盘注射液等,每穴注射 1～2mL。耳针取内生殖器、皮质下、交感、脾、肾。毫针刺法,或埋针法、压丸法。穴位敷贴取百会、神阙。用蓖麻籽 10～20 粒,捣烂成泥膏状,贴敷于穴位上。芒针取子宫、气海、带脉。每次选用 1 穴,用 3～5 寸长毫针,针尖朝向耻骨联合方向,横行刺人肌层,反复捻转,使患者会阴和小腹有抽动感,或单向捻针,使肌纤维缠绕针身后,再缓慢提针。隔日 1 次。耳穴压豆可取子宫、盆腔、外生殖器、卵巢、脾肾、神门等具有此疾病相关性的穴位。《备急千金要方·卷第四妇人方下》:"妇人胞落颓,灸脐中三百壮"。艾灸具有辛温走窜,温补阳气,通理气血,行气祛秽之功效。艾灸及温针灸治疗子宫脱垂皆是利用其温热性刺激,起到加强机体气血运行,升阳举陷的目的,艾灸:部位为会阴部。内服中药常根据患者病因病机不同,用药也有所区别,脾虚常用补中益气丸加减,肾虚常用大补元煎加减,肝经湿热常用龙胆泻肝汤加减。

【病案举隅】

患者,女,30 岁,2014 年 3 月 9 日初诊[3],两年前分娩后,子宫脱出阴道口,伴小腹坠胀,后经他医以补中益气汤加减治之,至今未愈。患者孕 3 产 1,胎死腹中两次,行药流。

刻下:小腹坠胀,稍持重物、抱孩子、站立时间稍长则子宫下脱于阴道口外。平时疲乏,纳差不饥,时作寒热汗出,夜尿多,小腹时有胀痛,伴腰困。月经正常,带下少。舌淡苔薄白而润,脉弱。中医诊断:阴挺(脾肾阳虚,冲任不固,中气下陷,营卫不调)。处方:炮附子 10g,炒白术 15g,鹿茸 5g(另研末吞服),菟丝子 30g,川断 30g,狗脊 15g,桑寄生 30g,炙黄芪 30g,升麻 6g,桂枝 6g,柴胡 6g,覆盆子 15g,干姜 10g,枳实 15g,人参 10g,炙草 10g,吴茱萸 6g,乌药 10g(后下),熟地黄 30g,生山药 15g。7 剂。每日 1 剂,水煎 2 次分服。另配以艾条温灸,百会、太冲、足三里、三阴交、中脘、神阙、关元、气海。每日 1 次,40min。

二诊(2014 年 3 月 16 日):寒热止,纳食增,汗出减,夜尿少,但仍小腹坠胀,腰困,大便溏,便前腹痛,便后痛减。舌淡红嫩,有齿痕。脉濡。中医诊断:阴挺(肝脾不和,水饮停滞,中气下陷,肾阳虚亏)。处方:云苓 30g,桂枝 15g,白术 30g,炙甘草 10g,炙黄芪 60g,陈皮 10g,白芍 10g,防风 10g,升麻 6g,柴胡 6g,枳实 10g,人参 10g,菟丝子 30g,补骨脂 15g,吴茱萸 6g。5 剂。配合灸百会、足三里、三阴交、太冲、关元、气海、中脘、神阙。每日 1 次。

三诊(3 月 23 日):子宫脱垂十愈三、四,腰困减轻,大便溏,带下稀白,舌淡苔薄脉弱。以二诊方去陈皮、白芍、防风加桑寄生 30g,鹿茸 3g(另研),狗脊 15g,羌活 10g。7 剂。配合灸百会、阳池、足三里、三阴交、关元、气海。

四诊(2014 年 3 月 31 日):今日经净,以往经后必宫垂,近几日子宫未脱,带下也少,纳可,入眠好。苔淡红苔薄白,脉濡滑。以 3 月 23 日方续服 7 剂,后以补中益气丸、金匮肾气丸善后。半年后随访子宫脱垂未发。

【小结】

本病中医主要病机是气虚、肾虚、湿热下注,内服中药治疗以补中益气、固摄肾气、清热燥湿为原则,可配合外用中药熏洗、离子导入、穴位刺激包括穴位贴敷、耳穴压豆、针灸等疗法以结合人体经络以及气血津液的运行取得更佳的疗效。治疗期间,指导患者做肛提肌锻炼。患者应注意休息,不宜久蹲及从事担、提重物等体力劳动,禁房事。积极治疗引起腹压增高的病变,例如便秘、咳嗽等。

【参考文献】

[1] 何欣,汪汐,龙子临,等. 针灸疗法治疗子宫脱垂的诊疗特点[J]. 中华中医药杂志,2023,38(11):5529－5533.

[2] 毛越,江花. 近 20 年子宫脱垂针灸治疗的研究进展[J]. 内蒙古中医药,2017,36(4):142－143.

[3] 周芸. 阴挺针灸法临床应用[J]. 现代医药卫生,2006,(04):559.

十七、阴 痒

【病因病机治法】

阴痒是指妇女外阴部或阴道内瘙痒,甚则痒痛难忍,坐卧不宁的一种病证,又称"阴门瘙痒"。本病可发生于任何年龄,但以更年期妇女较多见。西医学中,阴痒多见于外阴瘙痒症、外阴炎、阴道炎、外阴白斑和外阴营养不良等疾病。

阴痒的发生常与感染虫疾、忧思恼怒、房劳过度、久病体虚等因素有关。本病病位在阴部,任脉过前阴,肝经环阴器,故本病的病经主要在任脉与肝经。基本病机为肝经湿热下注或阴虚化燥生风。平素肝肾亏虚;或年老体弱,精血匮乏;或久病迁延,阴血亏损,导致肝肾阴虚。林佩琴《类证治裁》曰:"阴中痒,多由肝经湿热,化生虫,微则痒,甚则痛,或脓水淋沥"。[1]情志伤肝,肝郁化热,肝气横逆犯脾,脾虚湿盛,以致湿热互结于下焦,任、带脉受损,带下过多,湿浊浸淫阴部而发痒痛。素体脾虚湿盛,蕴久化热,流注下焦,任带受损,湿热蕴积生虫,或外阴不洁,或久居阴湿之地,湿虫滋生,虫蚀阴部,均可导致阴部瘙痒。主症为外阴或阴道内瘙痒。肝经湿热则部瘙痒刺痛,带下量多质稠,色白或黄,或呈泡沫、米泔样,胸闷,口苦而黏,脘闷纳呆。舌红,苔黄腻,脉弦数。肝肾阴虚则阴部干涩,灼热瘙痒,带下量少,头晕目眩,五心烦热,腰酸耳鸣。舌红,少苔,脉细数。

目前西医对该病的治疗主要采用抗生素或者激素治疗为主,复发率及不良反应较高,患者依从性差[2],中医多运用补肾、健脾、调肝,利湿止痒,对治疗顽固性阴痒匠心独具,疗效明显。

中医基本治疗治法清热利湿止痒。取足厥阴经及任脉穴为主。处方:蠡沟、太冲、中极、三阴交。肝经湿热配行间、曲骨;肝肾阴虚配肝俞、太溪。《灵枢·经脉》:"足厥阴之别,名曰蠡沟,去内踝五寸,别走少阳;其别者,循胫上睾,结于茎。其病气逆则睾肿卒疝,实则挺长,虚则暴痒,取之所别也。"前阴乃宗筋之所聚,足厥阴肝经环阴器,足厥阴络脉结于阴器,蠡沟为足厥阴肝经之络穴,能疏利肝胆湿热止痒,为治疗阴痒常用要穴;太冲为肝之原穴,既可清肝经湿热,又可补肝肾之阴;中极为任脉与足三阴之会,又是膀胱之募穴,可清下焦湿热,调带止痒;三阴交为足三阴之交会穴,可调理脾、肝、肾,清下焦湿热,除外阴瘙痒。《针灸甲乙经·妇人杂病第十》:"女子下苍汁不禁,赤沥,阴中痒痛……下髎主之……绝子,阴痒,阴交主之……阴痒及痛,经闭不通,中极主之。"蠡沟针尖向上斜刺,针感向大腿内侧放射;中极针尖稍向下斜刺,使针感向前阴放散;余穴常规针刺。其他治疗如耳针取外生殖器、神门、肝、脾、肾上腺。每次选用3～5穴,毫针刺法,或埋针法、压丸法。穴位注射取长强、曲骨、环跳、足三里、三阴交。每次选取2～3穴,用维生素 B_{12} 注射液,每穴注射1～2mL。

【病案举隅】

患者,女,53 岁,2019 年 5 月 22 日首诊[1]。主诉:反复阴道瘙痒 2 年。患者 2 年来反复出现阴道瘙痒,多次化验白带常规正常,未见滴虫、白色念珠菌、线索细胞,西医治疗效果不显,亦他处寻求中医治疗,症状均未见明显改善。刻下症见:面色萎黄,阴道瘙痒剧烈,甚则坐立不安,痒如火烧、针刺,白带稍黄,痛苦难忍,晨起口苦,胃纳欠佳,夜寐早醒,小便尚调,大便偏干,舌淡红苔薄,脉弦细。诊断:老年性阴道炎;中医诊断:阴痒(肝肾亏虚,兼有湿热)。治法:滋补肝肾,清热利湿。针灸取穴:支沟、百虫窝、蠡沟、三阴交、太溪。操作:常规消毒后,支沟穴直刺 0.5~1 寸,局部有酸胀感,针感可向上扩散至肘部,有时或有麻电感向指端放散。艾炷灸或温针灸 3~5 壮,艾条灸 10~20min。蠡沟平刺 0.5~0.8 寸,局部有胀重感。艾炷灸 3~5 壮,艾条灸 5~10min。百虫窝直刺 0.8~1 寸,局部有酸胀感,有时可向髋部放散。三阴交和太溪穴直刺 1 寸,捻转泻法,得气后留针 20min。5 月 29 日二诊:阴道瘙痒明显好转,白带量少,质稀薄,纳寐尚可,舌淡红苔薄,脉细。继续本法治疗。6 月 5 日三诊:阴道瘙痒基本缓解,白带无殊,舌淡红苔白,脉细数。1 个月后随访,阴痒之证不复再发。《素问·上古天真论》载:“女子……七七,任脉虚,太冲脉衰少,天癸竭,地道不通,故形坏而无子也。”本例患者年逾五十,肝肾亏虚,精血耗损,冲任虚衰。故肝肾精血不足,阴部肌肤失于濡润,血燥生风,风动作痒,则发为阴痒;湿性趋下,易犯下焦,结合患者带下色黄、口苦等症,足见患者内兼湿热之邪;阴液不足,虚火煎灼,则湿热一时难驱,久之则成阴虚为本、湿热为标、本虚标实之疾。治以滋补肝肾、清热利湿之法。肝肾阴复,精血濡润,湿除风去,则阴痒顽疾得已。

【小结】

针灸对本病有一定疗效,但阴痒要查明病因。治疗上主张从肝、脾、肾论治,遣方用药注重遵循女性生理特点,主张内、外治法与女性生理特点相结合,兼顾局部与整体的调节防护。本病先起于内而羡及于外,固本之治必先求于内。支沟是手少阳三焦经五输穴的经穴,五行属火。蠡沟穴有疏肝理气、清热利湿、调经止带、消肿止痒、活络止痛、调理经脉的作用。百虫窝为祛风止痒的要穴。三阴交和太溪穴配合旨在滋阴补肾,利湿止痒。平时要注意卫生,治疗期间应禁房事,忌食辛辣刺激性食物。对剧痒难忍或病程缠绵者可配合局部用药,但忌用刺激性大、有腐蚀性的药物。

【参考文献】

［1］丁佳璐,王邦才.王邦才教授辨证论治痼疾验案三则[J].中国乡村医药,2021,28(13)：17-18.

［2］宋田田,张红.梁文珍治疗阴痒经验[J].中医药临床杂志,2023,35(11)：2160-2163.

第三节·中医产科病

十八、不 孕 症

不孕症是指女子婚后未避孕,有正常性生活,配偶生殖功能正常,同居2年以上而未受孕者;或曾有过孕育史,而后未避孕,又连续2年未再受孕者。前者为原发性不孕,古称"全不产";后者为继发性不孕,古称"断续"。《素问·骨空论》中就有对不孕的描述:"督脉者,起于少腹以下骨中央,此生病者,其女子不孕。"西医学中,不孕症多见于排卵功能障碍、输卵管堵塞、子宫肌瘤、子宫内膜炎等疾病。

不孕症的发生常与先天禀赋不足、房事不节、反复流产、久病大病、情志失调、饮食及外伤等因素有关。本病病位在胞宫,与任、冲二脉及肾、肝、脾关系密切。中医认为,肾为先天之本,肾气盛,天癸至,冲任通盛,则月经如期。若肾气虚损,则气化失司,气血瘀滞,无以充盈胞宫、冲任,故而不孕、闭经。因此不孕症的病因病机主要是肾阳虚所致,与"肾—天癸—冲任—胞宫"生殖轴调节功能失调有关。基本病机为肾气不足,冲任气血失调。《圣济总录》曰:"妇人所以无子,由于冲任不足,肾气虚寒故也。"阐明了不孕症的基本病机。先天肾精亏虚,后天脾胃化生气血之源缺乏或房事过纵导致肾虚;情志不疏,肝失调达,气滞胞宫导致肝气郁结;脾胃运化不足,聚湿生痰,湿热蕴结,导致痰湿内阻;气血相互为用,气血不和,瘀滞胞宫,上述均可导致不孕[1]。多囊卵巢综合征合并不孕症:常表现为月经稀发甚至闭经、雄激素水平过高、卵巢多囊样改变、持续无排卵、胰岛素抵抗等症状,发病机制尚不明确,通常认为与遗传因素、代谢综合征、肥胖、环境因素有关。输卵管性不孕症指各种因素引起输卵管结构改变,从而影响输卵管拾取卵子的功能,并将受精卵运送至宫腔着床的不孕症。其中:高龄、继发不孕、有流产史、有痛经症状、有宫腔操作史均为输卵管性不孕症的高危因素。育龄妇女,未避孕,配偶生殖功能正常,婚后有正常性生活,同居2年以上而未受孕为不孕。肾虚胞寒:月经后期,量少色淡,面色晦暗,腰酸肢冷,小便清长,性欲淡漠。舌淡,苔薄白,脉沉细。肝气郁结:月经后期或经期先后不定,月经量少,乳房胀痛,烦躁易怒,善太息。舌红,苔薄白,脉弦。痰湿阻滞:经行延后,甚或闭经,带下量多,形体肥胖,胸闷泛恶。舌淡胖,苔白腻,脉滑。瘀阻胞宫:月经推后,痛经,经色紫暗有块。舌质紫暗或有瘀斑,苔薄白,脉涩。中医认为女子孕育与先天肾精充足、天癸至、后天肝脾调和等有密切关系,"夫精者,生之本也","二七而天癸至,故有子……七七,任脉虚,太冲脉衰少,天癸竭,地道不通,故形坏而无子也"。

祖国医学治疗不孕症有显著的疗效,中医治疗不孕症的疗效显著,尤其是针灸治疗不孕症绿色、无其他不良反应,受广大患者的青睐。如《针灸资生经》中"妇人无子篇"中曰:"阴廉,治妇人绝产。若未经产者,灸三壮即有子……月事不调次,涌泉、商丘,治绝子……中极,治妇人断绪……针关元治妇人无子。"由此可见,针灸在治疗不孕症方面有丰富的经验和认识。基本治疗治法调理冲任,益肾助孕。取任脉穴及肾的背俞穴、原穴为主。主穴为关元、肾俞、太溪、三阴交,肾虚胞寒配复溜;肝气郁结配太冲、期门;痰湿阻滞配中脘、丰隆;瘀阻胞宫配子宫、归来。《针灸资生经·第七》:"妇人绝嗣不生,灸气门,在关元旁三寸,百壮……妇人无子,针关元。涌泉,治妇人无子。"《针灸大全·八法主治病证》:"女人子宫久冷,不受胎孕:照海二穴,中极一穴,三阴交二穴,子宫二穴。"针刺常用的穴位有关元、中极、三阴交、子宫、气海、肾俞、太溪、水道、太冲等,并常与灸法、中药内服等联用。针刺上述穴位能对下丘脑—垂体—卵巢轴进行调节[2],促进生殖内分泌功能恢复生理状态对机体排卵起到促进作用,增加受孕概率。肾藏精主生殖,肾气旺盛,精血充足,冲任调和,乃能摄精成子。《针灸甲乙经·妇人杂病第十》:"女子绝子,血在内不下,关元主之。"中医认为,气为血之帅,气是血液生成与运行的动力,气血互根互用,气行则血行,气滞则血瘀。《针灸大成》云:"关元主月经不通,绝嗣不生。"故用关元能调理冲任、疏通下焦。中极、气海为任脉之穴,位于小腹,起于胞宫,能调补冲任;子宫为奇穴,调经助孕,取三阴交能补益气血,配归来、子宫则能行气、活血、化瘀。配合艾灸双侧子宫穴,能够温经散寒,化瘀活血。关元为任脉穴,位近胞宫,可壮元阴元阳,针之调和冲任,灸之温暖胞宫;取肾之背俞穴肾俞、原穴太溪,补益肾气,以治其本;三阴交为肝、脾、肾三经交会穴,可健脾化湿,补益肝肾,调和冲任。肾虚胞寒、痰湿阻滞、瘀滞胞宫可加用灸法。

其他治疗如耳针取内生殖器、皮质下、内分泌、肾、肝、脾,每次 3～5 穴。毫针刺法或压丸法。穴位埋线取双侧三阴交穴。按埋线法常规操作,植入羊肠线,每月 1 次。穴位注射取关元、肾俞、归来、次髎、三阴交。每次选用 2 穴,选当归注射液或绒毛膜促性腺激素等,每穴注射 1～2mL,从月经周期第 12 日开始治疗,每日 1 次,连续治疗 5 次。灸法取神阙。选用熟附子、肉桂、白芷、川椒、乳香、没药、五灵脂、大青盐、冰片等温肾助阳、化瘀行气类中药,共研细末,用黄酒调和制成药饼,置于神阙穴,上置大艾炷灸之,每次 8～10 壮,每周1～2 次。

【病案举隅】

患者,女,30 岁[3]。2018 年 5 月 8 日初诊。主诉:结婚 1 年未育。现病史:月经 14 岁初潮,30 天一行,行经 4～5 天,末次月经 2018 年 4 月 12 日。白带量不多。宫外孕,左侧输卵切除。输卵管造影示:左侧间质部不通(切除),右侧输卵管通而不畅,颜面痤疮,大便不成形,饮食正常,睡眠梦多,易疲劳。查体:舌质暗,滑苔,胖大齿痕,脉沉细。中医诊断:不孕症(痰湿阻滞,气滞血瘀)。西医诊断:输卵管通而不畅。治法:补益气血,活血化瘀。处方:炙黄芪 10g,皂刺12g,合欢皮 15g,夏枯草 15g,路路通 15g,当归 12g,白芍 12g,川芎 12g,熟地黄12g,王不留行 15g,山萸肉 12g,山药 20g,茯苓 15g。10 剂,水煎服,每日 1 剂。嘱饮食宜清淡,忌辛辣刺激。

5 月 22 日二诊,服药 10 剂后,大便成形,睡眠质量好转,疲劳感减轻。舌质红,脉平缓。方药换为灌肠药方如下:当归 30g,白芍 30g,香附 10g,马齿苋20g,生薏苡仁 20g,炙甘草 10g,炙黄芪 10g,延胡索 20g,红藤 30g,土茯苓 15g,蒲公英 15g,桂枝 20g,败酱草 30g,14 剂,2 日 1 剂,每日一次,水煎灌肠用。嘱饮食忌生冷。三诊、四诊,患者于 7 月、8 月月经后住院行输卵管通液再通术治疗,并予针灸治疗,取穴:关元、中极、归来、子宫、三阴交、太冲,雷火灸双侧子宫穴,每日 1 次,共 15 次。出院后继续中药保留灌肠治疗。9 月 17 日五诊:患者停经 45 天,HCG 检查已受孕。

【小结】

针灸治疗排卵功能障碍性不孕症有较好的疗效,但其疗程较长,需要坚持治疗。不孕症的原因复杂,要排除男方原因及自身生殖系统器质性不孕,对输卵管堵塞的输卵管性不孕要综合治疗。不孕症基本病机是肾气不足,冲任气血失调。辨证分析为肾虚胞寒、肝气郁结、痰湿阻滞、瘀阻胞宫,上述均可导致不孕。基本治疗治法为调理冲任,益肾助孕,取肝、脾、肾三经穴位,根据虚实补泻手法。治疗期间,注意情志调节,节制房事。针灸可以刺激经络穴位,具有调气、调血、调经络的作用,使人体阴阳达到平衡的状态。

【参考文献】

［1］刘玉霞,周钰.针灸治疗不孕症的临床研究进展[J].新疆中医药,2023,41(1):136-138.

［2］丹尼亚尔·霍森别克,周钰.针灸治疗不孕症的临床研究进展[J].新疆中医药,2023,41(3):102-104.

［3］李流云,王文方,王亚峰.刘艳巧教授针药联合治疗输卵管阻塞性不孕症经验[J].现代中医药,2023,43(2):33-35.

十九、胎 位 不 正

【病因病机治法】

胎位不正是指孕妇在妊娠28周之后,产科检查时发现胎儿在子宫体内的位置异常多见于腹壁松弛的孕妇或经产妇,是导致难产的主要因素之一。西医学称为"胎位异常",常见有斜位、横位、臀位、足位等异常胎位。《黄帝内经》对妇女的生理、病理进行了详细的论述,东汉张仲景的《金匮要略》列3篇专论妇科,《三国志·华佗传》记载了华佗针药并用治好了李将军妻子胎死不去的医案。后世医家在长期的临床实践中总结出许多针灸治疗妇产科疾病的有效方法,如灸至阴转胎、刺合谷及三阴交催产、针少泽催乳等,传为经典,并被现代临床以及实验研究证实[1]。

胎位不正的发生常与先天禀赋不足、情志失调、形体肥胖、负重劳作等因素有关,病因主要为母体气血不足、素体虚弱,或胞宫虚寒、寒凝血滞,或平素过度劳逸,导致气机瘀滞,血不流畅,故治疗胎位不正重在调理气血。本病病位在胞宫,与冲、任二脉及肾、肝、脾关系密切。横位、臀位、斜位等异常胎位,其中以臀位最为常见,是导致难产的重要原因。臀位易导致胎膜早破,产程中出现继发性宫缩乏力、产程停滞、宫颈撕裂;脐带压迫胎儿,导致胎儿窘迫,当宫口未开全时强行娩出胎儿,则易直接损伤胎头,导致脑幕撕裂、脊柱损伤、臂丛神经麻痹、胸锁乳突肌血肿及死产,对母婴均会造成不利影响[2]。基本病机是气血亏虚,转胎无力;或气机不畅,胎位难转。主症为孕妇在妊娠 28 周之后,经产科检查发现胎位不正。《妇人大全良方》指出孕妇有血旺气衰的特点,"血衰气旺定无孕,血旺气衰应有体……若血盛气少,则有孕也"。在臀先露传统疗法中,通常采用胸膝卧位法[3],孕妇跪伏在地上,保持头低臀高的姿势,它的作用是借助胎儿重心的改变,将胎头和胎背所形成的弧面顺宫底弧面滑动以完成转动,或促使已经入盆的胎儿离开盆腔,以减少转动的障碍,但胸膝卧位可能引起孕妇很多不适。除此之外,还有人工外转胎位法[4],蓖麻油矫正法及饮水矫正法都均有一定的疗效,但都各有缺陷。人工外转胎位法可引起胎盘早期剥离,脐带绕缠;蓖麻油容易引起腹泻,等等。剖宫产术可有效解决胎位不正的问题,然而产后出血、产褥感染等发生率较高,影响产妇术后恢复。因此,临床针对胎位不正的研究重点主要是如何矫正胎位,提高自然分娩率,降低难产率和剖宫产率。胸膝卧位有利于胎儿转动,艾灸治疗胎位不正在临床应用效果明显,至阴穴乃膀胱经井穴,与肾相表里,是治疗胎位不正的要穴,具有调整阴阳、疏通经络的作用。

中医基本治疗治法为调整胎位。主穴为至阴。至阴为井穴,五行属金,足太阳经气由此交入足少阴肾经,能助肾水,调肾气,且按全息理论,至阴穴所在位置对应于骶部正中线,为矫正胎位之经验效穴。至阴穴出自《灵枢·本输》,为足太阳膀胱经的井穴,与足少阴肾经相交接,肾为先天之本,该经的循行又穿过子宫所在盆骨。胎位不正采用艾灸至阴穴治疗存在古代文献支持:"灸难产"(《医说》);"张文仲治横产手先出者……,急灸右脚小指三炫……立即顺产"(《备急灸法》);"妇人横产手先出……为灸右脚小趾尖三壮……,下火立产"(《类经图翼》);"艾叶性辛温,……采以端午,可治病灸疾"(《蕲艾传》)。艾灸至阴穴能够调理冲任二脉,培补肾气,同时通过艾条燃烧产生的温热作用,能够给予机体温热刺激,使气血充畅,恢复表里经脉平衡,调节气血和顺,促进胎位自然转正。有关艾灸至阴转胎的机制,目前最常见的解释有以下 2 种:① 至阴下分布来自第 4 腰椎～第 5 骶骨脊髓神经根的腓浅神经分支,艾灸至阴的传递信息可传达至第 4 腰椎～第 5 骶骨脊髓神经节段,通过调节内脏自主神经功能能引起子宫平滑肌间歇性收缩,从而促使胎儿转至正常位置[2]。② 艾灸至阴能兴奋垂体后叶,通过垂体—肾上腺皮质系统使孕妇体内肾上腺皮质激素分泌增多,促进催产素释放;作用于子宫壁,增强子宫肌层敏感性,从而令子宫收缩增强、胎动增加,促进胎儿由异常胎位转为头位。《太平圣惠方》记载："张文仲救妇人横产,先手出,诸般符药不捷。灸妇人右脚小指尖头三壮,炷如小麦大,下火立产",指出了艾灸的部位是右脚小指尖。嘱孕妇排空小便,解松腰带,坐于靠背椅上或半仰卧于床上,将艾条点燃后对准至阴穴进行温和灸或雀啄灸,每次 15~20min,每日 12 次,灸至胎位转正。也可用针刺法,但手法要轻。

其他治疗在古代艾灸至阴的基础上[5],现代临床研究还有针灸并用、艾灸联合穴位压贴至阴纠正胎位的方法。后世记载刺合谷、三阴交治疗难产,《针灸神书》曰:"妇人难产命将倾,合谷先当补左迎,气下忙将阴交取,至阴提补二三行";《针灸大成》云:"妇人产难,不能分娩。合谷三阴交独阴"。关于使用合谷、三阴交的原因,《针灸大成》解释说:"盖三阴交,肾肝脾三脉之交会,主阴血,血当补不当泻;合谷为大肠之原,大肠为肺之腑,主气,当泻不当补。文伯泻三阴交,以补合谷,是血衰气旺也",指出三阴交主阴血,合谷主气,补合谷、泻三阴交会令产妇"血衰气旺",致其下胎。

【病案举隅】

患者,女,38 岁[6],因彩超发现胎位不正于 2020 年 9 月 18 日前来寻求中医帮助。主诉:停经 31 周 01 天,复查彩超发现胎位不正。现病史:患者平素月经周期规则。LMP:2020 年 2 月 11 日,孕 29 周时复查超显示:宫内妊娠,单活胎,臀位。体格检查:舌质淡,有齿印,苔白,脉迟缓,T36.9℃,P66 次/min,R22 次/min,BP 110/80mmHg,心肺听诊无异常,腹隆起,肝脾未及,四肢无水肿。可听及胎心音 120 次/min。诊断:① 孕 2 产 1 宫内妊娠 30 周单活臀先露;② 高龄产妇;中医诊断:胎位不正(脾虚不固证)。治疗:运用"开阖枢理论"先在患者膀胱经上施以穴位艾灸治疗,每日 1 次,每次 30min,连续艾灸 5~10 日。

二诊(2020 年 9 月 21 日):患者诉 9 月 20 日艾灸完回家后,9 点左右,出现明显胎动,伴随假性宫缩出现,持续时间为 20min,无明显腹胀腹痛、无阴道流血等不适。今日胎动较往日频繁,遂至妇产科行胎位检查,发现胎位为头位,并继续进行艾灸治疗,选穴:双足三里,双丰隆继续艾灸 2 日。

三诊(2020 年 9 月 23 日):患者诉近两日胎动较前减少,无明显宫缩。嘱其回家修养,如有异常胎动,随时复诊。

四诊(2020 年 10 月 25 日):患者诉近一月来未见异常宫缩及胎动次数增加,余无特殊,今日行彩超显示胎位为头位。中医学认为本病与孕妇气血盛衰、气血运行通畅与否有关,本次治疗以开阖枢理论为指导,通过艾灸温通经络,改善该患者气血虚弱的状态,使身体气血充足,气血运行通畅后,胎位会自行恢复正常。纠正胎位的方式很多,但是其他方法孕妇主观感受较为痛苦,体质较差者有时难以耐受,或者有流产的风险。

【小结】

胎位不正基本病机是气血亏虚,转胎无力;或气机不畅,胎位难转。临床多选择艾灸治疗胎位不正,至阴穴是治疗胎位不正的要穴,具有调整阴阳、疏通经络的作用。针灸矫正胎位不正疗效确切,对孕妇、胎儿均无不良影响。但应掌握最佳的治疗时机,妊娠28～32周期间成功率较高,若针灸治疗数次无效,应查明原因。针灸治疗后,可指导患者做胸膝卧位10～15min配合治疗,平时应适当运动不宜过度营养和卧床太多。因子宫畸形、骨盆狭窄、盆腔肿瘤或胎儿本身因素引起的胎位不正,或习惯性早产、妊娠毒血症,不适宜针灸治疗。

【参考文献】

[1]张兴镇,张永臣.针灸治疗胎位不正临床研究进展[J].湖南中医杂志,2013,29(9):158-160.

[2]盛芝敏,杨月琴,滕永军.双管法PCEA对胎位不正初产妇分娩结局的影响[J].中国妇幼健康研究,2018,29(4):507-510.

[3]田学琴,张旭.未足月胎膜早破患者相关危险因素及其妊娠结局分析[J].宁夏医科大学学报,2019,41(10):1051-1054.

[4]邓新琼,覃晓慧,廖滔,等.足月单胎臀位外倒转术的可行性及影响因素分析[J].中国妇幼保健,2017,11(32):205-208.

[5]陈王璐,高峻,高希言,等.针灸转胎催产催乳古法今用[J].中国中医药现代远程教育,2023,21(22):51-54.

[6]徐建琴,杨波,徐慧敏.艾灸至阴穴与胸膝卧位联合干预对胎位不正孕妇矫正效果的研究[J].基层医学论坛,2021,25(31):4566-4567.

二十、妊　娠　恶　阻

妊娠恶阻是指妊娠早期出现恶心、呕吐、厌食甚至闻食即呕、食入即吐的病证。正如《胎产心法》云:"恶阻者,谓有胎气,恶心阻其饮食也"。历代文献中又称之为"子病""病儿""病食""阻病"等。现代医学认为妊娠恶阻的发生多与人绒毛膜促性腺激素刺激,孕妇精神过度紧张、兴奋,神经系统功能不稳定等因素有关。

妊娠恶阻的发生常与素体脾胃亏虚、抑郁恚怒、形盛体肥等因素有关。本病病位在胃,与冲脉及肝、脾、肾关系密切。隋代巢元方《诸病源候论·恶阻候》首次提出恶阻病名[1],并指出"此由妇人元本虚羸,血气不足,肾气又弱,兼当风饮冷太过,心下有痰水夹之,而有娠也"。明确提出素体虚弱,感受风冷兼之有孕为本病的主要原因。其基本病机是冲气上逆,胃失和降。根据中医基础理论,冲脉起于胞宫,有"血海""十二经络之海"之称,为人体气血运行之要冲,有蓄溢和调节十二经脉气血之作用。任脉与冲脉同起于胞宫,又称"阴脉之海",为"生养之本",有主胞宫之功。妊娠恶阻病因或为胃虚,或为肝热,或为痰滞,但发病机制主要因孕后经血不泻,聚于冲任、子宫以养胎,而冲脉隶属阳明,冲脉气盛,其气上逆可致胃失和降。若冲脉气血调和,则上逆之胃气得以和降。主症妇女妊娠后反复出现恶心、呕吐、头晕、厌食甚至闻食即呕、食入即吐。临床常见脾胃虚弱证、肝胃不和证、痰湿阻滞证,甚者可继发气阴两虚的恶阻重症。脾胃虚弱者见呕吐清水或痰涎,体倦神疲,脘痞腹胀,舌淡,苔薄白,脉滑无力;肝胃不和者见呕吐酸水或苦水,腹胀,心烦口苦,嗳气叹息,胸胁及乳房胀痛,精神紧张或抑郁不舒,苔薄白,脉弦滑;痰湿阻滞者见呕吐痰涎或黏液,口淡而腻,脘腹胀满,不思饮食,体胖身倦,舌胖大而淡,苔白腻,脉濡滑。本病病位在胃,与肝、脾、肾、冲任二脉关系尤为紧密[1]。临床辨治应结合致病因素和孕妇素体禀赋及妊娠期的机体气血阴阳状态,进行辨证施治。由于妊娠期某些内服的药物对胎儿可能存在着致畸或流产的风险,患者及家属因此心理负担较大且不易接受药物治疗,传统中医疗法如针灸、穴位贴敷、耳穴压豆等外治法因其不良反应小而成为患者的首选。

中医基本治法为和胃平冲,降逆止呕。取胃的募穴、下合穴为主。治疗原则以保胎与治病为主。主穴为中脘、足三里、内关、公孙。脾胃虚弱配脾俞、胃俞;肝胃不和配期门、太冲;痰湿阻滞配丰隆、地机。方义:中脘是胃之募、腑之会穴,可通调腑气,和胃降逆;足三里乃胃的下合穴,与中脘合用,可健脾强胃,降逆止呕;内关为心包经的络穴,可沟通三焦,宣上导下;公孙为脾经之络穴,联络于胃,通于冲脉,与内关相配为八脉交会配穴法,可健脾和胃,平降冲逆。内关为八脉交会穴,交于阴维脉,间接与有"阴脉之海"之称的任脉相联系,又为心包经之络穴,可沟通三焦,宣上导下。足三里为胃的下合穴,"合治内腑",可健脾强胃,降逆止呕。公孙为脾经之络穴,联络于胃,通于冲脉,与内关相配为八脉交会配穴法,具有健脾和胃,平冲降逆之功。脾俞、胃俞为脾胃脏腑之气输注于背部的腧穴,能增强脾胃脏腑功能。阳陵泉为胆经之合穴、下合穴,"合主逆气而泻","合治内腑",有疏泻肝胆郁热,降逆和胃之功。太冲为肝经原穴,用之以疏肝理气,通畅气机。丰隆为胃经之络穴,联络于脾,是化痰之要穴。地机属脾经郄穴,在呕吐频作时,具有独特的疗效[1]。操作针刺手法要轻柔,用平补平泻法。腹部腧穴宜浅刺,慎用提插法。

其他治疗如耳针取胃、神门、肝、内分泌、皮质下。每次选2～3穴,毫针刺法或压丸法。穴位敷贴取胃俞、中脘、内关、足三里。以中脘、关元二穴作为施灸的主要穴位。操作方法:切取厚约0.5cm生姜片数片,用牙签扎数个小孔,用生姜片先涂擦腧穴至局部皮肤潮红,再将生姜片用胶布固定于上穴,将艾炷放在姜片中心施灸,每穴灸5～7壮,注意以患者能耐受、皮肤出现潮红之温热灸为宜。皮肤针取中脘、足三里、内关、公孙。叩刺至局部皮肤潮红。

针灸治疗妊娠恶阻疗效明显,但针治时应注意取穴不宜多,进针不宜深,手法不宜重,以免损及胎气。若在妊娠早期,仅有择食(喜食酸辣),伴轻度恶心、呕吐、食欲不佳、头晕、体倦等,则为"早孕反应",不属病态。饮食宜清淡,避免异味。剧烈呕吐的重症患者,应采取综合治疗措施。

【病案举隅】

患者,女,37岁,孕12周。2018年6月11日初诊。刻下见:形体偏瘦,面黄唇白,神情疲倦。患者妊娠22天开始出现恶心、呕吐不适,口中反酸。因担心西药治疗可能对胎儿健康带来不良影响未行任何西医诊治。近来恶心、呕吐症状逐渐加重,食入即吐,述严重时饮水吐水,呕吐清水,胃纳差,恶闻食味,伴体倦乏力,四肢不温,头晕目眩,大便量少,质偏干,小便偏黄。舌淡,苔薄白,脉滑无力。西医诊断:妊娠剧吐;中医诊断:妊娠恶阻(脾胃虚弱证)。治以和胃平冲,降逆止呕,温补脾肾为主。针刺前予以心理疏导,缓解患者焦虑的情绪,减轻其心理负担,神安气顺后予以针灸治疗。针刺处方:攒竹、内关、足三里、公孙、脾俞、胃俞。操作方法:攒竹斜刺进针0.5～0.8寸,内关直刺0.5～1.0寸,足三里直刺1.0～2.0寸,公孙直刺0.6～1.2寸,以上诸穴进针后采用平补平泻法。脾俞、胃俞斜刺0.5～0.8寸,进针后采用捻转补法行针10min后即出针。患者先取坐位,针刺脾俞、胃俞二穴后,取平卧位针刺其余穴位,进针后每穴行针

3min,留针 30min。针刺治疗每天 1 次,连续治疗 5 天,休息 2 天,7 天为 1 个疗程。中脘、关元二穴行隔姜灸,每穴灸 7 壮。隔天治疗 1 次,7 天为 1 个疗程。针刺后用王不留行籽耳穴贴于双耳脾、胃、贲门对应的部位,嘱患者三餐前后行揉按耳穴 2～3min,以疼痛能耐受,局部皮肤发红为度。配合睡前藿香、砂仁、紫苏梗中药浓煎沐足后吴茱萸粉贴敷涌泉穴。2018 年 6 月 20 日二诊。自诉治疗 1 个疗程后呕吐明显减轻,有饥饿感,能主动要求进食,每餐能食稀粥 1 碗,二便自调。继续进行以上针灸疗法。2018 年 7 月 1 日复诊,自诉治疗 2 个疗程后呕吐频作基本缓解,舌淡红,苔薄白,脉滑。嘱其注意调节饮食,畅情志,不适随访。1 个月后随访,诉呕吐未再发作,胃纳可,体质量较前明显增加。本例患者素体脾胃虚弱,气血不足,受孕后血聚胞宫以养胎,子宫内实,冲脉之气较盛。冲脉起于胞宫隶属于阳明,冲气循经上逆犯胃,胃失和降,发为恶阻。伴见体倦乏力,四肢不温,头晕目眩乃脾肾两虚所致。因呕吐、进食减少导致阴液亏损,故大便量少偏干,小便色黄。结合患者的舌脉表现(舌淡,苔薄白,脉滑无力),证属脾胃虚弱,胎气上逆无疑。为防因恶阻而致胎元受损,治宜和胃平冲,降逆止呕,温补脾肾为主。治法上立足整体观念,辨证施针。针刺以降逆和胃、平调气血阴阳为目的,艾灸重在温补脾肾及培本固元守中焦,结合耳穴压豆、穴位贴敷等疗法,并嘱患者注意饮食调摄,调畅情志,以防再发,从而获得理想的治疗效果。

【小结】

妊娠恶阻因冲脉气盛,其气上逆可致胃失和降。辨证分析为脾胃虚弱证、肝胃不和证、痰湿阻滞证、气阴两虚证。基本治疗治法为和胃平冲,降逆止呕。取中脘、足三里、内关、公孙等,根据虚实补泻手法。妊娠恶阻的治疗以治病与安胎相结合为要,通过准确的辨证,根据经络腧穴循行分布特征及功能主治,"上病下治"或"内病外治",采用针灸、穴位贴敷、耳穴等外治法针灸疗法具有疗效显著、安全性高、廉简易行等优点,值得临床推广应用。诊治过程中应根据患者个体的特殊情况以及病机、病证的转化,灵活选择治疗方案另外,本病与情志相关,应告知患者,嘱其放松心情,减轻心理负担。

【参考文献】

[1]彭建东,石志梅.针灸治疗妊娠恶阻的临床价值分析[J].内蒙古中医药,2018,37(5):74,97.

二十一、滞　产

【病因病机治法】

滞产是指妊娠足月,临产时胎儿不能顺利娩出,总产程超过 24h。又称"产""子难""乳难"。现代医学中,滞产多见于子宫收缩异常(即产力异常)[1],骨盆、子宫下段、子宫颈阴道发育异常(即产道异常),及胎位异常、胎儿发育异常等情况。本节主要讨论产力异常引起的滞产。

滞产的发生常与产妇素体虚弱,或产时用力不当、精神过度紧张,或产前安逸少动等因素有关。本病病位在胞宫与任、冲二脉及肾关系密切。滞产原因按产力、产道、胎儿及附属物等原因进行分析比较,发现造成滞产的主要原因为宫缩乏力,其次为枕后位和枕横位,其他原因如骨产道异常、臀位、双胎、胎膜早破较为少见。滞产通常是由下列 2 种原因之一所引起的:一种原因是子宫肌肉无法产生足够强烈或规则性的收缩。[2]另一种原因是正常分娩受到梗阻。梗阻发生的原因是胎儿的头太大,而盆腔的骨质出口处太小,胎头与孕产妇骨盆大小不相称,出现头盆不称,或者是由于胎儿的位置使得分娩发生困难所致。本病基本病机是气血失调,有虚实之分,或气滞血瘀,碍胎外出;或气血虚弱,不能促胎外出。滞产发生的原因,多因体质虚弱,正气不足;或产时用力过早,耗血伤气;或临产浆水早破,浆血干枯,致气血虚弱,产力不足而滞产;或因临产恐惧,精神紧张,或妊娠期间过度安逸,将致气滞血瘀;或临产感受寒邪,寒凝血滞,气机不利而导致滞产。滞产临产浆水已下,胎儿久久不能娩出。气血虚弱:腹部隆起时间短或降起不明显,坠胀阵痛不甚,面白神疲,气短而喘。舌淡,苔薄,脉沉细弱,或脉大而虚;气滞血瘀:腹部持续隆起而不松软,腰腹疼痛剧烈,拒按,面色晦暗,恐惧烦躁精神紧张。舌暗,脉弦。属气血虚弱者,神疲气短。舌淡苔薄,脉沉细无力为气血不足之象。属气滞血瘀者,气血运行受阻,胎儿欲娩不出故腹痛剧烈。瘀血内阻,血不归经故下血量少。气滞则胸脘胀闷,精神紧张。舌黯红脉沉实不均为气滞血瘀之象。

针灸对产力异常引起的滞产具有明显的催产作用。针灸用于处理滞产,方法简便有效,对孕妇、胎儿的调整作用缓和,无不良影响,且有良好的镇痛作用。

中医基本治法为调理气血,行滞催产。主穴合谷、三阴交、至阴、肩井。气血虚弱配足三里、公孙;气滞血瘀配血海、太冲。《神应经·妇人部》:"难产,合谷

（补），三阴交（泻），太冲”。《针灸大成·治症总要》："妇女难产，独阴、合谷、三阴交"。合谷是手阳明大肠经原穴，主调气分，三阴交是足三阴经的交会穴，主调血分，二穴伍用，补合谷以助气行，泻三阴交以助血行，气行血行则能行滞化瘀以催产；至阴为足太阳经井穴，可补益肾气，调理胞脉；肩井为手足少阳、足阳明及阳维脉的交会穴，《备急千金要方·卷第二》："产难，针两肩井人一寸泻之，须臾即分娩。调理气机，助胎下行。"至阴、肩井均为治疗滞产之效穴。《针灸大成·考正穴法》给出了补合谷、泻三阴交致下胎的原因："盖三阴交，肾肝脾三脉之交会主阴血，血当补不当泻；合谷为大肠之原，大肠为肺之腑，主气，当泻不当补，泻三阴交，以补合谷是血衰气旺也。"也就是说，补合谷、泻三阴交会导致"血衰气旺"，与妇女妊娠的条件"血旺气衰"恰好相反，故而可以用来下胎产妇孕育胎儿日久，中气虚弱，暗耗气血，补合谷、足三里，能补益气机，气的充盛与调畅则推动胞胎而落下。太冲乃足厥阴肝经原穴，三阴交为足三阴经交会穴，肝主藏血、主疏泄，泻太冲，以泻肝之阴血，调畅气机，通利经络，以催胎下。足三阴经交于任脉，"任主胞宫"，为阴脉之海，蓄积阴血，孕养之本。胎儿足月而不下，故泻阴血而使冲任失固，孕胎而下。操作：合合直刺，补法；三阴交直刺，泻法；至阴斜刺，虚补实泻，肩井直刺，泻法。采用间歇动留针法，每隔 5min 左右行针 1 次，直至产妇宫缩规律而有力为止。其他治疗如耳针取内生殖器、神门、皮质下、内分泌、肾等穴。毫针刺法，中等刺激每隔 5min 左右行针 1 次；或用电针疏密波刺激 60min 右或至产妇宫缩规律而有力为止。电针取至阴、独阴二穴。各刺入 0.3 寸左右，接通电针仪，用疏密波，强度以患者能耐受为度，留针 60min 左右，或针至产妇宫缩规律有力为止。《针灸资生经·第七》："张仲文疗横产先手出，诸符药不捷，灸右脚小指尖头三壮，炷如小麦，下火立产"。艾灸加穴位压贴至阴采用艾灸联合王不留行子压贴至阴穴治疗。嘱孕妇仰卧位，用艾条同时灸双侧至阴，孕妇产生较平常频繁且强劲的胎动之后停止艾灸，然后将王不留行籽按压于双侧至阴上，嘱孕妇于睡前揉压 3～5min，次日复查。穴位贴敷法神阙、涌泉。将蓖麻叶捣烂，做成药饼，或用巴豆 2 粒去壳，加麝香 0.3g，研末制成药饼，贴于穴位上再盖上敷料，产后去除贴药。

【病案举隅】

患者，女，24 岁，初产妇[1]。初诊日期：2017 年 4 月 15 日。主诉：妊娠 43 周，未分娩。2 天前于外院静脉滴注催产素（具体不详），现仍无宫缩反应，家属及其本人欲顺产，且拒绝再次使用催产素，又恐胎儿久滞，遂来就诊。刻下：神清,精神可,面色苍白,形体偏胖,心悸气短,时太息,纳呆,小便频,大便调,舌淡红、边有齿痕、苔白润,脉濡滑。14 岁初潮,月经周期 28～30 天,经期 6～7 天,量适中,色红,无血块,痛经(一),末次月经:2016 年 7 月 1 日,预产期:2017 年 4 月 8 日。既往体健。辅助检查:妇科 B 超示:宫内孕,单胎,头位,胎心率:128 次/min,胎盘Ⅲ级,羊水最深 4.8cm。妇检:宫颈质软,宫颈未扩张,产道正常,无明显骨盆狭窄。西医诊断:过期妊娠。中医诊断:滞产(气血虚弱型)。治以调理气血、催产。取穴:合谷、足三里、三阴交、太冲、肩井、昆仑。操作:皮肤常规消毒后,选用 0.25mm×40mm 毫针。合谷与皮肤呈 45°角,针尖向鼻烟窝方向斜刺约 25mm,得气后行小幅度、高频率捻转补法,捻转幅度小于 90°,捻转频率为每分钟 120～160 转,持续行针 1min。足三里直刺约 30mm,得气后行提插、捻转补法,有酸麻胀感为宜。三阴交直刺约 25mm,太冲直刺约 20mm,施用大幅度、低频率捻转泻法,捻转幅度大于 180°,捻转频率为每分钟 40～60 转,持续行针 1min。肩井向后与皮肤呈 45°角斜刺约 25mm,以得气为度。昆仑朝太溪穴直刺约 25mm,得气后,行平补平泻,以局部酸胀为度。以上各穴,隔 10min 行针 1 次,留针 40min。起针后约 20min,患者出现宫缩,5h 后顺产 1 子,母子平安。

【小结】

滞产基本病机是气血失调,有虚实之分,或气滞血瘀,碍胎外出;或气血虚弱,不能促胎外出。辨证分析为气血虚弱或气滞血瘀,基本治法为调理气血,行滞催产。取合谷、三阴交、至阴、肩井,配合足三里、公孙补气或血海、太冲行气活血,根据虚实补泻手法。排除因子宫畸形、胎儿巨大、盆腔狭窄、胎位不正等危险因素导致滞产,确定胎儿安全、孕妇身体状况良好、胎盘功能正常的情况下,使用针灸治疗滞产,方便简单而有效,是值得应用和推广的疗法。解除产妇的思想顾虑,消除紧张情绪,鼓励产妇多进饮食,劳逸适度,保持充沛的精力,有利于分娩。

【参考文献】

[1] 陈果,李澎. 滞产案[J]. 中国针灸,2019,39(6):604.

[2] 申卫红. 如何在产科临床中消灭滞产[J]. 中国民族民间医药,2011,20(23):155.

二十二、恶　露　不　绝

恶露不绝是指产妇分娩后 3 周以上仍有阴道出血、溢液,又称"恶露不止"

"恶露不尽"。现代医学中,恶露不绝多见于晚期产后出血、胎盘附着面复旧不全、部分胎盘残留、蜕膜残留、产褥感染等。

恶露不绝的发生常与素体亏虚,产后过食辛辣温燥之品、劳倦太过、情志郁结等因素有关。本病病位在胞宫,与任、冲二脉及脾关系密切。从症候角度明确本病实为血性恶露不止,究其病因病机考虑主要与瘀、虚、热有关。本病应中西相参辨治,属器质性病变者,如胎盘胎膜残留、子宫肌瘤、胎盘部位滋养细胞肿瘤等,当以血瘀实证为主,多夹气虚;除外器质性问题者,常以虚证为主,多夹寒、热、瘀。产后恶露不绝的病因众多,子宫复原不全是其主要病因,由于部分胎盘、胎膜残留或感染后而影响子宫的收缩和复原。其次,剖宫产术后,子宫壁切口恢复不好或裂开、术中止血不彻底或因术后出现感染,也会影响子宫复旧而导致阴道流血不止。产妇其他全身因素,如患有失血过多、过度疲倦、体质未能恢复等慢性疾病,或子宫过度膨胀、子宫肌瘤等局部因素,也可以影响子宫复旧不全。除此之外,产后子宫滋养细胞肿瘤、子宫黏膜下肌瘤亦可造成恶露不止。除产妇自身因素以外,还有非母乳喂养、健康教育不足以及产后调理不当等外部因素也会影响产后子宫复旧不全[1]。

基本病机是冲任不固,血行体外。其西医病机尚不明确,一般认为与晚期产后出血中子宫复旧不全、胎盘胎膜组织物残留、子宫内膜炎有关,以子宫复旧不全者最多见。因瘀不绝者,或因"新产而取风凉"(《诸病源候论》),或因"脏腑挟于宿冷"(《妇人大全良方》),寒气入经血泣不行,瘀血内生,溢于脉外导致恶露不绝;又可因情志因素扰"气"而致气血运行失常,停积生瘀,如《妇人大全良方》中:"内伤七气……所下不尽"。而因虚不绝者,常因妇人生产耗气损血,虚而不足,而后又虚损未复,劳役损动,复耗气,以致摄血失司,出现"恶露乘虚不能制约,淋沥不断"。

本病主症为产后3周以上仍有阴道出血、溢液。临床多有持续出血、血量多且伴有小腹坠痛等症状,严重影响产后妇女身体健康。气虚:恶露过期不尽,量多或淋漓不断,色淡、质稀,无臭味,小腹空坠,面色㿠白,神倦懒言,气短自汗,四肢无力。舌淡,苔薄白,脉缓无力。血热:产后恶露过期不止,量多,色红、质稠,有臭秽之气,面色潮红,身有微热,口燥咽干。舌红,苔薄黄,脉细数。血瘀:恶露过期不尽,量时多时少,淋漓不爽,色紫暗、有血块,小腹疼痛、拒按。舌有瘀点或紫斑,脉弦涩。

经流行病学统计,随着我国剖宫产率的不断上升,晚期产后出血的发生例数也随之增加[2]。现代医学常以宫缩剂联合抗生素对症治疗为主,必要时行诊断性刮宫止血,不仅作用机制单一、疗效短暂,且不良反应众多。针灸是中医的一种外治法,通过刺激人体表面的穴位、经络发挥治疗作用,可调经止痛、活血化瘀;艾灸作用原理与针灸相似;温针灸乃以上二者之结合,调和阴阳、疏通经络,行气活血之功更甚。温针灸治疗气虚血瘀型产后恶露不绝,刺激患者关元、气海、子宫穴,可温养益气、补益下焦;配以膈俞穴养血和营、活血通脉;血海、地机、三阴交均为妇科要穴[3]。在针灸时以先补后泻的手法入针,既可疏泄病邪,又能激发人体正气,统摄冲脉之血,缩短恶露的持续时间,促进患者子宫收缩功能恢复。

本病基本治疗治法调和气血,固摄冲任。取任脉、足太阴经穴为主。主穴有关元、气海、血海、三阴交,气虚配脾俞、足三里;血热配中极、行间;血瘀配膈俞、地机。小腹空坠配灸百会;腹痛拒按配归来。产后恶露不绝会导致多种并发症,如产褥期感染、出血等。因此,首先要做好产后护理,其次应尽早母婴接触,早期吮吸母乳。此外,还可以通过按摩子宫辅助子宫收缩,加速胎盘、胎膜、蜕膜等残留物的排出。有研究表明产后按摩子宫不仅有利于降低产后出血量,减少住院时间,还有利于产妇的身心康复。《神应经·妇人部》:"因产恶露不止,气海、关元。"关元、气海属任脉,穴居脐下丹田部位,邻近胞宫,通于足三阴经,能补益元气,固摄冲任,调理胞宫,令血归经;血海、三阴交同属足太阴脾经,为理血调经之要穴,既可补血生血,又可活瘀通络,且能清热凉血。《针灸资生经·第七》:"气海、中都治恶露不止。关元治恶露不止。中极、石门,疗因产恶露不止。"关元穴有培元固本之功,为血液循环的强壮刺激点;血海穴可补血养血、引血归经,是治疗血证的要穴;地机穴为脾经之郄穴,可调经止带,治疗妇产科疾病;气海穴属任脉,主治脏器衰惫、乏力等气虚病证;膈俞穴可理气宽中,防治出血性疾病,加快止血速度;三阴交可促进任脉、督脉、冲脉的畅通,防治妇科病证,调补精血;子宫穴可直接针对女性生殖器进行调理,具有理气止痛的作用。使用温针灸刺激以上穴位,气血同调,加以艾灸的热力通过针柄传递至针身,渗透至患者经络,推动气血循经脉运行,营养周身,濡养机体,以改善产后气虚血瘀型恶露不绝患者的血质、面色萎黄、疲倦无力症状,效果较好[4]。因胞宫尚未复原,关元、气海二穴不宜深刺,应刺入 1 寸左右。余穴常规针刺。其他治疗电针取关元、气海、血海、三阴交。疏密波,强度以患者耐受为度,每次 20～30min。耳针取内生殖器、皮质下、交感、内分泌、脾、肾、肝。每次选取 3～5 穴,毫针刺法,或埋针法、压丸法。

气虚、血瘀者,可加灸法。《针灸集成·乳肿》:"因产恶露不止,阴交百壮、石门七壮至百壮。"《针灸聚英·玉机微义针灸证治》:"产后恶露不止,及诸淋注,灸气海……产后恶露不止,绕脐冷痛,灸阴交百壮。"

【病案举隅】

患者,女,28岁,于2023年2月1日初诊。主诉:产后恶露不净3月。现病史:患者3月前生产后持续恶露不净,每次间隔3天左右。2023年12月25日新冠阳性后即出现周身乏力症状,伴口干,微苦,周身累,动后加重,咽痒,偶尔咳嗽,1周前吹风后出现急性荨麻疹,多方看诊服药后未见明显好转。刻下症见:患者烦热,衣着喜单薄,动则汗出不止,汗后恶风,便秘,睡眠欠佳,产前容易口腔溃疡,手脚不冷,怀孕前手脚凉,平素无头痛,小便可,舌淡红,苔薄白。针灸取穴:关元、气海、血海、三阴交。处方:桂枝汤。桂枝9g,白芍9g,炙甘草6g,生姜9g,大枣12枚(擘)。3剂。煎煮法:以水1400mL,煮至600mL,去滓,分3次温服。

二诊于2023年2月4日复诊。现病史:服药后烦热、汗出、恶风、荨麻疹等症状消失。

刻下:持续恶露不尽,右侧腹部轻微疼痛。针灸取穴:关元、气海、血海、三阴交、太冲、悬钟。处方:当归芍药散合桂枝茯苓丸汤方。当归9g,白芍15g,川芎5g,白术9g,茯苓9g,泽泻9g,桂枝12g,牡丹皮6g,桃仁6g。7剂。煎煮法:加水1400mL,煮取600mL,去滓,分3次温服。预后:连服7剂药后3个月余的恶露痊愈。

【小结】

恶露不绝基本病机是冲任不固,血行体外。辨证分析为气虚、血热、血瘀。基本治疗治法调和气血,固摄冲任,取关元、气海、血海、三阴交,直刺,根据虚实补泻手法。

【参考文献】

[1]刘星童,刘雁峰,闫菲,等.产后恶露不绝中西医发病机制及药物治疗研究进展[J].中国实验方剂学杂志,2023,29(19):257-266.

[2]巫小燕,邱秀峰,朱连芳.温针灸治疗产后气虚血瘀型恶露不绝临床观察[J].中国中医药现代远程教育,2023,21(16):119-121.

[3]王伟伟,李晓培,张秀丽.温针灸结合生化汤加减治疗产后恶露不绝气虚血瘀证78例临床观察[J].中国民族民间医药,2019,28(19):96-97,103.

［4］王新亮.温针灸结合生化汤加减治疗产后恶露不绝气虚血瘀证的临床疗效［J］.当代医学,2022,28(10):69-71.

二十三、缺　乳

缺乳是指产后哺乳期内产妇乳汁甚少或全无。又称"产后乳少""乳汁不足""乳汁不行"等。现代医学中,可因哺乳方法、营养、睡眠、情绪及健康状况等因素影响乳汁分泌。

缺乳的发生常与素体亏虚或形体肥胖、分娩失血过多及产后情志不畅、操劳过度、缺乏营养等因素有关。中医学认为其病因有虚实两端,虚为化源不足,无乳可下;实为肝郁气滞,乳不得下[1]。本病病位在乳房,足厥阴肝经至乳下,足阳明胃经过乳房,足太阴脾经行乳外,故本病与肝、胃、脾关系密切。近年来因剖宫产比例上升,产妇缺乏泌乳素启动机制,产后缺乳现象已经普遍可见。同时母亲与婴儿的身体健康及营养状态、母亲的饮食习惯、婴儿的吸吮方法、衔乳和喂奶频率、喂养环境、性伴侣的影响等方面都会引起产乳量变化。《女科秘诀大学》载:"乳少者……如产母去血过多,又或产前有病,以及贫俭之家,仆婢下人,产后失于调养,血脉枯槁,或年至四十,血气渐衰,皆能无乳。"揭示产后缺乳的病因有内在因素和外在因素。[1]内在因素如产前患病、产时大出血或产妇年纪较大;外在因素如家境贫寒而缺乏产后调养。

本病分虚、实两端,基本病机为乳络不通,或乳汁生化不足。《三因极一病证方论》记载:"产妇有二种乳脉不行,有气血盛而壅闭不行者,有血少气弱涩而不行者。虚常补之,盛当疏之。"表明产妇缺乳的病机有气血虚弱、气机阻滞,治之虚则补益,实则疏通。《神灸经纶》曰:"若产后无乳……或肥胖妇人痰气壅盛,乳滞不行。"说明痰气壅滞也是产后缺乳病机之一。《儒门事亲》曰:"或因啼哭悲怒郁结,气溢闭塞,以致乳脉不行。"指出产后妇人喜忧思,善郁结,也会引起乳汁不通。《医宗金鉴·妇科心法要诀》曰:"产后乳汁不行,因瘀血停留气脉壅滞者。"表明血瘀则气行不通,乳汁不易下行。产后哺乳期乳汁分泌量少,甚或乳汁全无。气血不足:兼见乳房柔软无胀感,头晕心悸,神疲纳少,面色苍白,唇甲无华。舌苔薄,脉细弱。肝气郁结:兼见乳房胀满疼痛,情志抑郁,胸胁胀闷,时有嗳气,善太息。舌淡,苔薄黄,脉弦。痰浊阻滞:兼见形体肥胖,胸闷痰多,纳呆呕恶,腹胀便溏。舌淡胖,苔厚腻,脉濡滑。

中医治疗产后缺乳手段多，经验丰富，不良反应小。近年来，随着国家对中医药的重视，中医在治疗产后缺乳已经取得了重大突破[2]。中医外治法治疗缺乳常用针灸和推拿按摩，因其方便、无药物不良反应，临床更为推崇。针灸疗法可明显促进乳汁的分泌，方法简单，安全可靠，疗效明确，进一步降低产后缺乳的发病率。

本病基本治疗治法为调理气血，疏通乳络。取足阳明经穴为主。主穴膻中、乳根、少泽。气血不足配脾俞、足三里；肝气郁结配内关、太冲；痰浊阻滞配中脘、丰隆。明代张介宾在《类经图翼》记载，少泽主治"妇人无乳，先泻后补"。《神应经》《针灸大成》均提到治无乳，"膻中（灸）、少泽（补）此二穴神效"。清代李守先的《针灸易学》记载："无乳：少泽、合谷补、膻中左右迎之，妇人觉气行至乳头退针"，要求针刺时经气传达至乳头后才可退针。

《针灸大成·治症总要》："妇人无乳，少泽、合谷、膻中"。膻中位于两乳之间，为气之会穴，虚证补之能益气养血生乳，实证泻之能理气开郁通乳。针灸治疗产后缺乳的腧穴主要分布于十四正经，因乳房为"宗经之所"，其中足阳明胃经贯乳中，足厥阴肝经上贯膈，布胸胁，绕乳头，足少阴肾经其支脉入胸中，足太阴脾经于乳外侧，任脉行于两乳之间；大量文献研究表明，针刺治疗产后缺乳以乳房局部穴位最为多取，以"乳根、膻中、少泽、足三里"为最常用腧穴配伍，乳根属足阳明胃经腧穴，胃经贯乳中，循行走胸腹部，"从缺盆下乳内廉"，而阳明经又为多气多血之经，故针刺乳根可调理脾胃，补气养血，下乳涌泉；足三里为足阳明胃经的合穴，"合治内腑"，对脏腑疾病疗效明显，与乳根、膻中、少泽共同作用，调理气血，促进乳汁分泌。故临床治疗以"膻中、乳根、少泽、足三里"为主穴，乳根属多气多血的足阳明经穴，位于乳下，既能补益气血，化生乳汁，又能行气活血，通畅乳络；少泽为手太阳经井穴，小肠经主液所生病，且配五行属金，能疏泄肝木之郁，善通乳络，为生乳、通乳之经验效穴。少泽穴不仅可以催乳，还能提高乳汁中有效成分含量。小肠具有分清别浊的功效，故针刺可以加快脾胃运化，将水谷精微转化为气血，气血足则乳汁盛。《千金翼方·妇人第法四十五首》："妇人无乳法：初针两手小指外侧近爪甲泻一分"。膻中穴向两侧乳房平刺，乳根向乳房基底部平刺，使乳房有微胀感，两穴可配合拔罐；少泽浅刺。《针灸逢源·妇人病门》："乳汁不通，膻中（灸），少泽。气血不足，痰浊阻滞者，可加用灸法。"《妇人大全良方》提出："手太阳小肠之经、手少阴心之经也，此二经为表里，主上为乳汁，下为月水"。少泽是手太阳小肠经的井穴，小肠经与心经相表里，因心主血脉，而乳血同源,故针刺少泽能调理心气,同时有催乳之效[3]。其他治疗如耳针取胸、内分泌、皮质下、肝、脾、胃。每次选用 3～5 穴,毫针刺法,或压丸法。穴位注射取乳根、膻中、肝俞、脾俞。每次选用 2 穴,选黄芪注射液或当归注射液等。每穴注射 1～2mL。皮肤针取背部从肺俞至三焦俞及乳房周围。背部从上而下每隔 2cm 叩刺一处,并可沿肋间向左右两侧斜行叩刺,乳房周围做放射状叩刺,乳晕部做环形叩刺,以局部潮红为度。复元下乳颗粒在补益气血,通络下乳方面疗效明显;气血虚弱兼肝郁气滞,用泌乳宝冲剂治疗其他用于治疗缺乳的经典名方还有通乳丹、四物汤、下乳涌泉汤、苍附导痰丸等,方简功效确显著,临床常以此为基础随证加减[3]。

【病案举隅】

患者,女,23 岁,于 2015 年 05 月 24 日初诊。主诉:产后乳汁不足月余。现病史:病家产后月余,气血未复,又勤于家务,今乳汁稀薄、亏少而不足以乳儿,乳汁清稀,乳房不胀而软,自服"猪蹄花生汤、骨头汤"等乏效。今前来求诊,询知乳汁不足,质稀而淡,动则汗出,终日倦怠,望其舌淡苔薄白,脉沉细。针灸取穴:乳根、膻中、少泽、足三里、关元。处方:通乳丹合八珍汤化裁。黄芪 20g,党参 15g,当归 9g,白术 9g,白芍 9g,川芎 9g,生地黄 9g,茯苓 12g,王不留行 15g,漏芦 12g,穿山甲 6g,莱菔子 9g,山楂 20g,桔梗 9g。7 剂,水煎服,每日 1 剂,早晚餐后 40min 温服。方中乳根属多气多血的足阳明经穴,位于乳下,既能补益气血,化生乳汁,又能行气活血,通畅乳络;少泽为手太阳经井穴,小肠经主液所生病,且配五行属金,能疏泄肝木之郁,善通乳络,为生乳、通乳之经验效穴。方中党参、白术、茯苓,此四君所化,再加黄芪,旨在大补元气;当归、白芍、生地、川芎,此四物之属,功在养血补血;此八珍相配,亦当归补血汤之意,补中有通,补而不滞,又与寓通于补之旨相合。此专补气血以生乳汁,正以乳生于气血也。合以王不留行、漏芦、穿山甲活血通络下乳;莱菔子、山楂健运脾胃,以复气血生化之能。

【小结】

针刺治疗产后缺乳疗效佳,临床中以膻中、乳根、少泽、足三里穴为主穴,调理气血,促进泌乳。通过结合症状、舌脉辨证配穴,本病病机以气血亏虚、肝气郁结最为多见。基于脏腑经络辨证取穴,前者可配血海、膈俞、中脘等穴,后者取肝经之太冲穴,增强下乳涌泉之效。治疗期间,患者应调畅情志,加强营养,避免过劳,保证充足睡眠,纠正不正确的哺乳方法。对乳汁壅滞,乳房胀满疼痛者,应避免挤压,以防止发生乳痈。

【参考文献】

［1］尹小玲,王鹏,邱彦.中医药治疗产后缺乳研究进展[J].中国民族民间医药,2023,32(13)：57-60.

［2］陈王璐,高峻,高希言,等.针灸转胎催产催乳古法今用[J].中国中医药现代远程教育,2023,21(22)：51-54.

［3］符小航,许欢,杨倩,等.基于脏腑经络辨证针刺治疗产后缺乳[J].陕西中医药大学学报,2021,44(6)：101-105.

第四节·中医男科病

二十四、阳　痿

【病因病机治法】

阳痿是指男子未到性功能衰退年龄,在性生活过程中出现阴茎不能勃起或勃起不坚,影响正常性生活的病证,又称"阴痿",主要分为器质性、心理性和混合性。目前,阳痿的发病率呈逐年升高的态势,并趋于年轻化。阳痿病早在先秦时期被称为"不起"。《素问·五常政大论》曰："太阴司天,湿气下临,肾气上从,黑起水变,埃冒云雨,胸中不利,阴痿,气大衰而不起不用。"[1]此处"阴痿"即阳痿,"阴痿"之称一直沿用至唐代时期。现代医学中,阳痿多见于男子性功能障碍、某些慢性虚弱性疾病。阳痿的发生常与手淫太过、房事不节、思虑忧愁、嗜食肥甘厚味、惊吓紧张等因素有关。本病病位在宗筋,与心、肾、肝关系密切。在经脉上主要与肝经、肾经、心经、脾经密切相关。《灵枢·经筋》指出："热则筋弛纵不收,阴痿不用。"病因有肝郁、湿热、血瘀、痰湿、寒邪及虚损等。阳痿常见的危险因素有年龄、肥胖、吸烟、高血压、糖尿病、血脂异常、内分泌紊乱、心理障碍及药物等。基本病机是宗筋失养,弛缓不振。临证首辨虚实,病位在肾,与心、肝、脾等相关,病机为实邪阻于经络或虚损不足致使宗筋失养,隋代巢元方《诸病源候论·虚劳阴痿候》指出："肾开窍于阴,若劳伤于肾,肾虚不能荣于阴器,故痿弱也"[2]。现代医家通过总结临床经验,对阳痿病因病机的认识不断深入,认为其与五脏关系密切,主要责之于肝肾。治疗以祛邪补虚为主,作用于整体,疗效更为持久,不良反应相对较小。阳痿主症为性生活时阴茎不能勃起,或勃起不坚,或虽能性交,但不经泄精而自行疲软。如命门火衰,则精薄清冷,头晕耳鸣,面色淡白,腰膝酸软,畏寒肢冷,舌淡,苔白。心脾两虚则神疲乏力,面色萎黄无华,心悸,失眠健忘,气短纳差,舌淡,苔白,脉沉细或细弱。惊恐伤肾则神怯惊悸,焦虑紧张,夜寐不安,胸闷,舌红,苔薄白,脉弦细。湿热下注则阴茎痿软,阴囊湿痒臊臭,下肢沉重,小便黄赤,舌红,苔黄腻,脉滑数。

阳痿的致病机制复杂,主要与内皮功能障碍有关。器质性 ED 因其器质损伤的种类分为血管性、神经性、内分泌代谢性、解剖结构性等。西医治疗对各类型 ED 均有疗效,但远期疗效不确切。近年来,针灸在中医理论的指导下,结合现代研究,治疗本病具有独特的优势[3]。因其方便、无药物不良反应,临床更为推崇。针灸疗法方法简单,安全可靠,疗效明确,进一步降低发病率。

阳痿基本治则治法为补益肾气,荣养宗筋。取任脉穴及肾的背俞穴、原穴为主。主穴为关元、肾俞、太溪、三阴交。命门火衰配命门;心脾两虚配心俞、脾俞;惊恐伤肾配百会、神门;湿热下注配会阴、阴陵泉。关元为任脉与足三阴经的交会穴,可调补肝脾肾,温下元之气,直接兴奋宗筋;肾俞可补益元气,培肾固本;太溪为肾之原穴,可滋阴补肾;三阴交是肝、脾、肾三经的交会穴,可健脾益气,补益肝肾,又可清热利湿。前腹部关元、气海、中极为任脉穴,关元为阴阳元气交会、精气聚集之处,《医宗金鉴·刺灸心法要诀》记载:"关元补诸虚泻浊遗"。气海为"生气之海",元气聚集之处。中极为膀胱募穴,任脉、足三阴经交会穴,与关元、气海相配伍,针刺腹部三穴可以起培元回阳、益肾固精之效。诸穴合用,可达补益肾气,强筋起痿之目的。根据不同兼症,肾阳虚者选用命门,肾阴虚者选用太溪、复溜,心脾两虚者多用心、脾二俞,惊恐伤肾者加志室、胆俞,湿热下注者加阴陵泉、会阴,睡眠障碍者加内关、神门、心俞,血瘀气滞者多选用太冲、血海、膈俞。足太阳膀胱经为六经之长,阳中之首,其循行于头面、躯干、腿足。《灵枢·经脉》记载:"其直者,从巅入络脑,还出别下项,循肩膊内,挟脊抵腰中,入循膂,络肾,属膀胱"。膀胱经与肾经互为表里,针刺膀胱经可振奋阳气,加强培元固本之效。操作:关元针尖向下斜刺,力求针感传向前阴,其他腧穴均常规针刺。虚证可加用灸法[4]。肾主机体一身阴阳,由于年老体衰、久病劳伤、命门火衰导致肾阳不足,阳损及阴,不能温养宗筋,导致阳痿不举。《类经图翼·卷十一》:阳不起,灸命门、肾俞、气海、然谷。《神灸经纶·卷之四》:"阳痿,命门、肾俞、气海、然谷、阴谷,均灸"。其他治疗如耳针取内生殖器、外生殖器、内分泌、肾、神门、皮质下。

每次选用 2～4 穴,毫针刺法,或埋针法、压丸法。穴位注射:取关元、中极、肾俞。选用胎盘注射液或黄芪注射液、当归注射液、复合维生素 B 注射液或维生素 B_{12} 注射液。每次取 2 穴,每穴注射 0.5～1mL。要求针感向前阴传导,既可以发挥药物的药理作用,还可以发挥针刺穴位的作用,以达到治疗阳痿的目的。穴位埋线:取关元、中极、肾俞、三阴交、次髎。每次选 2～3 穴,埋入羊肠线。电针:取关元、曲骨、肾俞、三阴交。接电针,以疏密波治疗 20～30min。

【病案举隅】

患者,男,51 岁[2],2021 年 3 月 3 日初诊,勃起功能障碍 1 年余。患者 1 年来渐感勃起功能不佳,房事由每月 4～6 次减少为 1～2 次。现房事举而欠坚,不能成功。曾辗转就诊于多家医院、诊所,予"右归胶囊""六味地黄丸"等治疗,疗效不佳。1 个月前自行购买"西地那非片"服用,房事虽勉强成功,但有头部胀痛等不良反应,因此不敢再服。刻下:疲劳乏力,面色偏暗,语声较低,声音沉,晨勃少,自觉房事后腰膝酸软、会阴刺痛感,睡眠尚可,食欲欠佳,二便基本正常,舌淡紫,苔薄白,脉细涩。男性生殖系统彩超检查未见明显异常。血常规、尿常规未见明显异常。肝功能检查示:总蛋白 63.5g/L;肾功能:尿酸 420μmol/L。诊断:勃起功能障碍。中医诊断:阳痿病(气虚血瘀证)。治以补气活血、温肾起痿之法。处方:补阳还五汤加减。方药组成:黄芪 30g,当归 15g,赤芍 10g,地龙 10g,川芎 10g,桃仁 10g,红花 6g,甘草片 6g,淫羊藿 15g,巴戟天 15g,熟地黄 12g,生地黄 10g,炒六神曲 12g,麸炒白术 15g。7 剂,常规煎服。针灸取穴:关元、肾俞、腰阳关、命门、气海、血海、三阴交、足三里、脾俞,行穴位常规消毒后,取 0.3mm×40mm 一次性无菌针灸针,行提插捻转法,得气后留针 40min。每日针刺 1 次,7 天为 1 个疗程。嘱患者戒烟戒酒,调畅情志,注意休息。2021 年 3 月 11 日二诊:患者自觉晨勃较前增多,疲劳感有所减少,但仍无法完成正常房事。前方加米炒党参 25g,再服 7 剂,常规煎服,继续针刺治疗 7 天。2021 年 3 月 19 日三诊:患者面色较前明亮,语声正常,尝试同房 1 次,中途疲软。舌脉象基本同前,再服 7 剂。针刺加太溪穴,继续治疗 7 天。2021 年 3 月 26 日四诊:成功同房 1 次,时间约 3min,房事后腰膝酸软感不明显,心情愉悦。上方减黄芪至 15g,米炒党参 15g。继服 7 剂。2021 年 4 月 3 日五诊:患者勃起功能较前明显改善,嘱停针刺治疗,继续每日以三七粉 3g 冲服、枸杞子 15g 泡茶饮而善后。

【小结】

针灸治疗阳痿有一定的效果。主要选取足太阳膀胱经、任脉、足太阴脾经。

膀胱经、任脉培元固本兴阳,脾经充气血之源强筋起痿。体现出针灸治疗阳痿以局部取穴为主,配合循经远取、辨证配穴的治疗思路,可为临床上治疗阳痿提供参考及依据取得疗效后,仍需注意节制房事。在针灸治疗的同时配合心理治疗,给予精神疏导。在性生活时男方要消除紧张心理,克服悲观情绪,树立信心。

【参考文献】

［1］王修银,陆斌.针灸治疗勃起功能障碍的临床研究进展[J].中医外治杂志,2023,32(1)：115-118.

［2］李运峰.补阳还五汤联合针灸治疗男科病验案 3 则[J].中国民间疗法,2022,30(23)：112-115.

［3］黄登霞,张春和,肖子浩,等.男科疾病的中医外治法研究进展[J].中国民族民间医药,2023,32(3)：44-50.

［4］全菲,肖彩红,唐佳璇,等.基于数据挖掘针灸治疗勃起功能障碍选穴规律分析[J].贵州中医药大学学报,2023,45(4)：62-67,77.

二十五、早　泄

【病因病机治法】

早泄是指阴茎插入阴道不到 1min,甚至刚触及阴道口便发生射精,不能进行正常性交的病证。现代医学中,早泄多见于男子性功能障碍。早泄的发病因素可分为心理性、器质性和混合性,器质性又分为血管源性、神经源性、内分泌源性、药物源性,以及系统性疾病和阴茎局部病变引起的早泄。早泄的发生常与手淫或房劳太过、思虑过度、情志不舒、饮食不节等因素有关。本病病位在肾、肝,与心、脾关系密切。基本病机是肾失封藏或肝失疏泄。《诸病源候论》记载:"肾气虚弱,故精溢也,见闻感触,则动肾气,肾藏精,今虚弱不能制于精,故因见闻而精溢出也。"《景岳全书》云:"盖精之藏制虽在肾,而精之主宰则在心,故精之蓄泄无非听命于心。"《格致余论·阳有余阴不足论》曰:"精之固约在肾,而精之排出由肝所司。"[1]若肾虚不固则兼见泄后疲惫,腰膝酸软,性欲减退,小便频数。舌淡,苔薄,脉沉细。患者心脾两虚兼见肢体倦怠,面色少华,心悸气短,失眠多梦,舌淡,苔薄白,脉细无力。如阴虚火旺兼见遗精,阴茎易举,腰膝酸软,五心烦热,潮热盗汗,舌红,少苔,脉细数。若肝经湿热,则兼见阴部潮湿,口苦纳呆,少腹胀痛,小便黄赤,舌红,苔黄腻,脉弦数。如肝郁气滞,兼见精神抑郁,焦躁不安,少腹不舒,牵引睾丸,胸闷叹息,少寐多梦,舌边红,苔薄白,脉弦。

中西医在治疗男性系列疾病上均具有丰富的临床经验,且治疗手段多样,尤其是中医外治法疗效确切稳定,临床上被广泛应用。以针刺为基础操作,分别衍生出火针疗法、电针疗法、温针灸疗法等,在临床上应用也非常广泛。相比于口服药物,针灸治疗起效快,疗效明确,患者可明显感觉到治疗过程中局部与全身的状态改变[2]。在临床治疗上可以根据患者的病情,选择合适的针刺方法,为患者提供一个最佳治疗方案。

中医基本治法为调肾固精。取任脉穴及肾的背俞穴、原穴为主。主穴取关元、肾俞、太溪、志室、三阴交。肾虚不固配复溜;心脾两虚配心俞、脾俞;阴虚火旺配然谷、照海;肝经湿热配蠡沟、中极;肝郁气滞配蠡沟、太冲。关元为任脉与足三阴经的交会穴,可补益下元虚损,振奋肾气;肾俞为肾的背俞穴,太溪为肾之原穴,与志室合用可补肾固精;三阴交为足三阴经交会穴,取之可调养肝、脾、肾,以固精关。关元,培肾固本,调节回阳,同时善治泌尿生殖系统的疾病。三阴交,意指足部三条阴经中的气血在此交汇,将足三阴经气血重组后再进行分流,能补肝肾,补血活血,调护精室。肾俞,益肾助阳,强腰利水,且有研究表明,针灸该穴能通络活血,调节阴阳,同时调节机体激素水平,刺激局部神经的兴奋性,改善性功能。太溪,肾之原穴,强健腰膝,滋补肝肾,调理冲任,刺激该穴也可以降低射精中枢的兴奋性从而治疗早泄。中极,属任脉,膀胱之募穴,可滋阴补阳,填补精气,同时输调精室气机。诸穴相配,可补肾助阳,疏肝健脾,调理冲任[3]。毫针常规刺。肾虚不固及心脾两虚可加用灸法。《针灸正宗·金针实验录》:"病早泄……非关元、气海、中极、肾俞无功效也,且须灸至百壮。"其他治疗如耳针取内生殖器、外生殖器、神门、内分泌、肾、肝、脾、心。每次选用2～3穴,毫针刺,或埋针法、压丸法。穴位注射取关元、三阴交、肾俞、志室、命门、心俞、肝俞。选用胎盘注射液或黄芪注射液、当归注射液等。每次取2～3穴,每穴注射0.5～1mL。穴位敷贴取神阙。用露蜂房、白芷各10g,或用煅龙骨、煅牡蛎各30g,五味子15g,朱砂5g,研末,每用适量,醋调成饼,临睡前敷神阙穴,胶布固定。

【病案举隅】

患者,男,29岁,从14岁开始长期手淫,每日至少1次,多则2次或3次。现在与女友同居,性生活频繁,半年前出现早泄。刻下症见:面部肾区淡黑,枯燥无光泽,稍劳,久站后腰疼如折,足跟疼痛,小便频数,色清晰,每次房事抽插几下便泄精,时间不足1min。诊断:早泄(肾虚证)。房事不节,耗伤肾气,肾气亏虚,固摄失司。治当补肾敛精,固泉缩尿。方用金锁固精丸合缩泉丸。处方:沙苑子 30g,芡实 30g,莲须 9g,煅牡蛎 9g,煅龙骨 9g,益智仁 30g,乌药 9g,杜仲 9g,金樱子 15g,炙甘草 6g,7 剂,每日 1 剂,嘱禁房事。针灸取穴:关元、肾俞、太溪、志室、三阴交、复溜。

二诊:腰疼足跟疼痛已愈,尿频大为改善,原本每天晚上小便 3 次,现在仅上 1 次。改服金锁固精丸巩固,连续服用 1 个月后,令其同房,每次可达到 15min,告愈。

【小结】

针灸运用辨证取穴、循经取穴、近端取穴和远端取穴,穴位以关元、三阴交、肾俞为主,目的在于补肾助阳,行气活血;经脉以足太阳膀胱经为主,其次是任脉、足太阴脾经,虚实兼顾,共同调补肝脾肾;穴位以下肢、下腹、腰骶部为主要分布,以补益肝肾、调和阴阳,同时通过刺激腰骶部神经节段控制早泄的发生。在治疗期间应禁止房事,起居及房事养生规律,同时要戒烟戒酒。在针灸治疗的同时配合心理治疗,帮助患者克服悲观情绪,树立信心。

【参考文献】

[1] 李锡主,郑文华.中医治疗早泄研究进展[J].广西中医药大学学报,2021,24(1):65-69.

[2] 黄登霞,张春和,肖子浩,等.男科疾病的中医外治法研究进展[J].中国民族民间医药,2023,32(3):44-50.

[3] 张亚梅,庄田畋.针灸治疗早泄穴位使用规律[J].中国性科学,2021,30(3):118-120.

二十六、遗　精

【病因病机治法】

遗精是指不因性生活而精液频繁遗泄的病证,又称"失精"。有梦遗精称"梦遗"无梦遗精,甚至清醒时精液流出称"滑精"。未婚或已婚但无正常性生活的成年健康男子每月遗精 1～2 次属正常现象。遗精是男科临床较为常见的疾病之一,现代医学认为前列腺炎、性神经官能症、精囊炎、精阜炎、阴茎包皮炎及某些全身性慢性疾病可以引发遗精[1],即遗精是某些疾病的临床症状。现代医学中,遗精多见于男子性功能障碍、前列腺炎、精囊炎、睾丸炎等疾病中。

遗精的发生常与情欲妄动,沉溺房事,劳倦过度,饮食不节,湿浊内扰等因素有关。本病病位在肾,与心、脾、肝关系密切。《灵枢·本神》曰:"恐惧而不解则伤精,精伤则骨酸痿厥,精时自下。"认为惊恐可引起精液的滑泄。《金匮要略》认为虚劳是"失精"的成因,《诸病源候论》提出肾气亏虚可引发遗精,《医方考》指出风邪也会导致遗精。遗精的基本病机是肾失封藏,精关不固。基本病机可概括为两点,一是火热或湿热之邪循经下扰精室,开合失度,以致精液因邪扰而外泄;二是脾肾本身亏虚,失于封藏固摄之职,以致精关失守,不能闭藏,因虚而精液滑脱不固。遗精主要表现为频繁遗精,或梦遗,或滑精,每周 2 次以上。如肾气不固则遗精频作,甚则滑精,面色少华,耳鸣,自汗,腰膝酸软,畏寒肢冷,舌淡,苔薄白,脉沉细弱。心脾两虚则遗精常因思虑过多或劳倦而作,心悸怔忡,健忘失眠,四肢困倦,面色萎黄,食少便溏,舌淡,苔薄白,脉细弱。阴虚火旺则梦中遗精,夜寐不宁,心中烦热,心悸易惊,尿少色黄,舌尖红,苔少,脉细数。湿热下注则梦中遗精频作,尿后有精液外流,尿色黄赤,溺时不爽或灼热,口苦烦渴,小腹不适,会阴作胀,舌红,苔黄腻,脉滑数。

临床上常采用谷维素、艾司唑仑等镇静安眠药物或烯雌酚等激素类药物,及针对原发病等治疗遗精,效果不甚理想。针刺和艾灸均有疏通和补益之效,对于遗精痰瘀阻滞、脾肾亏虚的病因病机具有针对性[2],故针灸治疗本病具有显著优势。

中医基本治疗治法为调肾固精。取任脉穴及肾的背俞穴、原穴为主。主穴为关元、肾俞、太溪、志室、三阴交。肾气不固配复溜;心脾两虚配心俞、脾俞;阴虚火旺配神门、然谷;湿热下注配中极、阴陵泉。《针灸资生经·第三》:"中极、蠡沟、漏谷、承扶、至阴,主小便不利,失精"。关元为任脉与足三阴经的交会穴,可补益下元虚损,振奋肾气,肾俞为肾的背俞穴,太溪为肾之原穴,配志室可补肾固精,三阴交为足三阴经交会穴,善调肝、脾、肾之经气而固摄精关。《针灸大成·卷八》:"遗精白浊,肾俞、关元、三阴交……梦遗失精,曲泉(百壮)、中封、太冲、至阴、膈俞、脾俞、三阴交、肾俞、关元、三焦俞。"常取内关、行间、太冲、神门治疗实证遗精,刺时用泻法,必要时用三部提插捻转手法,以清泻君相实火,若出现虚实夹杂,可酌加三阴交、太溪,予平补平泻法。对于滑精虚证,以补肾涩精为要,取归来、关元、肾俞、气海等,必要时以三部补法补其元阳。《神灸经纶·卷之四》:"梦遗滑精鬼交,春秋冬三时可灸膏肓、肾俞(灸随年壮)、命门(遗精不禁五壮立效）、白环俞、中极、三阴交、中封、然谷、三里、关元、气海、大赫、精宫、丹田"。肾气不固和心脾两虚者,可加灸。其他治疗如耳针取内生殖器、内分泌、神门、肾、心、肝、脾。每次选用2～4穴,毫针刺法,或埋针法,压丸法。穴位注射:取关元、中极、志室。可选用胎盘注射液或当归注射液,每次取2穴,每穴注射0.5～1mL,要求针感向前阴传导。皮肤针取关元、中极、三阴交、太溪、心俞、志室或腰骶两侧夹脊穴及足三阴经膝关节以下腧穴,叩刺至皮肤潮红为度。除了上述常用的治法,还有其他效果较为显著的疗法,包括低频电脉冲、敷贴及按摩疗法等,配合中药方共同治疗,往往能够相辅相成。

【病案举隅】

患者,男,21岁[1],初诊日期2020年4月3日,遗精1年。现病史:近1年来遗精频繁,一周2～3次。平素精神状态欠佳,腰酸腿软、乏力,遗精后加重。伴怕冷、畏风,盗汗,眠差,心慌心悸。口干但饮水不多。脉浮弦,苔略腻有齿痕。辨证:辨六经为少阴阳明太阴合病,辨证方为二加龙骨牡蛎汤加苓术。处方:桂枝15g,白芍10g,生姜15g,大枣15g,炙甘草10g,生龙骨30g,生牡蛎30g,茯苓15g,苍术15g,附子10g,白薇12g。7剂,水煎服,早晚分服。针灸取穴:关元、肾俞、太溪、志室、三阴交。

二诊:2020年4月14日,药已经服完数天。诉近11天仅遗精1次,为这1年最少。同时精神状态改善,腰酸腿软乏力明显减轻。睡眠改善,无明显盗汗,口干减轻。仍有怕冷怕风,时情绪差,爱长出气,偶胸胁胀满。脉浮弦,苔略腻稍有齿痕。症状明显改善说明方证对应,仍怕冷说明不单纯是表证引起的恶寒,考虑有里虚寒的因素,故增附子至12g,情绪差、善叹息、胸胁部胀满考虑少阳气机不舒,故加四逆散。处方:桂枝15g,白芍10g,生姜15g,大枣15g,炙甘草10g,生龙骨30g,生牡蛎30g,茯苓15g,苍术15g,附子12g,白薇12g,柴胡12g,枳壳10g。7剂,水煎服,早晚分服。1周后复诊,诉身体无明显异常症状,精神状态良好,无遗精。嘱其放松心态,加强锻炼、少熬夜,并告之"精满则溢",如果每周遗精1次左右且无不适感,属于生理性遗精不用关注。不再继续用药。

【小结】

遗精的基本病机是肾失封藏,精关不固。基本病机可概括为两点:一是火热或湿热之邪循经下扰精室,开合失度,以致精液因邪扰而外泄;二是脾肾本身亏虚,失于封藏固摄之职,以致精关失守,不能闭藏,因虚而精液滑脱不固。辨证分为肾气不固证,心脾两虚证,阴虚火旺证,湿热下注证。脾肾亏虚,治以补脾益肾,补肾涩精。取穴以关元、肾俞、太溪、志室、三阴交为主,针刺以平补平泻为主,根据患者恢复情况及时调整针法。中医药治疗遗精有显著优势,采用中药、中西医结合、情志干预治疗、针灸治疗等治法,能够显著改善患者的病情,使其身心同调。在治疗的同时,要戒除不良习惯,如手淫、读淫秽刊物。

【参考文献】

[1]陈天安.针灸配合六味地黄丸治疗遗精31例临床观察[J].中国社区医师,2005,(12):35.

[2]应志康,徐新宇,管鹏飞,等.中医药治疗遗精研究概述[J].山东中医药大学学报,2023,47(3):380-384.

二十七、阳　　强

【病因病机治法】

阳强是指以阴茎挺举持续不倒为特征的病证,又称"强中"。现代医学中,阳强多见于阴茎异常勃起。《灵枢·经脉》载:"肝足厥阴之脉……循股阴,入毛中,环阴器",《灵枢·经筋》载:"足厥阴之筋……上循阴股,结于阴器……伤于寒则阴缩入,伤于热则纵挺不收。"[1]本病多因饮食、起居、情志、作劳等不调导致脏腑功能失调,邪犯肝经致纵挺不收、阳强不倒。

阳强的发生常与妄服壮阳药物、忍精不泄、情欲妄动、情志化火、嗜食肥甘厚味、跌仆损伤等因素有关。本病病位在阴器,肾主生殖,开窍于二阴,肝经络阴器,足太阴经筋聚于阴器,故本病与肾、肝、脾关系密切。体质因素:若先天禀赋不足,脾胃虚弱,水谷运化无权,则痰浊内蕴,郁结发热。湿热体质者饮酒后加重湿热之邪。口苦口干,肢体困倦,大便黏滞不爽,小便短黄。饮食因素:中医学认为酒为水谷之精气,属湿热之品。酒厚生湿,郁久化热,致阳气亢旺,虚火内灼下焦,导致体内湿热蕴结,困阻脾土,发为此病。其他因素:情志内伤,忧思恼怒,肝气郁结,横逆脾土,脾失健运,运化失常,致湿热内蕴。酒后入睡,阳入于阴,气血运行缓慢,湿热蕴结体内,不易排出,容易致病。基本病机是相火妄动,火扰阴器。本病由于脾胃脏腑功能失调,致湿、气、痰、水、血相互蕴结停于下焦,形成虚实夹杂之证。治疗应以化湿热为主,使湿热散结,此病得解。阴虚阳亢则阴茎坚挺,胀痛不适,口苦咽干,两颧潮红,舌红,少苔,脉细数。湿热下注则阴茎胀痛,小便短黄,口干口苦。舌红,苔黄腻,脉滑数。瘀血内阻则阴茎坚挺麻木,皮色紫暗,痛如针刺,舌紫暗,脉弦涩。

中医学对本病的认识历史悠久,在中医古籍中早已有"强中""茎强不痿""阴纵不收"等记载。中医药在几千年的发展过程中对阳强的诊治积累了许多经验[2]。近年来日趋增多的临床报道表明,中医药治疗本病亦取得了诸多成效,可使阴茎勃起消退,恢复良好的性功能,具有十分重要的临床意义。

中医对此病的基本治疗治法为清泄相火,弛缓宗筋。取足厥阴经穴为主。主穴取大敦、行间、蠡沟、侠溪、三阴交。阴虚阳亢配太冲、太溪;湿热下注配阴陵泉、曲骨;瘀血内阻配膈俞、血海。《灵枢·经脉》:"足厥阴之别,名曰蠡沟……其别者,循胫上睾,结于茎。"其病气逆则睾肿卒疝,实则挺长,虚则暴痒,取之所别也。蠡沟为肝经络穴,联络肝胆两经,可清泻两经湿热实邪,实邪去则挺长消。《灵枢·九针十二原》载:"凡用针者,虚则实之,满则泄之,菀陈则除之,邪胜则虚之。"湿热实邪瘀滞肝经日久,蠡沟刺血可使肝经湿热之邪随血泻而出。肝主筋,前阴乃宗筋之所聚,故取足厥阴肝经的大敦、行间、蠡沟与足少阳胆经之侠溪相配,可泻肝胆之火;三阴交为肝、脾、肾三经的交会穴,可调理前阴经气。治疗从足厥阴肝经着手,治以疏通气血,取穴以理气活血为主。太冲穴调畅气机,与可调节足三阴经气血的三阴交、血海二穴相配,可使气血通畅,瘀血消除;内关穴既可助理气之力,又通于足厥阴经,诸穴同用而使阳强得愈。诸穴合用,可使宗筋弛缓,阳强得除。毫针常规刺,泻法或平补平泻。其他治疗如耳针:取内生殖器、外生殖器、内分泌、肾、肝、脾、神门、皮质下。每次选用2~4穴。毫针刺法,或埋针法,压丸法。穴位敷贴:取劳宫。用芒硝60g,分握于两手劳宫穴,待芒硝自然融化或阴茎自然疲软,则去掉药粉,若不效,可反复使用数次。

【病案举隅】

患者,男,4岁[1],于2018年6月11日就诊,家长代述阴茎异常勃起半年余。现病史:半年前高热后出现阴茎异常勃起,偶有发生,未重视,后逐渐加重,1个月前开始几乎每日发作数次,每次短则十几分钟,长则1~2h,勃起时伴有阴茎疼痛,烦躁哭闹,于当地医院就诊,查血尿常规、甲状腺功能、颅脑MRI、泌尿系彩超、性激素水平均未见异常,未予特殊治疗。刻下症见:阴茎勃起不倒,较同龄儿童大,触之坚硬疼痛,龟头外露,颜色暗红,阴囊潮红,双侧睾丸未见异常,腹股沟时有疼痛,烦躁易怒、易哭闹,形体消瘦,纳差,夜寐不安伴谵语,小便黄赤,大便干;舌红、苔黄腻,脉弦数。诊断:阴茎异常勃起。中医诊断:阳强,证属肝经湿热。治则:清热利湿,疏肝调神。治疗方法:① 蠡沟放血:在患儿双侧蠡沟穴附近寻找条索状物或淤积的细小静脉用一次性采血针点刺放血数滴。②针刺：穴取百会、太冲、行间、阴陵泉、丰隆，采用随咳进针法，用 0.25mm×25mm 一次性针灸针，百会向后平刺 10mm，余穴均直刺 20mm，进针得气后行捻转泻法，每 10min 行针 1 次，留针 30min。以上治疗每日 1 次。第 1 次放血后阴茎勃起迅速消退，针刺后情绪稳定，未再哭闹，留针过程中未见异常勃起。治疗结束后当夜患儿又发作 2 次，每次勃起持续时间 5～10min，且勃起程度较之前缓解。效不更法，继续治疗 3 次，未再发作，查阴茎及龟头恢复正常，情绪稳定，纳眠可，小便清，大便调，舌淡、苔白、脉数，遂停止治疗。嘱家长日常关注患儿饮食起居，培养兴趣爱好，随访 1 年半，未再复发。

【小结】

本病的基本病机是相火妄动，火扰阴器。由于脾胃脏腑功能失调，致湿、气、痰、水、血相互蕴结停于下焦，形成虚实夹杂之证。治疗应以化湿热为主，使湿热散结，此病得解。

取穴：蠡沟、百会、太冲、行间、阴陵泉、丰隆，诸穴以泻法为主。本病属急症，应及时治疗，否则易导致阴茎水肿或小便艰涩、癃闭。对于阳强的治疗，必先详审病机，辨证正确，立法才能得当。

【参考文献】

［1］黄绍磊，王萌萌，王苏瑶，等.小儿阳强案[J].中国针灸，2021,41(3)：330.

［2］王颖，杨玉赫，冷德生，等.中医药治疗阳强的研究进展[J].中医药导报，2019,25(10)：127-130.

二十八、男性不育症

【病因病机治法】

男性不育症是指育龄夫妇同居 2 年以上，性生活正常、未采取任何避孕措施，由于男方原因使女方不能受孕的病证。多见于精子减少症、无精子症、死精子症、精液不化症、不射精、逆行射精症等。精液检查常发现：一次排精量低于 2mL，射出的精液中无精子或仅有少量活精子，精子总数少于 4000 万，精子密度小于 2000 万/mL，50%上无活动能力，精液在室温下 60min 不液化。本病属中医学"无子""无嗣"范畴。

本病发生常与禀赋不足、恣情纵欲、劳伤久病等因素有关。在不育夫妇的病因分析中,男性因素占50%。引起男性不育症的病因复杂,主要包括先天遗传性因素、免疫因素、内分泌性因素、精索静脉曲张、生殖道感染以及吸烟、饮酒等不良嗜好和药物因素等,并且有20%～40%的患者尚未发现明确病因。本病病位在精宫,与任脉、督脉、冲脉及肾、肝、脾等脏腑有关,尤与肾的关系最为密切。基本病机是肾精亏损,或气滞、血瘀、湿热闭阻精宫。肾中精气充盛则促进生殖媒介"天癸"的成熟,并且由此开启生长发育并维持生殖功能,男子的突出表现为"精气溢泄",能调和阴阳而有子。故补肾法是中医药治疗男性不育症的基本原则,肾中精气的盛衰通过"天癸"的介导作用决定人体发育、生长、衰老以及生殖功能的正常与否。如肾精亏损则精液量少,或死精过高,或精液黏稠不化,精神疲惫,腰膝酸软,头晕耳鸣,舌淡,脉细弱。气血虚弱则面色萎黄,懒言乏力,心悸失眠,头晕目眩,纳呆便溏,舌淡,脉细弱。气滞血瘀则睾丸坠胀,胸闷不舒,舌质暗,脉沉弦。湿热下注则死精过多,或伴遗精,小便短少,尿后滴白,口苦咽干,舌红,苔黄腻,脉滑数。

目前西医治疗男性不育症患者的方法主要有药物治疗、手术治疗及辅助生殖等,但存在着花费多、创伤大和疗效不明确的不足。中医治疗上辨证论治围绕肝、脾、肾三脏,以补肾为主;有内治与外治两方面[1]。针刺疗法对不育症的诊疗应用日久,积累了大量经验,早在《针灸甲乙经》中就有所记载:"丈夫失精,中极主之";"子精不足,太冲主之";"男子精溢,阴上缩,大赫男主之"。

中医基本治疗治法补肾填精,通利精宫。取任脉穴及肾的背俞穴、原穴为主。主穴:气海、关元、肾俞、太溪、三阴交、足三里。肾精亏损配命门;气血虚弱配脾俞、胃俞;气滞血瘀配次髎、蠡沟;湿热下注配秩边、中极。本病病位在精宫,且与肾、肝、脾关系密切,任脉起于胞中(男子为精宫)。任脉之气海、关元又为任脉与足三阴之交会穴,故取之可调理精官和肝脾肾三脏,肾主生殖,故取肾的背俞穴肾俞、原穴太溪以补肾精、益生殖;三阴交为足三阴交会穴,既可滋补肝肾、健脾益气,又可理气活血、清利湿热,故不论虚实用之皆宜;足三里为胃之下合穴,可补益后天之气,以旺精血生化之源[2]。毫针常规刺。肾精亏损、气血虚弱可灸。其他治疗耳针取肾、外生殖器、内生殖器、内分泌。毫针刺法,或埋针法、压丸法。穴位注射取足三里、关元、肾俞、三阴交。每次选用2个穴位,用绒毛膜性激素500U注入六位浅层。《针灸资生经·第三》:"阳气虚惫,失精绝子,宜灸中极。"电针取基本治疗之用穴。选1～2组,电针常规治疗。

【病案举隅】

患者,男,28岁,于2017年2月12日初诊[1]。结婚2年余其妻未孕。诊见:

尿频,尿道口不适,舌淡、苔白,脉细缓。查体:左侧睾丸畸形,质软,形态小,右侧睾丸正常。精液常规示:外观乳白色,液化时间<30min,精子数 $11 \times 10^9/L$,总畸形 0.23,活力 0.40,存活率 0.10,抗精子抗体阴性。治以补肾益精。诊断:不育(肾精亏虚证)。治法:补肾填精,通利精宫。针灸取穴:气海、关元、肾俞、太溪、三阴交、足三里。操作:气海、关元、肾俞温灸盒灸法,每次 20min。常规消毒后太溪、三阴交直刺 1 寸,足三里直刺 1.2 寸,平补平泻法,得气后留针20min。隔日 1 次,10 次为 1 个疗程。

【小结】

本病基本病机是肾精亏损,或气滞、血瘀、湿热闭阻精宫。治疗以补肾填精,通利精宫。取穴:气海、关元、肾俞、太溪、三阴交、足三里等,手法上以补法为主,气血虚弱配脾俞、胃俞;气滞血瘀配次髎、蠡沟;湿热下注配秩边、中极。结合艾灸起到温肾填精作用。针刺配合相应的基础治疗可改善男性精液质量,治疗男性不育症。患者需戒烟戒酒。避免有害因素的影响,如放射性物质、毒品、高温环境等。治疗期间宜节制房事,注意选择同房日期,以利受孕。

【参考文献】

[1] 王相云,仲崇副,张超,等.中医外治法治疗男性不育症的研究进展[J].中国性科学,2021,30(11):116-119.

[2] 欧阳斌,耿强.针刺治疗男性不育症的疗效及作用机制述评[J].中国中西医结合杂志,2018,38(5):520-522.

二十九、前 列 腺 炎

【病因病机治法】

前列腺炎是一种多种原因引起,以尿道刺激症状(尿频、尿急、尿痛等)和慢性盆腔疼痛、性功能障碍为主要临床表现的前列腺疾病,属中医学"精浊""白浊""淋浊"等范畴。急性期主要为细菌性感染,发生机制主要为大肠埃希菌、铜绿假单胞菌等随尿液侵入前列腺,导致感染,临床表现为寒战,发热,疲乏无力等全身症状,伴有会阴部和耻骨上疼痛,可有尿频、尿急和直肠刺激症状,甚至急性尿潴留[1];慢性细菌性前列腺炎通常由革兰阴性菌引起,导致尿路反复感染。

急性前列腺炎病因主要为饮食不节、情志内伤、外邪侵袭等引起,病机为外感、内伤导致的湿热、瘀结下注膀胱,结于精室从而导致急性前列腺炎的发生,慢性前列腺炎发生常与饮食不节思虑过度、房劳太过等因素有关。本病病位在下焦,与肾、膀胱、脾关系密切。尿液的前列腺反流是目前本病发病的最重要原因,尿液的反流会导致前列腺及其周围组织发生炎症,而炎症所致的局部刺激、全身反应也会进一步使盆腔内相关肌肉挛缩加重以及功能性的尿道梗阻,进而加重患者的排尿困难,进而可引起急性慢性前列腺炎。随着人们对免疫反应因素的不断深入研究和探索,目前研究发现,免疫异常在慢性前列腺炎的发病中发挥着重要作用,心理因素和精神障碍是慢性前列腺炎发生、发展和转归的重要原因,患者的心理健康会直接影响到患者的日常生活检索发现其临床症型以湿热下注、肾阳亏虚、气滞血瘀、心脾两虚多见。急性期气滞血瘀证多为中青年压力、焦虑、抑郁导致肝气郁结,疏泄失常,外邪、饮食不节导致湿热痰浊瘀血内生阻于下焦,结于精室从而导致前列腺炎急性期的发生[2]。

　　本病基本病机是膀胱泌别失职、脾虚精微下渗、肾虚失于固摄。《医方考》曰:"下焦之病,责于湿热。"多由先天禀赋不足,由饮食偏嗜,好饮酒且食肥甘,酿生湿热,注于下焦;长期久坐或房事不节、房劳过度、精室空虚,都可导致精室气血阻滞,经络阻隔,气血不通所致。根据临床症状可归属中医学"精浊""淋证""白浊"范畴。精浊以排尿异常并尿道口滴白为主要症状,淋证表现为小便频数、淋漓刺痛、小腹拘急疼痛,与前列腺炎症状较为吻合。《素问·本病论篇》曰:"湿令不去……淋满、足胫寒、阴萎、闭塞、失溺、小便数。"指出小便异常多因湿邪未祛除。《医宗金鉴》中载:"浊病精窍溺自清,秽物如脓阴内疼。赤热精竭不及化,白寒湿热败精成",较为概括地提出该病病位在精窍,病因为湿热所致,出现阴部疼痛、排尿异常等症状。《景岳全书》云:"有浊在精者,必由相火妄动……淫溢而下,移热膀胱则溺孔涩痛,清浊并至,此皆白浊之因热证也。"指出虚火妄动于下,热邪留滞膀胱,清浊相混而为白浊。《医宗必读》云:"淋,湿与热两端。"强调了湿和热是引发淋证的重要因素。

　　在中医整体观念的指导下,针灸疗法强调辨证论治,凭其个体化治疗、形神并重的特色,成为手术和药物疗法以外重要的补充与辅助手段。祖国传统中医对其主要治疗方法包括了中药、针灸、中药灌肠和坐浴等治疗。针灸作为有效的中医治疗方法之一,已经被广泛用于前列腺炎的治疗,国内外研究证明了针灸能有效治疗前列腺炎[3]。针刺结合艾灸对于风寒、寒湿、瘀血导致的慢性前列腺炎有一定疗效,两者结合可起到疏通经络、调节气血、平衡阴阳的作用。

　　中医基本治疗治法为清利下焦,健脾补肾。取任脉穴为主。主穴为关元、会阴、太溪、三阴交。湿热下注配中极、秩边透水道；脾虚气陷配脾俞；肾气不足配肾俞。关元属任脉，为小肠募穴，壮阳要穴。关元有温肾壮阳，化气利水的功效关元为任脉与足三阴经的交会穴，会阴为任、督二脉交会穴，均为局部取穴，可交通阴阳，清利小便；太溪为肾之原穴，配关元可补益肾气；《百症赋》："针三阴于气海，专司白浊久遗精。"三阴交为足三阴经的交会穴，取之可调理肝、脾、肾，以达通便之功。秩边透水道，刺激支配前列腺的第3、第4骶骨脊髓神经和腹下丛交感神经，从而加强了神经调节功能，促进了前列腺的正常血液运行。毫针常规刺。背部与腹部诸穴合用，既可清热利湿以通下焦，又可补益肾气以助运化。中极、关元、肾俞、秩边、会阴等穴位解剖关系正置或毗邻膀胱、前列腺等盆腔器官，主治功效存在一定的重合或相似性，并且这类穴位的针灸操作需强调针感于小腹、会阴部、腰部区域传导与扩散，因而局部治疗作用十分显著。脾虚气陷和肾气不足者，可加用灸法。前列腺疾病归属足厥阴肝经，其发生、转归与肝有关，因此认为从肝论治治疗前列腺疾病为基本治疗方法。明代李中梓《医宗必读》云："气淋者，小便涩痛，淋沥不尽，小腹胀满疼痛，宜利气疏导"，认为淋证气滞当以行气疏导为主。阴陵泉穴为足太阴脾经合穴，能疏利三焦，健脾化湿，利水通淋。三阴交穴为足三阴经的交会穴，针刺三阴交可调理肾、肝、脾三脏功能，调补三阴之经气而固下元。肾俞穴和膀胱俞是肾和膀胱之精气输注于腰背的部位，内应脏腑，具有益气补肾、调节膀胱气化功能。诸穴合用，共奏补益脾肾、清利湿热、活血化瘀之功效，从而达到治疗前列腺炎的目的。其他治疗如耳针取肾、膀胱、脾、三焦、外生殖器。毫针刺法，或压丸法、埋针法。电针取基本治疗用穴，选1～2组，常规电针治疗。穴位敷贴取神阙、中极。麝香0.1g，贴于穴位，胶布固定，1～2日一换。皮肤针下腹部任脉经穴、第1～5腰夹脊、阴陵泉、三阴交。叩刺至局部皮肤潮红。前列汤（药物组成：桃仁、红花、丹参、泽兰、赤芍、乳香、王不留行、没药、川楝子、小茴香、青皮、败酱草、蒲公英、白芷）有清热除湿、排毒降浊、活血化瘀的作用，可改善前列腺局部的血液循环。使用会阴艾灸方法进行治疗，取适量艾条，将其裁剪为长度为5cm的若干寸段，取其中3段时期并列形成1炷，将其点燃然后竖向放置在干净的痰盂之中，将睾丸上抬，患者坐在痰盂上进行艾灸治疗。

【病案举隅】

患者，男，69岁。主诉：尿频、尿急、夜尿增多2个月。现病史：患者3年前查体发现前列腺异常。近2个月来，尿频、尿急、夜尿增多，排尿无力，尿等待、尿中断,无疼痛。口黏口干,痰多,时有咳嗽,晨起明显。大便干。舌淡胖苔白腻,脉沉弦。既往有糖尿病、冠心病、慢性前列腺炎。诊断:淋浊。辨证:中气不足,膀胱气化不利。治法:补中益气,通阳化气利水。针灸取穴:关元、会阴、太溪、三阴交、中极、脾俞、肾俞、秩边。操作:患者先取仰卧位,常规消毒后,关元用温灸盒灸法,每次 20min;太溪直刺 0.5 寸,三阴交直刺 1 寸;会阴穴直刺 1 寸,留针 20min。然后让患者俯卧位,脾俞、肾俞采用温灸盒灸法 20min。秩边穴取直刺 3 寸,接电针,连续波,每次 20min。隔日 1 次,10 次为 1 个疗程。患者治疗 2 个月后,症状消失。

【小结】

本病多由于湿热所致,日久导致脾肾亏虚。治法为清利下焦,健脾补肾。取穴:关元、会阴、太溪、三阴交等穴清热利湿;中极、脾俞、肾俞有益气补肾、调节膀胱气化功能。诸穴合用共奏补益脾肾、清利湿热、活血化瘀。针法以平补平泻为主,清热的同时兼顾补脾肾。本病如配合坐浴疗法效果更佳。注意防寒保暖,不吃刺激性食物,禁酒,治疗期间宜节制房事。

【参考文献】

[1] 李长见,高山.慢性前列腺炎从湿热论治的研究现状[J].中医研究,2023,36(5):85-92.

[2] 卢建华,董娴蔚,郭阳璐,等.探究针灸疗法治疗慢性非细菌性前列腺炎的疗效和对患者生命质量的影响[J].中国男科学杂志,2021,35(1):51-54.

[3] 张端军,姚文亮,张明亮,等.针灸治疗慢性非细菌性前列腺炎的临床研究进展[J].现代诊断与治疗,2023,34(8):1161-1167.

第五节 · 其　　他

三十、遗　尿

【病因病机治法】

遗尿病是常见的疾病,在儿童中常见,成人遗尿病较少见。从临床角度看,遗尿包括两种情况,一则指单纯的遗尿病,即俗称的尿床;二则指遗尿症,即在非睡眠状态或清醒时,将尿液排泄在床上、衣物上或其他不宜排放的地方。从病理角度看,遗尿病多为神经功能不协调所致,多为单一性、持续性,即除尿床外无其他伴随症状;遗尿症多伴有器质性病变,诸如神经系统的损害、相关器官的占位性病变等,即除尿床外还有其他更明显的病理表现。祖国医学对本病早有记载:《史记·扁鹊仓公列传》:"病气疝,客于膀胱,难于前后溲,而溺赤。病见寒气则遗溺,使人腹肿。"《灵枢经·九针论》:"膀胱不约为遗溺,下焦溢为水。"[1]

中医辨证遗尿的原因,有因先天禀赋不足,肾脏精气亏损;有因后天调养失误,脾肺气虚;有因外感,肺气宣降失调;也因夜寝过于深沉不易醒来。《素问·经脉别论篇》曰:"饮入于胃,游溢精气,上输于脾,脾气散精,上归于肺,通调水道,下输膀胱。"《素问·灵兰秘典论篇》也曰:"膀胱者,州都之官,津液藏焉,气化则能出矣。"以上均说明了小便的正常排泄有赖于膀胱和三焦的气化功能,而三焦的气化,与肺、脾、肾等脏有关。中医对遗尿的相关论述最早见于《灵枢·九针论》,即"膀胱不约为遗溺"。《素问·宣明五气篇》曰:"膀胱不利为癃,不约为遗溺。"《诸病源候论·小儿杂病诸侯》记载:"遗尿者,由膀胱有冷,不能约于水故也。"表明遗尿多属膀胱病变,膀胱阳气不足,失于固摄,水液外泻。而《类证治裁》指出:"夫膀胱仅主藏溺,主出溺者,三焦之气化耳。"意为小便的正常排泄,有赖于膀胱和三焦的功能健全。若三焦气化失常,膀胱失于藏纳和固摄,则会出现遗尿或失禁的症状。《景岳全书》又曰:"盖水为至阴,故其本在肾;水化于气,故其标在肺;水惟畏土,故其制在脾。"可见,人体水液代谢尤与肺、脾、肾三脏密切相关。实证遗尿主要为湿热下注型,表现为尿频、尿急、尿失禁,小便灼热或有涩痛感,色黄赤或浑浊,小腹胀痛迫急,或伴有发热,口渴不多饮,舌红苔黄腻,脉滑数。治宜清热泻火。虚证遗尿:脾肺气虚型临床表现为小便失禁,每因劳累、咳嗽、大笑、剧烈运动发生或加剧,伴食少便溏,气短喘咳,声低懒言,或吐痰多而稀白,或见面浮肢肿,倦怠乏力,或膀胱胀满感,会阴部或外阴部不适,舌淡,苔白滑,脉弱。治宜健脾补肺,益气固胕。脾肾阳虚型表现为小便失禁,清冷不利,伴形寒肢冷,面色白,腰膝或腹部冷痛,久泄久痢,或五更泄泻,完谷不化,或面浮肢肿,舌淡胖,苔白滑,脉沉迟无力。治宜补脾温肾,缩尿固摄。肝肾阴虚型:小便失禁,伴头晕目眩,耳鸣健忘,失眠多梦,口燥咽干,腰膝酸软,五心烦热,颧红盗汗,男子遗精,女子月经量少,舌红少苔,脉细数。治宜滋养肝阴,益肾固胕。

《医宗金鉴·杂病心法要诀·小便闭癃遗尿不禁总括》:"膀胱热结为癃闭,寒虚遗尿与不禁。"[2]注:"膀胱寒虚,轻者为遗尿,重者为不禁,……不知而尿出,谓之遗尿。"明代李时珍《本草纲目·禽二·鸡》:"(尿白):主治消渴伤寒寒热,破石淋及转筋,利小便,止遗尿。……产后遗溺不禁,鸡矢烧灰,酒服方寸匕。"遗尿治疗时选用不同的治疗手段的同时也应该辨证取穴进行治疗。基本治疗为醒脑开窍、补益肾阳的治疗原则。针刺取百会、四神聪、关元、中极、肾俞、膀胱俞、次髎、三阴交、太溪为主穴。其中,百会穴为督脉与足太阳膀胱经之会,配合前后左右各一寸的四神聪穴,可以醒脑开窍、调理元神,增强尿意。关元穴为足三阴经与任脉的交会穴,针刺既能调补肝、脾、肾三脏,配合肾俞穴,既可振奋肾阳,又能温补下元之虚寒,达到温补固摄之目的。中极穴是膀胱的募穴,与其背俞穴膀胱俞,一前一后,俞募配穴,可以固州都之官,振奋膀胱功能。三阴交穴为肝、脾、肾三阴经之交会穴,太溪穴为肾经的原穴,诸穴配合,相得益彰,共收益智固摄之效。肾主水,膀胱主水液代谢,故取肾俞、太溪、膀胱俞、中极,调节水液。百会穴有升提阳气之功,气海、关元为补气要穴,三阴交为肝脾肾交会穴,足三里为强身保健要穴,与丰隆配合健脾胃运化功能,诸穴相配共奏补脾益肾,固摄利尿之功。

其他治疗如膀胱训练:白天多饮水,尽量憋尿,延长排尿间隔时间,夜晚不再饮水,可适量服用镇静安眠药物,使能安静入睡。盆底肌肉锻炼:有意识地收缩盆底肌肉即做收紧肛门及阴道的动作 20～30 次,每次 3～5s,每日 3 遍,坚持6～8 周,方可见效。

【病案举隅】

病案一:

男,55 岁[3],因尿液不自主溢出 10 年,加重 1 个月,于 2011 年 12 月 9 日经门诊以"遗尿"收入院。患者 10 年前无明显诱因出现小便不自主溢出,每于大笑或咳嗽时加重,不能自行控制,无明显尿频、尿急、尿痛等症状。1 年前漏尿现象加重,于站立时亦可出现,7 个月前曾来我院就诊,经推拿、针刺、中药汤剂口服治疗,症状好转出院。1 个月前因不慎感寒,症状加重。刻下症见:小便不自主溢出,不能自行控制,大笑或咳嗽时加重,平卧后如用力咳嗽可有尿液溢出,伴乏力,面色无华,饮食欠佳,夜寐差,小便频数,大便正常,舌淡苔白,脉沉细弱。

病案二:

女,38 岁,因"尿液不自主溢出 3 年,加重半个月",于 2011 年 12 月 28 日经门诊以"遗尿"收入院。患者 3 年前无明显诱因出现小便不自主溢出,夜间尤甚,每夜 3～4 次,其夫叫唤不醒,无明显尿频、尿急、尿痛等症状。经多家医院治疗未见明显好转,期间口服金匮肾气丸、人参健脾丸疗效不明显,遂来我院门诊中医治疗。半个月前因打工不慎感寒,症状加重。刻下症见:小便不自主溢出,不能自行控制,着凉或夜间加重,伴倦怠乏力,面色晦暗,畏寒肢冷、饮食尚可,夜寐欠佳,小便频数,大便正常,舌淡苔白,脉沉细弱。以上两位患者均诊断为遗尿,中医辨证属脾肾阳虚。

治疗根据患者病情,予以补脾益气,温肾固摄。操作手法:① 内科推拿:先以摩法在腹部施术 10min,补法,在中脘,下脘,天枢(双)穴施一指禅偏峰推手法,约 10min,以温补脾阳;最后用掌根揉法、擦法施治于髂前上棘连线及腰骶部,约 10min,以温肾固摄,10 日为 1 个疗程。② 针刺治疗:取穴百会,上脘,中脘,下脘,关元,气海,天枢(双),足三里(双),三阴交(双),丰隆(双),悬钟(双),肾俞(双),太溪(双),膀胱俞(双),中极等。针刺手法:补法,日 1 次,每次选取以上腧穴交替使用,留针 20min,10 日为 1 个疗程。③ 灸法:将温灸器放置在患者腹部中脘、气海、天枢穴及腰骶部,双侧足三里、三阴交穴施以温针灸,日 1 次,每次 20min,10 日为 1 个疗程,以达到健脾温肾之功效。经治疗患者小便不自主溢出症状明显好转,饮食尚可,夜寐转佳,大便正常。

【小结】

本病的病因多由于先天禀赋不足,肾脏精气亏损;或后天调养失误,脾肺气虚。临床分为实证和虚证。实证遗尿主要为湿热下注型,治宜清热泻火。虚证遗尿:脾肺气虚型,治宜健脾补肺,益气固脬。脾肾阳虚型,治宜补脾温肾,缩尿固摄。肝肾阴虚型,滋养肝阴,益肾固脬。基本治疗为醒脑开窍、补益肾阳的治疗原则。取穴以百会,上脘,中脘,下脘,关元,气海,足三里,三阴交,丰隆,悬钟,肾俞,太溪,膀胱俞等穴为主。针刺手法为补法,同时可以结合灸法和推拿手法进行治疗。同时督促患者加强锻炼神经系统调节机制,解除患者的心理压力以及杜绝夜间外界音响的刺激。

【参考文献】

[1] 刘露,朱婉萍,孔繁智. 通因通用法治疗成人遗尿病举隅[J]. 江西中医药大学学报,2014,26(3):35-36.

[2] 拜文俊,王家珍,何少天. 从肺脾肾论治遗尿[J]. 中国乡村医药,2023,30(9):36-37.

[3] 齐兆双. 推拿结合针灸治疗成人遗尿 2 例[J]. 中国民族民间医药,2012,21(7):77.

三十一、癃　　闭

【病因病机治法】

癃闭是以小便量少,点滴而出,甚则小便闭塞不通为主要临床表现的病证。"癃"是指小便不利,点滴而短少,病势较缓;"闭"是指小便闭塞,点滴不通,病势较急。癃与闭都是指排尿困难,只是程度上的不同,故常合称"闭"。《素问·灵兰秘典论》:"膀胱者,州都之官,津液藏焉,气化则能出矣。"膀胱中尿液的按时排泄由肾气及膀胱之气的激发和固摄作用调节,若肾与膀胱之气的激发和固摄作用失常,膀胱开合失司,就会导致小便不利或癃闭、遗尿、小便失禁等,故《素问·宣明五气》说:"膀胱不利为癃,不约为遗溺"。现代医学中,癃闭多见于各种原因导致的尿潴留及无尿症等疾病。

癃闭的发生常与久病体弱、情志不畅、外伤劳损、饮食不节、感受外邪等因素有关。本病病位在膀胱,与肾、三焦、肺、脾关系密切。外邪侵袭如《证治汇补》言:"热结下焦……气道涩滞……肺中伏热,不能生水而气化不施者,均可致癃闭",肺为水之上源,通调水道,若外感邪热之气,壅塞于肺,致其宣降功能失司,则水道不能和畅;肺中邪热之气过盛亦可下移至膀胱,膀胱气化无力以致发病;久居阴浊之地,湿热晦浊邪气可直接上侵膀胱,气化失调,发为癃闭;或燥邪内伤,耗伤津液,水源亏耗导致小便不能。癃闭主症为排尿困难。基本病机是膀胱气化功能失常。① 饮食不节:饮食不规律,摄入不足则脾胃气虚,清气难升,浊阴亦不易沉降,气血运化无力乃生本病;过食辛辣、肥甘之物,酿生湿热,湿热伤肾或膀胱受湿热之邪阻滞,气化不利而为癃闭。② 情志内伤:足厥阴之脉循行环阴器,抵小腹,其经脉气血运行不畅会直接影响所过之处;受各类条件刺激,人体情志出现异常,肝气则郁滞不通,所主疏泄之功不及,从而影响三焦水液的运行和气化功能,致使水道通调受阻,乃成癃闭。③ 尿路阻塞:结石、瘀血、痰浊等病理产物内生,阻塞水道,则小便排除不畅,即癃闭发。④ 体虚久病:久患疾病或人老脏衰,可致肾元亏耗,肾为先天之本,肾阳不足则诸脏腑气化失司,无力推动水液运输;损伤肾阴则虚火内生,耗损机体气血、津液,诸脏亦失濡养;元阴、元阳久病体虚俱损,水液化生、散布、运输、排泄失权,导致小便难出,淋漓不尽,癃闭乃生。

若发病急,小便闭塞不通,努责无效,小腹胀急而痛为实证;发病缓,小便滴沥不爽，排出无力，甚则点滴不通，精神疲惫为虚证。膀胱湿热则小便点滴不通，或量少而短赤灼热，小腹胀满，口苦口黏，或口渴不欲饮，舌红，苔黄腻，脉数。肝郁气滞则小便不通，或通而不畅，胁腹胀满，多烦善怒。舌红，苔薄黄，脉弦。浊瘀阻塞则小便滴沥不畅，甚至阻塞不通，小腹胀满疼痛。舌紫暗或有瘀点脉涩。肺热壅盛则小便不畅或点滴不通，咽干，烦渴欲饮，呼吸急促，或有咳嗽。舌红苔薄黄，脉数。肾气亏虚则小便不通或点滴不爽，排出无力，腰膝酸软，精神不振。舌淡，苔薄，脉沉细。脾气虚弱则少腹坠胀，时欲小便而不得出，或量少不畅，气短，语声低微，食欲不振。舌淡，苔白，脉细弱。

　　癃闭是中医药治疗的优势病种之一，内服中药及针刺、艾灸、推拿等疗法已被广泛应用于本病的治疗，有着方法多样、疗效显著、绿色经济的特点，应用前景广阔[1]。中医基本治疗治法为调理膀胱，行气通闭。取膀胱的背俞穴、募穴、下合穴为主。主穴中极、膀胱俞、委阳、三阴交、阴陵泉。膀胱湿热配委中、行间；肝郁气滞配蠡沟、太冲；浊瘀阻塞配膈俞、血海；肺热壅盛配肺俞、尺泽；肾气亏虚配肾俞、大钟；脾气虚弱配脾俞、足三里。《灵枢·四时气》："小腹痛肿，不得小便，邪在三焦约，取之太阳大络，视其络脉与厥阴小络结而血者，肿上及胃脘，取三里。"中极为膀胱的募穴，与膀胱的背俞穴膀胱俞相配，属俞募配穴法，可调理膀胱气化功能，通利小便。中极位于腹部，内应膀胱、精室等脏腑，其归属任脉，可疏利下焦气血，温补肾元以使膀胱开阖有度，进而排出邪气；膀胱俞乃膀胱精气输注于背腰部之处，能通能守，此之可宣通膀胱气机，疏调水道，其与中极，两穴俞募相配，相辅相成，共助膀胱恢复气化之职。《灵枢·本输》："三焦者……出于委阳，并太阳之正，入络膀胱，约下焦，实则闭癃……闭癃则泻之"。委阳为三焦的下合穴，可通调三焦气机，三阴交为足三阴经的交会穴，可调理肝、脾、肾，二穴合用，共助膀胱气化；阴陵泉清利下焦湿热、通利小便。《针灸大成·卷九》："小便不通，阴陵泉、气海、三阴交……复刺后穴：阴谷、大陵"。配伍蠡沟，本穴是足厥阴肝经别走足少阳之络穴，可通二经气血，以清肝胆邪滞，滋肝阴补肝血；太冲同治疗组。两者合用可加强疏肝调气之效。毫针常规刺，针刺中极时针尖向下，使针感能到达会阴并引起小腹收缩、抽动为佳，不可过深，以免伤及膀胱；肾气亏虚、脾气虚弱者可温针灸。八髎穴位于腰骶部，膀胱足太阳脉之上，正对4对骶后孔中，可针可灸，具有调下焦、强腰膝、通经络之效。《针灸大成》载："八髎总治腰痛，兼治肠、胱、疝气、淋浊、带下、月经病，二便不利等局部之病"，现针灸临床中广泛应用于肾、膀胱等泌尿系统疾病的治疗，可疏通膀胱经气血，补肾行气消滞,进而通利小便。其他治疗如耳针取膀胱、肾、三焦、肺、脾、尿道。毫针刺法或压丸法。穴位敷贴取神阙穴。将食盐炒黄待冷放于神阙穴填平,再用 2 根葱白压成 0.3cm 厚的饼置于盐上,艾置葱饼上施灸,至温热入腹内有尿意为止。电针取双侧维道,沿皮刺,针尖向曲骨透刺约 2～3 寸。得气后接电针仪,以疏密波刺激 15～30min。《证治准绳·杂病》:"小腹疼痛,小便不通,先艾灸三阴交"。针灸治疗癃闭的效果较好。若膀胱充盈过度,经针灸治疗 1h 后仍不能排尿者,应及时导尿。患者往往精神紧张,在针灸治疗的同时,应消除紧张情绪,反复做腹肌收缩、松弛的交替锻炼。癃闭兼见哮喘、神昏时应注意观察,必要时采取综合治疗措施。

【病案举隅】

患者,女,42 岁[2],于 2018 年 3 月初因"小便排出不畅、尿量减少"就诊。患者自述憋尿 3h,后欲解小便却排出不畅,点滴而下。就诊时小便点滴而出,小腹胀满,表情痛苦,精神紧张,烦躁不安,舌暗,苔薄黄,脉弦涩。诊断:癃闭(气滞血瘀证)。治疗:予针刺结合脐疗治疗。针刺取百会、神庭、印堂、列缺、中极、三阴交、太溪、太冲。针刺操作:常规针刺得气后,百会、神庭、印堂、列缺平补平泻,太溪补法,太冲泻法,中极向耻骨联合方向斜刺并予以强刺激,三阴交强刺激,使针感循经向上,留针 20min。灸疗准备:① 取适量小麦粉加水揉制成直径 5～6cm,高 3～4cm,底厚约 1.5cm 的面碗,中间留一直径约 1cm 的圆形小孔。② 将艾绒捏成高约 3cm、直径约 2cm、下宽上窄的圆锥状艾炷,共灸三壮。③ 脐疗药粉:将附子、杜仲、川芎等中药打粉备用。操作:取脐疗药粉置于患者脐中,后铺薄棉花一层,再放置面碗,点燃艾炷,放于面碗中,待艾炷燃尽,再换一壮,共灸三壮。灸至第一壮毕,患者自觉尿意,遂起针并取下面碗艾炷,药粉封于脐,令患者如厕。患者如厕归来后询问其小便情况,自述小便量较就诊之前增多,但仍不及正常量,继续灸疗至三壮毕。治疗结束后,患者再如厕,述又排出少量尿液,且小腹胀感缓解。嘱其徐徐饮少量温开水,放松心情,次日复诊。第二日针刺取穴同前,太溪、太冲、中极予以强刺激,留针 20min。治疗结束后患者述小便通畅,腹胀消失。嘱其饮水时仍需徐徐而入,少量多次,若症状复发需再行治疗。第三日未见患者复诊,后电话联系,该患者表示小便已通畅如常。3 个月后随访,无复发。

【小结】

癃闭的基本病机是膀胱气化功能失常,本病病位在膀胱,与肾、三焦、肺、脾关系密切。基本治则治法为调理膀胱，行气通闭。取穴以背俞穴、募穴、下合穴为主。中极、膀胱俞、委阳、三阴交、阴陵泉，膀胱湿热配委中、行间；肝郁气滞配蠡沟、太冲；浊瘀阻塞配膈俞、血海；肺热壅盛配肺俞、尺泽；肾气亏虚配肾俞、大钟；脾气虚弱配脾俞、足三里。针刺以平补平泻为主，结合灸法温补作用。治疗该病时不仅仅着眼于对下尿路症状及体征的诊治，还要从病因病机入手，通达全身气机，以通水道、畅小便，又善于调志安神、协调阴阳，发挥针灸治神的优势，从根本上治疗疾病。

【参考文献】

［1］刘春柳，王炳权，李玲，等.基于数据挖掘针灸治疗产后癃闭选穴规律研究［J］.山东中医杂志，2019，38(6)：530－533.

［2］李梅梅，乔宇，王健.针灸治疗癃闭案1则［J］.世界最新医学信息文摘，2019，19(66)：304.

三十二、带 状 疱 疹

【病因病机治法】

带状疱疹是一种被水痘—带状疱疹病毒感染的，以周围神经分布区出现疼痛和单侧簇集样水痘形成为特点的疱疹性皮肤病。其主要症状是皮肤成簇集状水泡，水泡如绿豆或黄豆大小，中间夹有血疱或脓疱，排列如带状。皮疹多数发生存单侧，常见于肋间，其次为头面部，多发于春、秋两季。临床症状典型的皮损是发生于红斑基础上绿豆到黄豆大小簇集成群的水疱，累累如串珠，周围绕以红晕，排列如带状，聚集一处或数处，疱群之间的皮肤正常。疱液初始透明，后变浑浊，重者可有血疱或坏死。经5～10天疱疹干燥结痂，痂皮脱落后，遗留暂时性淡红色斑或色素沉着，愈后一般不留瘢痕。皮损好发于一侧胸胁、腰部或头面部，一般不超过正中线。患者自觉皮损局部疼痛明显，老年体弱者常常疼痛剧烈，常扩大到皮损范围之外，有的皮损消退后可遗留长期的神经痛。特殊类型少数病例仅出现红斑、丘疹，不发生典型水疱，亦有患者仅感觉皮损瘙痒，不产生疼痛。患恶性肿瘤、长期应用肾上腺皮质激素或免疫抑制剂、年老体质极差及患艾滋病等免疫功能低下的患者，疱疹可双侧同时出现或泛发全身，并可出现血疱、大疱甚至坏死，常伴有高热、肺炎、脑炎等，病情笃重。如病毒侵及眶上神经上支者(多见于老年人)，疼痛剧烈，可累及角膜，形成溃疡性角膜炎，甚至引起全眼炎，导致失明。病毒也可侵犯面神经及听神经，表现为外耳道或鼓膜疱疹。膝状神经节受累同时侵犯面神经的运动和感觉神经纤维时，可出现面瘫、耳痛及外耳道疱疹三联征。其发病机理是由于带状疱疹病毒在脊髓神经后根和脊髓后角内或脑神经节内大量增殖，致使这些组织发生炎性反应。中医病名为缠腰火丹，又称为蛇串疮、蛇丹、蜘蛛疮等。缠腰火丹最早记载于《诸病源候论·疮病诸候》曰："甄带疮者，绕腰生……因以为名。"《外科大成·缠腰火丹》云："缠腰火丹，一名火带疮，俗名蛇串疮……"可发于任何年龄，但其发病率、疼痛程度均与年龄呈正相关，且好发年龄主要为中老年人群。

带状疱疹的病因病机，多由肝经郁火和脾经湿热，或过食辛辣、刺激、不洁之物等，助热生湿，久郁化火。复感火热之邪，引动肝火，湿热蕴蒸，而血分生热，浸淫肌肤脉络发为疱疹。本病多见于幼儿和老年人，但近些年成人发病率呈上升趋势。本病属于病毒引起的急性炎症性皮肤病，是机体免疫力下降所致。火热之邪发病。黄帝内经《素问·至真要大论篇》言火邪致病"诸热瞀瘛，皆属于火。诸病胕肿，疼酸惊骇，皆属于火。"热邪致病"诸胀腹大，皆属于热；诸转反戾，水液浑浊，皆属于热。"火热之邪易扰及神明，出现神志失常和不安，火热之邪又易灼伤筋脉。火与热的关系是热为火之渐，火为热之甚。外邪引动内邪，火热相合热壅血瘀，轻则红肿疼痛或发为疮疡，重则血败肉腐发为痈疽。治疗期间患者要配合、保持心情舒畅，忌口非常重要。《外科证治全书·缠腰火丹》所载"缠腰火丹，生腰肋间，累累如珠形……属肝胆风热。"窦汉卿曰："火腰带毒，乃心肝二经热毒，留滞于膀胱不行，壅于皮肤，此风毒也。"带状疱疹即"蛇丹"。皮疹出现前常先有皮肤疼痛、麻木、瘙痒和感觉异常，可伴有低热、少食、倦怠等症状。

根据带状疱疹的病因病机将其分为前驱期、疱疹期、疱疹后期、后遗神经痛期，根据各期的病因病机不同，选择合适的针灸治疗方法：① 前驱期：此期湿热毒渐盛，经络不通，不通则痛，但肌肤尚未被灼伤、酿腐成脓，甚至可能完全没有皮损出现，仅有疼痛。现代医学认为此时由于水痘—带状疱疹病毒大量复制，造成外周神经纤维坏死，其所支配的单侧皮节及周围感觉神经发生免疫炎性反应，故而产生疼痛。皮损出现前一般有 2～18 天的前驱症状，患者可表现为发热，在皮损出现的部位存在疼痛或感觉异常。此期因为仅有皮肤疼痛而无水疱常造成误诊，故以明确诊断为要。对于原因不明而无外伤的一侧颈肩胸腰背部疼痛，若呈表面触痛，或深部抽搐样疼痛，休息不能缓解，且有过度疲劳和乏力的主诉时，需考虑本病。此时若能利用 PCR 技术从采集的唾液或血液中检测水痘—带状疱疹病毒,更有助于诊治,特异性达95％～100％。这一阶段病邪所袭部位尚浅,针灸疗法以针刺夹脊穴为主,目的在于截断病邪深入。电针采用疏密波,频率为2/100Hz。疏密波可介导镇痛效应,也能促进气血循环,消除炎症性水肿。在电针基础上再加用局部刺络拔罐的方法以增强祛邪止痛的效果。急性期急性期多处于带状疱疹发病后2～4周的这段时期。此期可以分为疱疹期与疱疹后期。② 疱疹期:此期为带状疱疹早期,持续1～2周,湿热毒壅盛至极,气血由不畅转为瘀滞。治疗原则为清热解毒,通经止痛。若此期湿热毒表现明显,则疼痛呈现灼痛,水疱大而清亮,疼痛灼热如火烧样,舌红、苔黄腻,脉弦滑数。治疗可以局部铺棉灸加电针、围刺方法为主。铺棉灸借助热力引热毒外出,经络通畅则疼痛减缓,局部气血畅达则皮损恢复较快。电针法以皮损相应节段及上1～2个节段夹脊穴为主。夹脊穴在督脉与膀胱经之间,督脉为阳脉之海,膀胱经为一身之藩篱,卫阳走此以顾护肌表,夹脊一方面可以调节两者以行全身之阳,通调脏腑经络而通滞扶正,另一方面可以使卫阳得充而卫外得固,外邪难以侵袭。电针可以阻滞痛觉传导,还可提高痛阈。围刺法可阻止邪气扩散,加强清热利湿、通络止痛的作用。若湿热毒壅滞经络,郁于皮部,酿腐成脓,可用火针排脓,此法在促进止疱、结痂方面效果更佳。若此期血瘀明显,则疼痛如刀割样或针刺样,舌黯或有瘀斑,脉涩。此时可在电针与围刺的基础上加刺络拔罐。湿热毒蕴于经络,循经表现于皮部,在皮部刺络拔罐,使邪有出路,达到邪去正安的目的,即所谓"菀陈则除之"。血瘀明显者,若病情允许,可适当局部放血,以血色由暗红转鲜红为佳。若此期血瘀与热毒不显,反表现为皮损周围皮色暗淡无泽,水疱浑浊,疱壁松弛下耷,舌淡、苔白,脉虚。此因正虚湿盛,外感邪气,循经而发,用刺络、铺棉灸恐力量太强,祛邪反伤正。《黄帝内经》云:"诸小者,阴阳形气俱不足,勿取以针,而调以甘药也。"故可以考虑先运用中药扶正,兼用灸法。灸法可选取脾俞、足三里等扶正祛邪,温阳解毒。③ 疱疹后期:此期处于带状疱疹中后期,持续2～4周,湿热毒渐退,而气滞血瘀相对明显,且兼有正虚阴伤表现。患者可因正气不足,无力祛邪外出,而致疼痛难愈。临床可见疱疹消退,仅遗留暂时性的红斑或者色素沉着,疼痛未愈。治当活血化瘀,祛邪兼扶正。此期以电针为主,根据病情适当选取扶正穴位,酌情加以火针。火针鼓舞正气,通络止痛,取"其在皮者,汗而发之"之意。此期要注意患者是否有耗伤阴液的表现,一旦出现如口干烦躁、潮热盗汗、苔少或无苔等,则可予六味地黄丸加减以滋阴润燥。④ 后遗神经痛期:中医学认为,此时带状疱疹长期不愈,余毒未清,经脉不畅,耗气伤阴,局部或全身皮脉肉筋骨失去濡养,久而内归脏腑,影响气化功能。此期虚实夹杂明显,即气滞血瘀与气阴两虚共存,同时存在一定程度的脏腑失调,治疗时需仔细判断实证与虚证的轻重缓急,再对症施术。临床表现多为明显刺痛,固定不移,神疲乏力,夜寐不安,舌淡、少苔,脉细。此期治疗原则为祛瘀扶正,安神定志,可以针刺加火针、梅花针、穴位注射为主,辅以中药治疗。针刺取相应夹脊穴、局部围刺以疏通经脉,结合辨经取穴,取印堂、神门等穴位可调理神志。穴位注射具有针刺与药物双重刺激的作用,药物沿经络走向病所,以达调理气血、扶正祛邪的目的。梅花针施于皮部,通过浮络、孙络平衡络脉之气,入通经脉、奇经八脉以及脏腑,整体调节正气,局部透散毒邪。

带状疱疹诊治时要进行经络辨证,在取夹脊穴以及局部围刺的基础上进行远道取穴,整体调节病变经络,也可以通过经络调整相应脏腑功能,以增加疗效。本病病机在发生发展过程中绝非一成不变,因此对于证候不可一概而论,不同的证候应辨证地采取不同的针灸方案,更有利于提高临床疗效,减轻患者痛苦。

【病案举隅】

患者,男,38 岁。2017 年 3 月 12 日就诊。主诉:右侧腰臀下肢外侧烧灼样疼痛 3 天,疱疹 1 天。患者 3 天前无明显诱因右侧腰臀下肢外侧烧灼样疼痛,在其他科室行针灸治疗效不佳,1 天前腰臀下肢外侧出现成簇疱疹,疼痛加重,夜眠差,遂来诊。既往无特殊病史。刻下症见:右侧腰臀下肢外侧呈带状成簇疱疹,皮损鲜红,疱壁紧张,灼热刺痛。舌质黯红,苔厚腻,脉弦数。诊断:带状疱疹。中医诊断:缠腰火丹(肝胆湿热证)。治疗原则:清肝泻火、活血化瘀、解毒止痛。操作:① 火针点刺拔罐治疗:取穴:疱疹局部,疼痛部位。患者取俯卧位,将一簇 3～5 支 1.5 寸针灸针在酒精火焰上烧灼,至针尖白亮,点刺病变部位,速进速退。随后迅速将火罐吸拔在点刺部位,留罐 10min 左右,起罐后用干棉球清理吸拔出的血液,然后用医用碘伏在拔罐区域消毒。② 温针灸:取穴:患者右侧支沟、三阴交、血海、承山、委中、承筋、足临泣、光明、昆仑、悬钟、阳陵泉、风市、环跳、阿是穴(皮损部位)。针刺部位用医用碘伏消毒,除环跳、风市穴外,其他穴位用 1.5 寸针灸针常规针刺。在环跳、风市穴先用 3 寸针灸针常规针刺,然后将 2～3cm 艾段插入针柄,从艾段下部点燃。燃尽更换一壮,第二壮燃尽起针,治疗结束。嘱患者多饮水,保持皮损区清洁,禁止洗浴防止感染。经第一次治疗后,疼痛略有减轻,夜眠差。次日复诊发现患者经处理后疱疹已结痂,小腿外侧出现少量新的疱疹,遂用前法继续治疗。当晚睡眠良好,疼痛明显减轻。三诊之后已没有新的水疱产生,上述病变局部水疱结痂待脱落,坚持治疗一周后,患者痊愈。

【小结】

带状疱疹是一种以沿周围神经分布区出现疼痛和单侧簇集样水痘形成为特点的疱疹性皮肤病,皮损鲜红,疱壁紧张,伴有明显神经痛。其病因多系肝火旺盛,脾失健运,湿热内蕴,肝火脾湿郁于内,毒邪乘之,内外湿热相搏,阻滞经络,气血不通,不通则痛。治疗应该清泻肝胆火毒湿热,活血化瘀,通络止痛。火针点刺拔罐能够直接迅速地去除瘀血热毒,促进新血的产生,使气血畅通。温针灸可以热引热,直接快速地去除蕴滞在肌肤内的湿热火毒。同时火针、温针疗法善行气活血,疏经通络;针、灸并用增强疗效。在疱疹侵及的经脉循行部位取穴达到"经脉所过,主治所及"的效果。局部取穴、辨证取穴、循经取穴相配合,共奏清肝泻火、活血化瘀、解毒止痛之功。

第四章
下肢部经络腧穴理论与临床应用实践

【导学】 本章主要介绍了髋部、膝部、踝部等下肢部位的经络腧穴理论与临床应用实践内容,需要掌握腰痛、膝骨关节炎的常用腧穴配伍、刺法灸法、治疗治则;理解踝关节扭伤、跟痛症、髋关节炎、腓总神经损伤、下肢静脉曲张、髂胫束综合征的临床治疗;了解其他下肢部疾病的常见适应证的常用治疗方法。

第一节 · 髋部(含腰椎)

一、腰 痛

【病因病机治法】

腰痛是指腰部感受外邪,或因劳伤,或由肾虚而引起气血运行失调,脉络绌急,腰府失养所致的以腰部一侧或两侧疼痛为主要症状的一类病证。腰部一侧或两侧疼痛为本病的基本临床特征。因病理性质的不同,而有种种表现。发病多缓慢发病,病程较久,或急性起病,病程较短。疼痛性质有隐痛、胀痛、酸痛、濡痛、绵绵作痛、刺痛、腰痛如折;腰痛喜按,腰痛拒按;冷痛,得热则解;热痛,遇热更甚。腰痛与气候变化有关,腰痛与气候变化无关。腰痛劳累加重,休息缓解。腰痛影响功能活动,腰"转摇不能""不可以俯仰"。腰痛固定,腰痛放射其他部位,引起腰脊强、腰背痛、腰股痛、腰尻痛、腰痛引少腹等。腰痛一年四季都可发生,其发病率较高,国外有报告认为世界人口的 80%患过腰背痛,本病为中医针灸科门诊较为常见的病种之一,针灸有较好的疗效。

腰痛一病,古代文献早有论述。《素问·脉要精微论》指出:"腰者,肾之府,转摇不能,肾将惫矣。"说明了肾虚腰痛的特点。《素问·刺腰痛》认为腰痛主要属于足六经之病,并分别阐述了足三阳、足三阴及奇经八脉经络病变时发生腰痛的特征和相应的针灸治疗。《黄帝内经》在其他篇章还分别叙述了腰痛的性质、部位与范围,并提出病因以虚、寒、湿为主。《金匮要略》已开始对腰痛进行辨证论治,创肾虚腰痛用肾气丸、寒湿腰痛用干姜苓术汤治疗,两方一直为后世所重视。隋代《诸病源候论》在病因学上,充实了"坠隋伤腰""劳损于肾"等病因,分类上分为卒腰痛与久腰痛。唐代《千金要方》《外台秘要》增加了按摩、宣导疗法和护理等内容。金元时期,对腰痛的认识已经比较充分,如《丹溪心法·腰痛》指出腰痛病因有"湿热、肾虚、瘀血、挫闪、痰积",并强调肾虚的重要作用。清代对腰痛病因病机和诊治规律已有系统的认识和丰富的临床经验。《七松岩集·腰痛》指出:"然痛有虚实之分,所谓虚者,是两肾之精神气血虚也,凡言虚证,皆两肾自病耳。所谓实者,非肾家自实,是两腰经络血脉之中,为风寒湿之所侵,闪肭挫气之所碍,腰内空腔之中,为湿痰瘀血凝滞不通而为痛,当依据脉证辨悉而分治之。"对腰痛常见病因和分型作了概括。《证治汇补·腰痛》指出:"唯补肾为先,而后随邪之所见者以施治,标急则治标,本急则治本,初痛宜疏邪滞,理经隧,久痛宜补真元,养血气。"这种分清标本先后缓急的治疗原则,对临床很有意义。西医学中的风湿性腰痛、腰肌劳损、脊柱病变之腰痛等,可参照本节辨证论治。

本病中医病机: ① 外邪侵袭多由居处潮湿,或劳作汗出当风,衣裹冷湿,或冒雨着凉,或长夏之季,劳作于湿热交蒸之处,寒湿、湿热、暑热等六淫邪毒乘劳作之虚,侵袭腰府,造成腰部经脉受阻,气血不畅而发生腰痛。若寒邪为病,寒伤阳,主收引,腰府阳气既虚,络脉又壅遏拘急故生腰痛。若湿邪为病,湿性重着、黏滞、下趋,滞碍气机,可使腰府经气郁而不行,血络瘀而不畅,以致肌肉筋脉拘急而发腰痛。感受湿热之邪,热伤阴,湿伤阳,且湿热黏滞,壅遏经脉,气血郁而不行而腰痛。② 气滞血瘀腰部持续用力,劳作太过,或长期体位不正,或腰部用力不当,屏气闪挫,跌仆外伤,劳损腰府筋脉气血,或久患者络,气血运行不畅,均可使腰部气机壅滞,血络瘀阻而生腰痛。③ 肾亏体虚先天禀赋不足,加之劳累太过,或久病体虚,或年老体衰,或房事不节,以致肾精亏损,无以濡养腰府筋脉而发生腰痛。历代医家都重视肾亏体虚是腰痛的重要病机。如《灵枢·五癃津液别》说:"虚,故腰背痛而胫酸。"《景岳全书·腰痛》也认为:"腰痛之虚证十居八九。"腰为肾之府,乃肾之精气所溉之域。肾与膀胱相表里,足太阳经过之。此外,任、督、冲、带诸脉,亦布其间,故内伤则不外肾虚。而外感风寒湿热诸邪,以湿性黏滞,湿流下,最易痹着腰部,所以外感总离不开湿邪为患。内外二因,相互影响,如《杂病源流犀烛·腰痛病源流》指出:"腰痛,精气虚而邪客病也。……肾虚其本也,风寒湿热痰饮,气滞血瘀闪挫其标也,或从标,或从本,贵无失其宜而已。"说明肾虚是发病关键所在,风寒湿热的痹阻不行,常因肾虚而客,否则虽感外邪,亦不致出现腰痛。至于劳力扭伤,则和瘀血有关,临床上亦不少见。

　　本病证候,腰部疼痛,或在脊中,或在一侧,或两侧俱痛。① 寒湿腰痛:腰部冷痛重着,酸麻转侧不利,或拘急不可俯仰,或痛连腰脊腿臀部,虽静卧也不减,天气寒冷阴雨则发或加重,舌苔白腻,脉沉濡。② 劳损腰痛:多有陈伤宿疾,劳累时加重,腰部强直酸痛,其痛固定不移,转侧俯仰不利,舌质或有瘀斑,脉象沉涩。③ 肾虚腰痛:起病缓慢,隐隐作痛,以腰酸为主,腿膝无力,遇劳则甚,卧则减轻,症兼神疲,面色㿠白,手足不温、舌淡,脉沉细者为肾阳虚;伴虚烦、面色潮红,手足心热,舌红赤,脉细数者为肾阴虚。

　　中医治则,根据病因,以祛寒湿,通经络,补肾为主。下肢后侧常用腧穴见图 4－1。取足太阳。督脉经穴。处方主穴:肾俞、委中、局部俞穴或阿是穴。配穴:寒湿加风府、腰阳关、劳损加膈俞、次髎;肾虚加命门、志室、太溪。方义:腰为肾之府,督脉行于脊里,肾附其两旁,膀胱经挟脊络肾,故腰痛与肾和膀胱经的关系最为密切,取肾俞补益肾气,以治腰肌强直,委中疏通足太阳经气,为治腰背疼痛之要穴,局部俞穴和阿是穴,属近部取穴,有通经活络止痛作用。风府祛风散寒,与腰阳关同属督脉,共有宣导阳气的作用。膈俞为血之会穴,合次髎以通膀胱

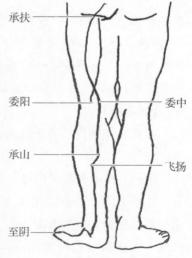

承扶

委阳

委中

承山

飞扬

至阴

图 4－1　下肢后侧常用腧穴

经气,活络行瘀,腰肌劳损者宜之。灸命门,补志室以温补肾阳,太溪为足少阴经之原穴,为脏病取原之意。治法:根据病证虚实不同,取用毫针补泻、或平补平泻,或针灸并用。耳针取穴腰椎、骶椎、肾、神门。刺法:强刺激,取患侧穴,进针后频频捻针,并嘱患者活动肢体,作弯腰、转侧等动作。

【病案举隅】

患者,男,37 岁,于 2021 年 1 月 25 日初诊。主诉:腰部扭伤疼痛 1 天。刻下症见:精神一般,睡眠可,胃纳可,二便正常。舌质紫暗,舌苔薄白黄,脉弦涩。腰部屈伸困难,活动受限,左侧腰痛明显,并伴肌肉紧张,拒按,行走困难。病情分析:患者因搬重物而突然扭伤出现腰部疼痛,无下肢放射症状,无恶心呕吐等不适。触诊腰部左侧肌肉张力高并有明显压痛点拒按,行走困难,说明腰部肌肉韧带损伤。诊断:腰痛病、急性腰扭伤。治法:毫针针刺,以行气活血、通络止痛。取穴:坐位,取患者腰痛对侧手背腰痛点(第二、三掌骨和四、五掌骨间下 1/3 处),直刺进针,得气后施于捻转泻法,并让患者站起进行腰部弯曲活动。片刻,患者即感到腰部弯腰疼痛好转,弯曲功能明显改善。再间隔 10min 以泻法运针一次,留针 30min 后拔针,患者腰部即可随意活动,功能恢复正常。医嘱:注意休息;保暖避免受寒;不适即诊。于 2021 年 4 月,电话随访腰痛未见复发。

【小结】

腰痛一病,外感内伤均可发生,病机为风寒湿热、气滞血瘀壅滞于经络,或肾精亏损、筋脉失养所致。因腰为肾府,但以肾虚为本,风寒湿热、气滞血瘀为标。虚者补肾壮腰为治,实者祛邪活络为法,临证分清标本缓急,分别选用散寒、除湿、清热、理气、化瘀、益精、补肾等法。若虚实夹杂,又当攻中兼补,或补中兼攻,权衡施治。配合膏贴、针灸、按摩、理疗等法可收到较好的效果。注意劳逸结合,保护肾精,注重劳动卫生,避免外伤、感受外邪等,有助于预防腰痛的发生。

【思考题】

腰痛从经络辨证的角度主要与哪些经络相关?经典远端穴位有哪些?

附一:腰椎间盘突出症

诊断必须结合临床症状、体征和影像学检查进行综合判断,症状和体征反映的受累节段神经应与 MRI 或 CT 显示突出物压迫的神经支配区域相符。诊断标准:① 下肢放射性疼痛,疼痛位置与相应受累神经支配区域相符;② 下肢感觉异常,相应受累神经支配区域皮肤浅感觉减弱;③ 直腿抬高试验、直腿抬高加强试验、健侧直腿抬高试验或股神经牵拉试验阳性；④ 腱反射较健侧减弱；⑤ 肌力下降；⑥ 腰椎 MRI 或 CT 显示椎间盘突出，压迫神经与症状、体征受累神经相符。前 5 项标准中，符合其中 3 项，结合第 6 项，即可诊断为腰椎间盘突出症。

取穴：所选单穴"腰突穴"为经验穴，约当患侧脊柱后正中线旁开 1.0 寸，体表位在第 4 腰椎～第 5 腰椎、第 5 腰椎～第 1 骶椎节段夹脊穴与大肠俞穴之间或第 5 腰椎～第 1 骶椎节段夹脊穴与关元俞穴之间按压该穴绝大多数患者会出现明显的沿坐骨神经分布的放射痛。

操作：所选穴区常规消毒，采用夹持进针法，行平补平泻垂直将 0.30mm×75mm 不锈钢毫针迅速刺入皮下，边进针边仔细调整进针的角度与深度，务在获得明显的得气感与"气致病所"。针刺完毕后接通 G6805‑Ⅱ型脉冲仪，以所刺针针柄为一电极，另在该穴下方旁开 0.5cm 处取另一相同规格毫针刺入作为另一辅助电极。取连续波波形，电刺激脉冲波宽约 0.6ms，频率 15Hz，持续刺激 50min，起始电流强度约为 0.5mA，以后每隔 10min 调高一次，始终以患者能够耐受的最大刺激强度为准。

附二：腰椎管狭窄症

腰椎管因骨性或纤维性增生、移位导致一个或多个平面管腔狭窄，压迫神经根或马尾神经而引起临床症状者，称为腰椎椎管狭窄症，又称腰椎椎管狭窄综合征。它是由先天性或后天性等各种原因使椎管前后、左右内径缩小或断面形状异常，致使腰椎椎管狭窄。这种狭窄可能是骨的变化，如腰椎骨质增生、小关节突肥大等；也可能是软组织的变化，如椎间盘后突、黄韧带肥厚等。腰椎椎管狭窄症按狭窄发生的部位分为中央椎管狭窄、侧隐窝狭窄、神经根管狭窄及混合型狭窄。本病发病缓慢，病程较长，病性为进行性加重，有或无外伤史。先天腰椎管狭窄症多发生在青年人，后天型多见于中年以上的患者。主要临床症状是间歇性跛行，慢性反复腰痛，一侧或双侧下肢放射痛，或双下肢交替性放射痛，行走或腰过伸时疼痛加重，休息或腰前屈时减轻或消失。腰椎管狭窄症相当于中医学的"腰腿痛""痹症"的范畴。

诊断依据主要有 3 种。

1. 症状

（1）腰痛、腿痛或腰腿痛同时出现。其特点：① 腰痛主要在下腰部及骶部，局部多呈现酸胀疼痛，没有固定的压痛点。② 腿痛主要因腰骶神经根受压所致，常累及两侧，亦可单侧或左右交替出现。③ 腰腿部疼痛多因腰后伸、站立或行走而加重,卧床休息减轻或消失。病情严重患者不能平卧,侧卧疼痛可缓解。④ 患者因疼痛常强迫于前屈位姿势。⑤ 腰腿部疼痛多出现于或加重于站立过久或走路过久时,若躺下或蹲时以及骑自行车时疼痛多能缓解或自行消失。

(2) 如侧隐窝狭窄、神经根管狭窄者下肢根性疼痛明显,其特点同周围型椎间盘突出症。

(3) 如中央型椎管狭窄并且病情严重者可引起尿急或排尿困难,双下肢不全瘫,马鞍区麻木,肢体感觉减退。同时,男性患者可出现性功能障碍,女性可出现月经不调。

(4) 间歇性跛行为本病的重要特征。其特点:① 当患者卧床休息时可无任何症状,在站立或行走时,可出现腰腿痛,患侧或双下肢麻木无力。若继续行走,可有下肢发软或迈步不稳。当停止行走或蹲下休息时,疼痛亦随之减轻或缓解。若再行走时症状又重新出现。② 随着病情加重,间歇性跛行同时加重,能继续行走的距离不断缩短,最后不敢起身。

2. 体征

(1) 在未造成持续性压迫前多数无明显的体征,脊柱无畸形,腰部无压痛及活动受限,直腿抬高试验阴性,下肢肌力、感觉、反射大多正常。但做直立后伸试验较久时可出现下肢麻木、酸痛感。症状和体征不一致是本症的特点之一。

(2) 发生持续压迫后,可出现受压的马尾神经或神经根支配区的肌力及感觉减退、腱反射减弱或消失,腰后伸受限。脊柱的生理前突减弱或侧弯,但多较轻。

(3) 中央型椎管狭窄严重的患者有马鞍区感觉减退,排便及排尿功能障碍,下肢感觉及肌力减退的范围也较大。

(4) 侧隐窝狭窄、神经根管狭窄者一般只压迫单一神经根,故其体征较为局限,同时有明显的腰肌紧张及相应的腰旁(相当于关节突部位)压痛,其下肢肌力、感觉、反射改变及直腿抬高试验等同周围型椎间盘突出症,但更为严重。

(5) 步态:久行后跛行。病情严重患者一起步即跛行。

3. 辅助检查

(1) X线平片检查:可进行椎管横径(双侧椎弓根内缘之间的距离)与矢状径(椎体后缘至椎板与棘突交界处的距离)的测量,一般认为横径小于 18mm、矢状径小于 13mm,可提示有椎管狭窄。每个人椎管大小也不尽相同,故此测定方法欠精确,故仅以 X线平片判断有无椎管狭窄是不够的,应根据临床表现全面加以考虑,X线平片中还可以看到有无脊柱侧弯,生理曲度有无改变,椎间隙有无变窄,椎体后缘有无骨质增生,后纵韧带有无钙化,小关节突有无肥大,有无假性滑脱,这些对诊断腰管狭窄症有一定的参考价值。

(2) CT 检查:采用 CT 检查可准确地测定椎管的形态和管径,对诊断腰椎管狭窄症有重要价值,它可清楚地显示椎管的前后径和横径的大小、侧隐窝及神经根的情况,可见椎体后缘骨赘、关节突骨赘、关节突关节内聚、椎间盘后突及黄韧带肥厚等。

(3) MRI 检查:MRI 检查图像清晰,可进行三维成像,立体感强,能确定狭窄的部位,可显示对脊髓的压迫程度,了解脊髓有无萎缩变化,如显示神经根周围脂肪消失,提示神经根已受压。

治疗原则主要有 5 项。

(1) 一般治疗:① 纠正不良体位及姿势,不宜过多活动。② 戒烟酒,忌服辛辣寒凉之品。③ 注意保护腰部,避免外伤。④ 加强锻炼,增强腰背肌力,维持脊柱平衡。⑤ 保持大便通畅,避免便秘。⑥ 腰部带围腰或支持带。

(2) 针灸治疗:取肾俞、志室、气海、命门、腰阳关等。每日或隔日 1 次,10 次为 1 个疗程。适用于各型患者。

(3) 封闭疗法可进行硬膜外封闭,能消除神经根的肿胀,松解粘连,缓解症状,由麻醉师操作,药物可选用醋酸可的松龙 25mg 加 1‰利多卡因 5mL,每周 1 次,共注射 2～3 次。适用于病情严重的患者。

(4) 固定与休息急性期应适当卧床休息,一般 2～3 周。如果症状严重者,可考虑护腰围固定,减少腰骶过伸,也可减轻疼痛。

(5) 药物:可使用非甾体消炎止痛药,如双氯芬酸二乙胺乳胶剂、吲哚美辛、布洛芬缓释胶囊等。神经营养药可口服维生素 B_1、肌苷、神经妥乐平、甲钴胺片,或注射胞二磷胆碱等。当患者疼痛剧烈时,可静滴甘露醇及地塞米松或 β 七叶皂苷钠以利水消肿、消炎止痛。

"腰椎管狭窄症"属中医"腰痹病"范畴,常表现出长期慢性腰腿痛,间歇性跛行,多于站立或行走过久时发生,平躺、坐位时疼痛多可自行消失,腿痛常累及两侧,亦可单侧或左右交替出现。现代医学认为腰椎管狭窄症是因退行性变所致。中医认为多因肾虚不固,邪阻经络,气滞血瘀,荣卫不和,以致腰腿筋脉瘀阻,不通则痛。因此应以"通则不痛"为治疗原则。根据中医理论"腰为肾之府",又肾与膀胱相表里,故治疗该病多以膀胱经为主。据《灵枢·经脉》记载:"膀胱足太阳之脉,起于目内眦……夹脊抵腰中,入循膂,络肾,属膀胱。其支者,从腰中,下夹脊,贯臀,入腘中。"根据足太阳膀胱经循行路线可看出,若膀胱经经气不通则可出现腰骶部疼痛,进而影响其功能。故从患者疼痛部位辨经属膀胱经,采用膀胱经散刺结合腰椎散刺以达到活血化瘀,舒筋通络的效果,自然效如桴鼓。

二、髋关节炎

【病因病机治法】

髋关节炎又称为髋关节骨关节炎,是临床上老年人中较为常见的骨关节炎当中的一种,指由于各种因素导致髋关节发生退行性病变,引起的关节软骨、周围结构进行性损害。患者主要表现为髋关节疼痛和功能受限。目前病因尚不明确,可能与遗传、创伤、关节形态发育不良、感染等因素有关。髋关节炎髋关节作为全身最大关节,其承重及磨损亦较多,近年来髋关节骨性关节炎的发患者数逐年增多。临床上分为原发型和继发型,原发型病机尚不明确,继发型多以髋关节发育不良、股骨头坏死、陈旧性骨折、脱位等为继发因素;以髋关节周围疼痛感、关节功能障碍、晨起僵硬感为主要临床表现;以压痛、活动受限为主要体征;病名渊源,古籍《黄帝内经》称为痹。宋代窦材的《扁鹊心书·痹病》亦有云:"风寒湿气……,走注疼痛,……,两肘牵急,……分肉之间也。"《痹论》将其分为五体痹(筋痹、脉痹、皮痹、骨痹、肌痹),痹证日久传变,可致五脏痹(肝痹、心痹、脾痹、肺痹、肾痹),五脏痹顽固难愈。古籍上无"髋痹"病名,其相关论述有股痛、髀痹、环跳风、胯痛。髋痹之名娄多峰首次提出[1],以髋关节疼痛、屈伸不利、酸麻,甚者关节强直为主症。现代医学中的髋关节骨性关节炎、髋关节滑膜炎、股骨头坏死等病均属本病范畴。

髋关节骨性关节炎属痹证、骨痹,纵观历代医家对痹证之研究,大多认为其病因与肝肾亏虚、外邪侵袭有关。《医林改错·痹证有瘀血说》云:"凡肩痛……腰痛,腿痛,……总曰痹症,……因不胜风寒湿热,……,使血凝而为痹。"所以髋痹病因病机主要为气血不通,经脉痹阻,筋骨失养。

中医外治法主要包括手法治疗、针刺疗法、针刀疗法、关节腔注射、穴位注射、中药外敷、中药熏洗等,手法治疗是在特定穴位、部位上施以正骨、理筋及推拿等手法治疗;针刺疗法包括传统针灸、内热针、温针灸、银质针、浮针、电针等治法,此些针法各有所长;针刀乃中西医结合产物,是手术刀和软组织松解术结合古代"九针"疗法形成;穴位注射疗法和关节腔注射疗法是将中药提取物注射到关节腔或特定穴位;中药外敷有单纯中药外敷、局部药透及穴位贴敷等方式;中药熏洗作为传统疗法,在改善髋关节功能、缓解疾病进展方面优势明显。针灸常用穴:肾俞、白环俞、环跳、承扶、殷门、委中、阳陵泉。下肢外侧常用腧穴见图4-2。

【病案举隅】

患者,女,65岁,因"左侧髋关节疼痛伴活动受限2年余"就诊。现病史:患者2年前无明显诱因出现左侧髋关节疼痛,并逐渐出现活动受限,行走疼痛,曾服用非甾体抗炎药治疗,效果不佳,故前来就医。患者平素常感神疲乏力,四肢困倦,纳呆便溏。舌淡,苔薄白,脉细弱。中医诊断:髋痹(肺脾气虚证)。针灸取穴:环跳、秩边、阳陵泉、足三里、阿是穴。采用一次性无菌针灸针,按照"直刺、平补平泻"的原则进行针刺。留针30min,期间行针一次,每次行针1～2min。每周治疗5次,连续治疗4周。艾灸:在针刺留针期间,对秩边、阳

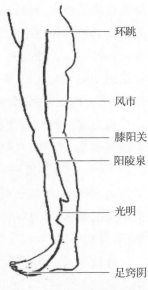

图4-2　下肢外侧常用腧穴

陵泉、足三里等穴位进行温和艾灸,每次约10min。疼痛程度:从9分(最痛)降至2分(轻微疼痛)。从不能自主活动到能够正常行走,无跛行。患者对治疗效果非常满意,生活质量得到显著提高。建议患者在治疗结束后1个月、3个月和6个月进行随访,以评估治疗效果的持续性,并根据需要进行进一步的治疗或调整治疗方案。

【小结】

根据本病的证候特点,辨证选取肾俞、白环俞、环跳、承扶、殷门、委中、阳陵泉。以改善局部经络气血为主,法遵中医"辨证取穴,远近配伍"思想。

【参考文献】

[1] 娄高峰,娄玉铃,娄万峰.娄多峰论治痹病精华[M].天津:天津科技翻译出版公司,1994:234-241.

附:股骨头坏死

股骨头坏死又称为股骨头缺血性坏死或股骨头无菌性坏死,指股骨头血供受损或中断,导致骨髓成分及骨细胞死亡及随后的组织修复,继而导致股骨头结构改变及塌陷,引起患者髋关节疼痛及功能障碍的疾病,是造成青壮年髋关节残疾的常见疾病之一。引起股骨头坏死的原因有很多,但发病机制仍不完全明确,目前主流的学说有2种:脂肪栓塞学说和骨内血管损害及骨内高压学说。但股

骨头血供的破坏是股骨头坏死公认的最重要病理基础。脂肪栓塞学说认为骨坏死最初的原因是由于脂肪栓子梗死于骨内血管,局部形成血栓,进一步引起骨髓坏死,骨缺氧,骨细胞死亡。骨内血管损害及骨内高压学说则认为骨坏死类似一种筋膜间隔综合征,主要由骨内血管外的压力增高所致。患者常有腹股沟区深压痛,强力内旋时髋部疼痛,"4"字试验阳性,下肢内旋、外展活动明显受限。X线检查为首选的检查手段,早期股骨头坏死 X 线表现不典型,或无明显异常。典型表现是股骨头内密度改变、骨小梁排列紊乱或稀疏,进而关节软骨下骨质中出现 1～2cm 宽的弧形透明带,周围硬化,即"新月征",晚期则出现股骨头塌陷、关节间隙狭窄、沈通氏线不连续,出现骨关节炎改变等。MRI 检查是诊断股骨头坏死的金标准,是一种有效的无创性的检查,对于早期股骨头坏死的诊断最为敏感,早期可以"双线征"等异常信号来及时发现股骨头坏死。

针灸取穴:患侧"股六针"(第 1 针为居髎穴,第 2 针位于居髎穴左侧 1 寸,第 3 针位于居髎穴右侧 1 寸,第 4 针在居髎穴与环跳穴连线的中点,第 5 针在第 4 针左侧 1 寸,第 6 针在第 4 针右侧 1 寸)、肾俞(双)、关元俞(双)、秩边、环跳、阳陵泉、足三里、三阴交、悬钟、太溪。针刺方法:患者取俯卧位,所有穴位均采用 75％乙醇棉球常规消毒,选用 0.30mm×40mm 毫针针刺。肾俞穴向下斜刺,斜刺入 15～20mm(避免向下深刺,以免伤及肾脏);"股六针"分别直刺,刺入 25～35mm;余穴均直刺,刺入 15～20mm。以上各穴施平补平泻手法,以患者耐受得气为度,留针 30min。每日 1 次,1 星期为 1 个疗程,连续治疗 4 个疗程[1]。

【参考文献】

［1］王秋月,侯书伟.针刺"股六针"治疗股骨头坏死 20 例[J].《上海针灸杂志》,2015,34(12):1231－1232.

第二节·膝　部

三、髂胫束综合征

【病因病机治法】

髂胫束疼痛的常见原因是髂胫束与股骨大结节反复摩擦,导致髂胫束发生炎症反应。此外,膝关节外侧受到直接外力打击、膝关节扭伤、慢性劳损、感受风寒湿邪等因素也可能诱发该病。触诊可见髂胫束明显紧张,严重者可出现结节;Ober 征阳性:患者侧卧,健侧在下,屈髋屈膝 90°检查者一手固定骨盆,另一只手握住患肢踝部,之后屈髋外展再伸直,此时放松握踝的手,正常可自然下落到健肢后方,如不能落下或者在健肢前方则为阳性。

本病主要病机是气血瘀滞,寒湿痹阻,经络痹阻不通。气血瘀滞可能是由于跌打损伤或慢性劳损,导致气血不畅,瘀血内停,气滞血瘀。寒湿痹阻则是因为风寒湿邪侵入人体,导致气血痹阻不通,关节活动不利。治疗原则为舒筋活血、温经散寒、通络止痛。主要采用药物治疗和物理治疗相结合的方法,药物方面可以使用舒筋活血、通络止痛的中成药或中药汤剂,如舒筋活血片、活络丹等。物理治疗包括针灸、推拿、按摩等,可以起到舒筋活血、缓解疼痛的作用。同时,患者也需要注意休息,避免剧烈运动和过度劳累。

针刀松解髂胫束:① 第 1 支针刀松解髂胫束浅层附着区前部的粘连和瘢痕,在髂前上棘后 2cm 定位。刀口线与髂胫束走行方向一致,针刀体与皮肤垂直,针刀经皮肤、皮下组织、达髂嵴前部髂胫束浅层附着区前部骨面,调转刀口线 90°,在髂骨翼骨面上向下铲剥 2～3 刀,范围为 1～2cm。② 第 2 支针刀松解髂胫束浅层附着区中部的粘连和瘢痕,在髂嵴最高点定位。刀口线与髂胫束走行方向一致,针刀体与皮肤垂直,针刀经皮肤、皮下组织、达髂嵴髂胫束浅层附着区中部骨面,调转刀口线 90°,在髂骨翼骨面上向下铲剥 2～3 刀,范围为 1～2cm。③ 第 3 支针刀松解髂胫束浅层附着区后部的粘连和瘢痕,在髂嵴最高点向后 2cm 定位。刀口线与髂胫束走行方向一致,针刀体与皮肤垂直,针刀经皮肤、皮下组织、达髂嵴髂胫束浅层附着区后部骨面,调转刀口线 90°,在髂骨翼骨面上向下铲剥 2～3 刀,范围为 1～2cm。④ 第 4 支针刀松解髂胫束上段的粘连和瘢痕,在大腿外侧上段定位。刀口线与髂胫束走行方向一致,针刀体与皮肤直,针刀经皮肤、皮下组织,当刀下有韧性感时,即到达髂胫束,再向内刺入 1cm,纵疏横剥 2～3 刀,范围为 1～2cm。⑤ 第 5 支针刀松解髂胫束中段的粘连和瘢痕,在大腿外侧中段定位。刀口线与髂胫束走行方向一致,针刀体与皮肤垂直,针刀经皮肤、皮下组织,当刀下有韧性感时,即到达髂胫束,再向内刺入 1cm,纵疏横剥 2～3 刀,范围为 1～2cm。第 4～6 次针刀松解根据髋关节活动程度在局部麻醉下松解髋关节周围的其他粘连瘢痕点以条索状物。

【病案举隅】

患者,男,39 岁。主诉:右下肢外侧酸痛 1 个月余。现病史:1 个月前劳累后出现右下肢外侧酸痛,以右膝关节外侧为主,稍屈曲行走时加重,休息后可减轻,期间曾在当地医院行"西药、膏药、中药汤剂(具体不详)"等治疗后,未见明显缓解,今为求进一步诊治,来诊。发病以来,神志清,无发热及盗汗,纳眠差,二便调,体重未见明显减轻。既往史:体健。主要专科检查:右股骨外侧髁肿胀,压痛(+),屈伸活动受限,膝关节屈曲 30°左右时疼痛最剧烈,Ober's 试验(+),余未见明显异常。辅助检查:血常规:(-);膝关节磁共振结果示:① 右膝关节积液,② 右膝内侧半月板后角撕裂。诊断:髂胫束综合征。处理:针刀标准疗法处理;结果:2 周后,患者疼痛基本消失,行走活动可。随访:1 个月后回访无异常。

【小结】

"髂胫束综合征"又称"跑步膝",指跑步等运动造成的膝盖伤。多发生在长跑过程中或者跑步结束后,其主要原因是髂胫束与股骨外上髁的过度摩擦,导致韧带或滑囊炎症的发生,主要症状是肿胀和疼痛。因为髂胫束经过股骨,因此易于接触到股骨外上髁。膝关节伸直屈曲时,髂胫束就会于股骨外上髁外滑过,当屈曲 20°~30°时,对髂胫束的摩擦最大。摩擦过度就会发生炎症,髂胫束的滑动受到阻碍,造成活动时疼痛。髂胫束综合征通常按"痹证"进行治疗,临床多采用针刀多点松解。注意在治疗过程中刀口线与髂胫束走行方向一致。

四、膝骨关节炎

【病因病机治法】

膝骨关节炎是一种以膝关节退行性病理改变为基础和软骨面的继发性骨质增生改变为主的慢性、进行性膝关节疾病,临床上以中老年人居多。主要表现为膝关节移动时疼痛(从坐到站立)、活动受限、晨僵、摩擦音、骨性膨大、"交锁"感等,特别是爬楼梯时疼痛明显,休息后可缓解。本病属中医学"膝痹"的范畴,最初中医学并没有本病的病名,直到 1997 年国家中医药管理局颁布了《中医临床诊疗术语·疾病部分》,才有了"膝痹"这类疾病的名称《黄帝内经·痹论篇·第四十三》提出本病与气候和食饮居处等因素有关,即"风寒湿三气杂至合而为痹也。客于六府者,其食饮居处,为其病本也。"《景岳全书》认为本病与气血不通有关,即"盖痹者闭也,以气血为邪所闭,不得通行而病也。"风寒湿三邪侵袭导致全身或局部经脉不通是其标,疾病发生的本原。《张氏医通》曰:"膝者筋之府,屈伸不能,行则偻俯,筋将惫矣,故膝痛无有不因肝肾虚者,虚则风寒湿气袭之。"指出了本病的病位在肝肾,病机是肝肾亏虚,外邪入侵体内,是本虚标实之证。中医认为,随着年龄的增长,"肝气衰",加上长期关节活动,关节囊、肌腱、韧带等劳损、退化、濡养不足,影响正常功能。而且痹病日久会导致气血津液长时间运行不畅,血脉不通发为瘀,津液积聚发为痰,痰瘀互结,痹阻筋脉,"不通则痛",病程进展,形成恶性循环,则可形成关节肿胀畸形、关节皮肤瘀斑等症,甚则损害脏腑,形成脏腑痹。现代医学对骨关节炎越来越重视,认为肥胖是膝骨关节炎最主要的危险因素。膝骨关节炎属于中医学"痹证""膝痹""骨痹""鹤膝风""历节病""膝肿痛"等范畴。膝骨关节炎的病位在膝部筋骨。中医将人体从外到里分为"皮""肉""脉""筋""骨"。骨为五体中最深的层次,《医学入门》:"药之不及,针之不到,必须灸之。"故临床治疗膝骨关节炎可考虑灸法。灸法具有温经散寒的功效。温针灸具有温经通络、行气活血、散寒除湿、消肿止痛的作用,是治疗膝骨关节炎的常用外治方法,且具有显著的临床疗效。

本病基本病机为"本虚标实"。正气不足,肝肾亏虚是本病发生的根本原因,风寒湿邪侵袭,痰浊蕴结,瘀血阻滞为其发病的外在因素。《素问·痹论篇》:"风寒湿三气杂至,合而为痹也。"《素问·长刺节论篇》:"病在骨,骨重不可举,骨髓酸痛,寒气至,名曰骨痹。"认为风、寒、湿三者为导致该病发生的主要致病因素。寒邪与膝骨关节炎的联系更为密切,寒性凝滞收引,局部受寒邪侵袭后容易出现肌肉血管的挛缩,并且寒邪主痛,因此还伴随局部的疼痛。《外科大成》中记载:"两膝内外皆肿,寒热间作,痛如虎咬,股渐细而膝愈大是也。属足少阳阳明二经。"温针灸治疗膝骨关节炎多选取足阳明胃经、足太阴脾经、足少阳胆经、任脉与足太阳膀胱经等。足太阴脾经循行"上循膝股前内廉,入腹",足阳明胃经循行"以下髀关,抵伏兔,下入膝髌中",足少阳胆经循行"下合髀厌中,以下循髀阳,出膝外廉,下外辅骨之前",足太阳膀胱经循行"循髀外,从后廉,下合腘中"。以上四经中前三者过膝关节前方,足太阳膀胱经过膝关节后方。任脉行于前正中线,与脏腑关系密切。《素问·脉要精微论篇》:"膝者,筋之府,屈伸不能,行则偻附,筋将疲矣。"也可通过调理脾胃、濡养经筋论治膝骨关节炎。参照 1986 年美国风湿病协会推荐的膝骨关节炎诊断标准:① 就诊前 1 个月内膝关节疼痛≥14 日;② 年龄≥40 岁;③ 膝关节晨僵时间≤30min;④ 关节活动时有摩擦响声;⑤ 伴有膝关节压痛、肿胀或交锁；⑥ X 线片显示膝关节间隙变窄，关节边缘骨赘形成。符合①②③④⑤或①⑥者可诊断为膝骨关节炎。取穴多取犊鼻穴、足三里穴、梁丘穴、阳陵泉穴、内膝眼穴、鹤顶穴、血海穴、阴陵泉穴。《素问·血气形志篇》："阳明常多气多血。"故取犊鼻穴、足三里穴、梁丘穴以调理膝部气血，通经活络止痛。《灵枢·杂病篇》："膝中痛，取犊鼻，以员利针，发而间之。"《千金方·针灸上》："犊鼻主膝中痛，不仁。"足三里穴为保健要穴，针刺足三里穴既能提高机体免疫力，又能温通经络、缓急止痛。足三里穴、犊鼻穴温针灸可显著降低膝关节滑膜组织中白细胞介素-1β水平。刺激足三里穴可引发"迷走—肾上腺轴"介导的全身性抗炎效应。梁丘穴为足阳明胃经之郄穴，位于大腿前，屈膝时于股四头肌内侧头的隆起处。郄穴为经气深聚的部位，主要分布在肌肉丰厚处。"阳郄治痛"，取其以通经活络止痛。《针灸甲乙经》："胫苦苦痹，膝不能屈伸，不可以行，梁丘主之。"《难经·四十五难》中有"筋会阳陵泉"，取其以调节膝关节经筋。阳陵泉穴又为胆经之合穴，《灵枢·经脉篇》："是主骨所生病者……胸、胁、肋、髀、膝外至胫、绝骨、外踝前及诸节皆痛。"故取阳陵泉穴治疗膝骨关节炎，调理膝关节经筋，调理膝部经络气血。内膝眼穴、鹤顶穴为奇穴，《外科大成》中治疗"鹤膝风"应"灸膝眼穴二七壮。甚者见青筋。痛引足心"，取之以疏通膝部气血；血海穴、阴陵泉穴以疏通局部经络气血，《灵枢·邪气藏府病形篇》："荥俞治外经，合治内腑。"阴陵泉穴为足太阴脾经的下合穴，在外可疏通膝部经络气血，在内可调理脾胃以调气血。上述穴位在温针灸治疗膝骨关节炎中起着不可或缺的作用。无论是文献记载还是试（实）验结果都表明以上穴位的有效性、特异性及针对性。中医对于膝骨关节炎的病因病机认识清楚，目前具有明确的治疗方案与治疗原则，临床效果佳。西医治疗膝骨关节炎具有不良反应较大、疗效不稳定、病情反复等缺点。随着中医对膝骨关节炎的认识不断深入，温针灸治疗膝骨关节炎具有独特的优势，如降低复发率与不良反应，改善症状，提高患者生活质量。温针灸治疗膝骨关节炎选穴体现了中医的整体观念：临床取穴强调经络循行、重视配穴方法、注重经外奇穴、善用特定穴、讲究脏腑辨证选穴，以局部、邻近腧穴为主穴以治其标，多选特定穴为配穴调理以治其本。标本同治，以达到治疗膝骨关节炎的目的。

【病案举隅】

患者，女，46 岁。主诉：左膝外侧疼痛 2 个月余。现病史：患者 2 个月前因受寒后开始出现左膝外侧疼痛，屈腿时疼痛加重，于 2019 年 10 月 16 日前往外院骨科门诊就诊,行膝关节 X 线检查示:左侧胫骨髁间嵴骨质略增生变尖;左侧膝关节退行性变。诊断:膝关节痛,予外用膏药贴敷,疼痛未见明显改善。现患者为求进一步治疗,就诊于我科。刻下症见:左膝外侧疼痛,屈腿时疼痛加重,左膝关节局部肿胀、压痛,双膝局部自觉发凉。下楼梯时偶有骨摩擦感。纳眠可,汗可,小便正常,大便 1~2 日一行。舌淡红,苔薄白,脉弦紧。针刺选穴:犊鼻穴、足三里穴、梁丘穴、阳陵泉穴、内膝眼穴、鹤顶穴、血海穴、阴陵泉穴等。留针 20min,配合局部电针、TDP 照射。共治疗 10 次,患者自觉疼痛减轻,局部无压痛,屈腿时疼痛不再加重,继续治疗。

【小结】

在中医学中,膝骨关节炎属"痹症"的范畴,由于人体肝肾亏虚、气血不足,加之感受风寒湿邪,外邪痹阻筋脉,使气血不畅,关节失于濡养所致。中医认为本病正虚为本,邪实为标,应标本同治,但应以解除疾病的疼痛症状,改善关节功能,防止关节的进一步受损为先。再结合中医的整体观念,调整机体的防御、修复等功能,我院充分发挥中医药的优势进行综合治疗,采用多种中医疗法,使患者症状显著改善。很多患者同时配合适当的功能锻炼,以增进膝关节周围软组织的力量,加强稳定性,巩固了疗效。

【思考题】

请从交经缪刺的角度分析膝关节不同区域疼痛肘关节附近取穴的规律。

第三节 · 踝 部

五、踝 关 节 扭 伤

【病因病机治法】

踝关节扭伤是指行走或者运动过程中,踝关节因一次活动超过其正常活动度(过度内翻或者外翻),引起关节周围软组织如韧带、肌腱、关节囊等发生损伤。

诊断:① 有明显的踝关节扭伤史;② 伤后踝部疼痛、肿胀、活动障碍;③ 可有明显的皮下瘀斑或皮肤青紫;④ 患者呈跛行步态;⑤ 内翻损伤者外踝前下方压痛明显,内翻应力试验阳性;⑥ 外翻损伤者内踝前下方压痛明显,外翻应力试验阳性;⑦ X 线片:踝关节无骨折及明显脱位;内、外踝处可有小骨片撕脱。必要时须加照应力位 X 线片,观察踝穴的对称性或行踝关节造影(可在血肿麻醉下进行);⑧ 若经临床检查和 X 线片检查高度怀疑踝关节韧带损伤,为了解损伤的程度,患者经济允许可行踝关节 MRI 检查。

疾病分类:根据外伤机制和临床四诊表现,可分为:① 内翻损伤:此型临床最多见,这是与踝关节的解剖特点有关。维持踝关节内侧稳定的三角韧带远比维持踝关节外侧稳定的跟腓韧带、距腓前韧带、距腓后韧带结实的多,而且外踝要比内踝长 1~2cm。受伤时踝关节极度内翻,踝关节外侧疼痛、肿胀、皮下青紫,外踝前缘、下缘压痛明显,踝关节活动受限,X 线片有时可见到外踝尖处有小骨片撕脱。② 外翻损伤:踝关节极度外翻位损伤,踝关节内侧处疼痛、肿胀、皮下青紫,内踝周围压痛明显,踝关节活动受限,X 线片踝关节多无异常,有时需要加照外翻应力位片。

中医认为踝关节扭伤属于"痹症""踝缝伤筋"的范畴。因其经脉受损,筋脉阻滞,加之受风寒湿之邪侵袭,气血运行不通畅,不通则痛。《医宗金鉴·正骨心法要旨》曰:"跌打损伤之症,专从血论。"踝关节扭伤的病因病机主要为气滞血瘀所导致的脉络不通,必须使瘀血得到消散,经络得到疏通,气血运行正常,局部筋脉得以滋养,疾病才会得到缓解,因此,准确寻找"经痹点"是治疗踝关节扭伤的关键所在。踝关节扭伤属于经筋病变,因踝关节长期反复的劳损和修复形成的"横络"(《灵枢·刺节真邪》)阻碍经脉气血运行,使其出现不可逆的津液"涩渗"(《灵枢·百病始生》)、"聚沫"(《灵枢·周痹》),在关节附近或经脉循行部位会出现血瘀痰湿等病邪交错形成的经筋痉挛、粘连、变性,表现为"条索"与"结节"状物的"经痹点"。在这些"经痹点"应用探穴针罐灌注疗法治疗踝关节扭伤往往能取得事半功倍的效果[1]。

下肢内侧常用腧穴见图 4-3。针灸治疗一般局部取穴结合循经取穴,常用穴位有:解溪、昆仑、申脉、太溪、照海、丘墟、悬钟、三阴交,局部肿胀处。其中解溪、昆仑、申脉、太溪、照海,用泻法,强刺激,留针 20~30min,并加温针灸;丘墟、悬钟、三阴交,用平补平泻法,中等刺激,留针 15~20min。每日一次,7 次为

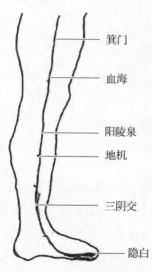

箕门

血海

阳陵泉

地机

三阴交

隐白

图 4-3　下肢内侧常用腧穴

1个疗程。嘱患者采取仰卧位或坐位,下肢自然伸直,寻找"经痹点"。内侧踝关节扭伤沿足三阴经循行位置,在小腿内侧寻找,外侧踝关节扭伤在足太阳膀胱经小腿循行段寻找,经痹点可以是一点,也可以是多点,以循经切诊为主要依据,配合一些局部穴位进行治疗。如内侧踝关节扭伤一般选择太溪、照海、水泉等穴位,外侧踝关节扭伤一般选择昆仑、申脉、金门等穴位,然后用碘伏(或75％乙醇棉球)在各经痹点及穴位部位进行局部消毒,用探穴针(皮试针头)平刺经痹点进针,进入皮下后向里呈扇形探刺3下,再斜向深部探刺3下,再退至皮下左右进行扫散10次左右,随后拔出针具,如出血量多,可用干棉球按压5～10s。然后配合抽气罐或者火罐对针刺点进行拔罐,一般留罐3～5min,治疗结束后取罐,擦拭皮肤局部血迹,嘱患者卧床休息片刻观察病情,无不适后方能离开。探穴针法治疗每4天1次,共治疗4次,16日为1个疗程,治疗期间,嘱患者禁劳累、负重。

治疗时应两手配合,左手固定患者足踝部,右手持针治疗,在选取治疗点上避开血管神经,使针身与皮肤呈30°迅速平刺至皮下,探刺3下后,拇指与示指、中指对捏以固定针柄,腕关节左右来回摆动带动针身在皮肉之间成小幅度扫散,以针下有松动感,结节变小为度;如果感觉结节过大,手感松动不明显,则可将针尖退至距进针口0.2cm处,再斜向下探刺3下,再退针至皮下扫散。重复上述步骤操作,直至感觉指下筋节平缓或消失才出针身。踝关节周围操作完毕后,用拇指沿胫骨内、外侧循经向上寻找另外的经痹点,如若找到按上法操作,直至感觉指下筋节平缓或消失方出针。

【病案举隅】

患者,男,42岁,2016年8月8日初诊。主诉:右踝疼痛伴行走不利1个月余。患者1个月前运动时致右踝关节扭伤,观其外侧肿痛明显,行走困难;自行冰敷、喷云南白药后肿痛消退,右踝外侧仍遗留轻微疼痛,行走或右脚用力后右踝外侧疼痛感加重,休息后症状会有所缓解。至当地医院针灸、推拿治疗后即时症状好转,过后症状仍然存在,为求进一步治疗来门诊就诊。查体:右踝关节未见畸形及红肿,于外踝尖下(相当于申脉穴处)压痛明显,指下可触及条索状粘连,根据循经找点原则,右手拇指自外踝尖从下往上沿膀胱经循经按循寻,在跗阳穴附近可触及压痛点。X线片示:未见病理性骨折。近来因病情未见好转,心情烦躁,胃纳一般,二便无殊,舌暗淡,苔薄白,脉弦涩。诊断:踝关节扭伤(气滞血瘀型)。先用皮试针头在外踝尖下局部痛点及循经所寻经痹点处行探穴针法治疗,最后在针刺点处拔火罐5min。治疗后嘱其下地行走,患者自诉外踝无明显疼痛不适,右脚用力时稍有酸痛,嘱其 3 天后门诊复诊。2016 年 8 月 11 日二诊,患者诉正常行走时右踝关节疼痛基本消失,弹跳时稍有疼痛,继续予同样方法治疗,嘱其不适随诊。一月后患者因颈椎病至门诊治疗,问其右踝情况,自诉两次治疗后疼痛消失,行走及锻炼时无明显不适。

【小结】

踝关节扭伤因外伤致病,血脉受损,血行脉外,瘀而化滞,故见右踝肿痛,如未及时治疗致使病情转至陈旧,病久而情志抑郁,肝失条达,气滞血瘀,阻塞脉道,不通则痛;寻找经痹点,针刺放出瘀血,故有疏通经络,行气导滞;复以火罐拔于针刺处,助其瘀血出而新血复来,从而起到"祛瘀生新"之效。

【参考文献】

[1] 寇智君,崔太松,陈东林,等.詹强教授治疗陈旧性踝关节扭伤的临床经验[J].浙江中医药大学学报,2017,41(7):621-623.

六、跟 痛 症

【病因病机治法】

跟痛症是以足跟部及其周围疼痛为主要特点的一种症候群,它源于足跟长期的慢性损伤或神经受阻,在当今足踝外科领域中十分普遍。患者常出现脚底疼痛或酸胀,特别是在站立、行走或负重时加重,休息后有所缓解,而晨起时疼痛症状会更加明显。本病约占足部疾病的 15%,高发于 40～60 岁的中老年人,女性多于男性,肥胖者最多,其发病率随着人口老龄化的加重呈逐年上升趋势。本病的形成有多种机制,但现代医学普遍认为,其形成是由于多种组织的损伤,包括足底跖腱膜、跟垫、神经、跟骨等,而足底跖腱膜损伤最常见。

中医对跟痛症早有记载,最早在《黄帝内经》中有"踵下痛"的文字记载;《丹溪心法》中称之为"足跟痛";隋代著名医学家巢元方在《诸病源候论·卷三十》中称之为"跟脚颓"。中国传统医学将该病归为"骨痹""筋伤""痹病"的范畴。中医对疼痛的认识可分为虚实两端,即"不荣则痛"和"不通则痛"。中医认为本病多由肝肾不足、脾失健运、气血亏虚等导致筋骨失养,不荣则痛;或多由风、寒、湿、热邪、痰瘀、外伤、劳损等导致气血壅滞,不通则痛。跟痛症的中医病因繁多且相互交错,随着学者们对其认识日益深入,形成了多种见解。① 肝肾亏虚:好发于 40～60 岁的中老年人,因中老年人肝肾虚衰,精血化生乏源,筋骨失以润养,不荣则痛。《灵枢·经脉》中记载："足少阴之脉起于小趾下,经过足心,穿过然骨之下,沿着内踝的后方,穿过跟中,最终汇入肾,并与膀胱相络。而从经脉循行考虑,过足跟的十二经脉有足少阴肾经与足太阳膀胱经,在第五趾末端交会",这说明足跟痛与足少阴肾经有关。采用针灸治疗时,选穴应以肾经穴位为主。"夫劳伤之人,肾气虚损,而肾主腰脚",《诸病源候论》认为本病的发生与肾气是否充盈有关。而肾气为人体阴阳之根本,藏精主骨、生骨、生髓。因此,若肾中精气充足则化生有源,人体骨髓、经脉得以滋养;反之,若肾气不足,则精血化生乏源,失于充养,不荣则痛。《张氏医通》认为跟痛症的发生与肾阴、肾阳的虚弱有密切关系,肾阴虚者会出现足胫时热而痛,而阳虚者则会出现不能久立而痛的症状。中老年人多肾阴阳两虚,阴虚不足以濡养经脉,阳虚则不足以温煦筋骨。因此,在治疗上应注重补肾,辨证论治,调整阴阳。肝为罢极之本,藏血主筋。《素问·五脏生成篇》中记载："故人卧血归于肝,肝受血而能视,足受血而能步",说明肝血亏虚,血不足以养筋,肢体失灵,不耐劳损。《金匮翼》中记载："肝虚者,肝阴虚也……阴虚血燥,则经脉失养而痛",表明肝主管周身筋的运动功能,能够耐受劳累是人体运动机能的根本。因此,在治疗上应注重滋补肝阴、肝血,以荣养筋脉。中医主张肝肾同源,精血互生,荣辱与共,在疾病发生发展过程中肝肾相互作用。肝肾亏虚常被一并而论,是跟痛症发生的根本。目前大多数研究认为,本病多与肝肾亏虚有关,但也有部分学者认为,本病与脾虚失运有关。当人体的脾气不能正常运转时,水谷精微就不能正常地被传送到身体的各个部位,包括五官、肌肤、骨骼和肌腱。此外,由于脾为生痰之源,流注并滞留于足跟时,就会引起疼痛。
② 气滞血瘀:"凡是疼痛,皆瘀血凝滞之故也",瘀血凝滞日久积于身体局部,使气血运行失于通畅,不通则痛。瘀血所引起疼痛的特点是刺痛,且痛有定处。中医认为导致血瘀的原因有气滞、气虚、血寒、血热、痰浊、瘀血、跌扑损伤等。首先,跌扑损伤可直接伤及筋骨脉道,使血溢脉外或瘀阻脉中,不通而痛。瘀血积于足跟,则足跟局部瘀青、刺痛、肿胀,甚则跟痛不能行走。其次,情志失调、血寒、血热、痰浊皆可引发血瘀,导致气机阻滞,气不行血,出现气滞血瘀,继而发生疼痛。此外,足跟经常被鞋袜包裹,湿已既成,郁而化热,炼液成痰,凝滞于足跟,长期行走和负重,加之足跟部经脉本身细且疏,气血呆滞,脉络滞涩,津液固流,又易聚湿化痰。痰瘀互结,痹阻络脉,亦致气滞血瘀,不通则痛。因此,外感风、寒、湿、热之邪,或跌扑损伤、情志失调等多种因素导致血脉不通、气滞血瘀,是跟痛症实证的主要病因病机。③ 气血亏虚:人四肢百骸的正常运转依赖气血的互

相温煦,而疾病的发生又与气血运动密切相关。现代石氏伤科将"以气为主,以血为先"作为伤科疾病立论的基础。《黄帝内经》中记载:"血气盛则眼肉满踵坚,气少血多则瘦跟空,血气皆少则喜转筋",也说明了跟痛症的发生与气血盛衰直接相关。脾为后天之本,气血津液生化之源。血统于脾,藏于肝,宣于肺,施于肾,灌溉周身。脾虚失运,气血化生不足,则脏腑失以滋润,筋骨失以濡养,肌肉不得以充实,不荣则痛。由于气的存在,血的流通得到了支持。因此,气血平衡十分重要。先天禀赋不足,或年老体衰,脏腑亏虚,气血生化匮乏,人体骨髓、筋脉失于滋养,气虚血亏导致全身不荣则痛。此外,由于气虚不足以推动血行,导致血滞脉阻,使得疼痛加剧。清代王清任在《医林改错》中指出:"元气若是亏虚,就无法让血液充盈血管,从而引发瘀堵"。④ 感受外邪:《黄帝内经》中记载:"正气存于内,邪气则无法入侵,邪之所凑,其正气必然虚弱"。凡外感邪气,正气虚损,必会乘虚而入,侵袭血脉,病延日久,则筋肉、骨骼、关节缺乏濡养,气血凝滞,痹阻经络。足跟是人体最低的部位,因此最易受湿气的影响。《素问·痹论篇》云:"风寒湿三气杂至,合而为痹。"因此跟痛症患者多由营卫不足、气虚导致外邪侵袭。寒邪袭人,凝结经脉,气血运行不畅,致使足跟疼痛,屈伸不利;湿邪侵袭,易阻滞经络关节,困阻气机,致使足跟疼痛困重。《素问》中记载:"风者,百病之始也"。风邪与寒邪、湿邪等常相合致病,也可单独致病,痹阻经脉,不通则痛。但是,《景岳全书·痹》指出,痹症虽以风寒湿合痹为基础,但也应当结合阴、阳的特征辨证论治,阳证为外感风热,或内与湿气所并,风、湿、热三邪合而为痹,以致痹阻经络者。因此,跟痛症多由营卫不足和气虚导致风、寒、湿、热之邪侵袭肌腠经络,痹阻筋脉所致。痹症有风寒湿痹和风湿热痹之分,且风寒湿痹郁久化热,可转化为热痹。⑤ 日久劳损:《素问·宣明五气篇》指出:"久视伤血,久卧伤气,久坐伤肉,久立伤骨,久行伤筋,是谓五劳所伤。"足跟位于足底,是人体负重主要部位,承载全身重量,参与人体站立行走等活动。随着年龄增长,中老年人的足跟部容易受到慢性劳损的影响,这种损伤可能导致筋腱的紧张和松弛,紧张会引起肌肉痉挛和疼痛,松弛会导致肌肉萎缩和无力,甚至使局部气血循环受阻,从而影响关节的正常运动,故足跟部疼痛最易发生。⑥ 饮食不节:《素问·五藏生成论》中记载:"多食甘,则骨痛而发落……"首先,由于甘味独入脾胃,促使脾胃功能亢进,脾土克肾水,因此多食甘甜之物,易导致脾土过强易克肾水。若肾为脾所伤,则肾难以主骨。因此肾中精气不足,不能濡养筋骨导致骨痛。另外,过度摄入乳酪醇酒,会导致湿热蕴积,从而影响脾胃功能的正常运行,使得脾气无法四散,湿热流于足胫,内及筋骨,长期导致经络功能失常,从而引起足跟部肿胀、疼痛。因此,饮食不节、过量摄入肥甘厚味或饮酒无度,均会导致足跟肿痛。跟痛症的病机主要由肝肾不足、脾失运化、气血亏虚等导致筋骨失养,或由风、寒、湿、热邪、痰瘀、外伤、劳损等导致气血壅滞。由风、寒、湿、热邪、痰瘀、外伤、劳损等所致者属实证;由肝肾不足、脾失运化、气血亏虚等所致者属虚证。病症以邪实为主,病久邪留伤正可致虚实夹杂。病性总为虚、实、虚实夹杂三大类。在发病过程中互为因果,临床上以虚实夹杂之证多见。因此,中医治疗虚证多以培补肝肾、益气养血、舒筋通络为主,实证多以活血化瘀为主,辅以祛风、散寒、清热、除湿、化痰等。除此之外,日常生活中应该保持良好的饮食习惯,加强锻炼,以调护正气。

针灸是中医特有的治疗手段,具有调节阴阳平衡、改善局部血液循环及止痛等作用。根据“清阳实四肢”理论论治,主要选取患侧穴位,以促进经络气血通畅,充养温煦四肢筋骨,疗效明显。采用传统针灸疗法治疗跟痛症可有效缓解疼痛,提高治疗有效率,降低复发率,针刺联合其他方式治疗的临床效果,远期疗效更加突出,优于单一疗法。针刀治疗属于微创外科技术,是在筋理论的基础上,结合西方现代医学所形成的一种新疗法,可直达病灶部位,并在其穴位和经络处进行松解治疗,从而有效松解局部粘连、瘢痕、挛缩,并改善周围组织的代谢,促进血液循环,加快炎症吸收,最后消除疼痛症状,改善功能障碍,达到治疗的目的,随着治疗时间的推移,针刀治疗成功率和康复率明显提升,且患者的痛苦程度显著降低。采用针刀治疗能大幅提升跟痛症患者的近期和远期有效率、治愈率,临床上治疗跟痛症可优先考虑针刀。

【病案举隅】

患者,男,56 岁,主诉:右足跟疼痛 10 年,伴腰膝关节酸软乏力 1 年。每久行久立后足跟处疼痛加重,不能上下楼;2013 年 9 月右踝正侧位 X 线片:骨皮质连续,跟骨骨质增生。有高血压病 2 级病史 15 年,血常规未见明显异常;肾功能:尿酸 450mmol/L。查体:膝关节、踝关节活动度正常,腓肠肌、比目鱼肌紧张,小腿中段、下段指压痛(＋),膝关节后内侧压痛(＋),足跟部压痛(＋)。诊断:右足跟痛症。治法与步骤:① 患者取俯卧位,触摸患肢窝、小腿后侧肌群,找出有结节样、条索样的区域,主要分布在腓肠肌中段处、中下 1/3 处、膝后侧的腓肠肌内外侧头,在这些区域处轻轻按压,患者感觉疼痛难忍;② 术者同上的方法施以按揉、弹拨手法,刀针刺膝后侧、腓肠肌、足跟处压痛点;③ 腰膝酸软乏力,嘱其口服六味地黄丸,每次 20g,每日 3 次。随访观察:患者治疗后休息 10min,下地行走,感觉足跟痛疼痛缓解明显;1 周后门诊复查,诉行走时足跟疼痛不显,腰膝酸软好转,可以自行上下楼。

【小结】

根据本病的证候特点,辨证选取足少阴肾经与足太阳膀胱经穴位为主,气血兼顾,必要时针刀松解局部软组织,生活中注意局部筋骨平衡锻炼。

第四节 · 其　　他

七、腓总神经损伤

【病因病机治法】

腓总神经损伤是一类临床上常见的疾病,以小腿前外侧伸肌群麻痹,轻微的肌无力甚至完全缺失运动功能为临床表现,严重影响患者的日常生活。

典型临床表现为:① 运动:由于小腿伸肌群的胫前肌、踇长、短伸肌、趾长、短伸肌,和腓骨长、短肌,出现瘫痪的情况,故而造成足下垂、内翻。② 感觉:小腿前外侧及足背区域感觉丧失。③ 外伤:因感觉的丧失足背部易受外伤、冻伤和烫伤。

检查主要借助:① 电生理检查:患侧腓总神经传导速度减慢,波幅下降,F波或 H 反射潜伏期延长;SEP 潜伏期延长,波幅下降,波间期延长;腓总神经支配肌肉的肌电图检查多为失神经电位。② 超声检查:能确切显示外周神经特别是腓总神经,能为临床诊治提供影像学资料,可为手术治疗方案提供参考依据。

腓总神经损伤的中医病因病机复杂,通常按"伤筋""痹证""痿证"等进行讨论,亦合而论之。"伤筋"多由外伤所致,如跌打损伤、烧伤烫伤、金刃损伤、强力压拉等导致气滞血瘀,经络不通。《金匮要略·脏腑经络先后病脉证》指出"千般灾难,不越三条……三者,房室、金刃、虫兽所伤,从凡详之,病由都尽"。《医林改错》提到"夫金疮愈已后,肌肉充满,不得屈伸者,此由伤绝经筋,荣卫不得循行也"。《理伤续断方》提及"扑打伤损,骨碎筋断……筋萎力乏,左瘫右疾,手足缓弱"。由于肢体"伤筋",筋脉失于濡养,出现肌体麻木、疼痛等感觉障碍。"痹证"

多为正虚卫外不固、感受风寒湿等外邪或痰瘀产物留滞经络所致。《景岳全书》提出"痹者闭也,为气血为邪所闭,不得通行而病也"。《素问·痹论》指出"痹在于骨则重,在于脉则血凝而不流,在于筋则屈而不伸,在于肉则不仁,在于皮则寒"。《素问·长刺节论》提及"病在筋,筋挛节痛,不可行,名为筋痹"。这些观点阐述"痹症"的常见病机是气血运行不畅。由于长时间气血不和,可引起瘀结,经脉失养,神经受压,出现疼痛、肌肉萎缩等感觉与运动功能障碍。"痿证"多由先天不足、后天失养、饮食劳倦、久病体虚以及外感温热毒邪等使五脏虚损、气血津液亏耗、肌肉筋脉失其濡养所致。《素问·生气通天论》提及"因于湿,首如裹,湿热不攘……大筋软短,小筋弛长,软短为拘,弛长为痿"。《诸病源候论》提及"风入于夹口之筋也,足阳明之筋……而风因乘之,使其筋偏急不调……"这些医著指出外邪可引起"痿证",表现为肢体筋脉弛长、肌肉萎缩无力,甚至瘫痪。《医宗金鉴》中"阳明无病不能成痿"强调脾胃脏腑亏损对"痿证"的影响,由于脾主升清、主运化、主肌肉。若脾胃亏虚,脾气升清受阻,气血生化无源,肌肉无以温煦,则四肢麻木不仁。《素问·脉要精微论》《金匮要略》提及肾精亏损对"痿证"的影响,指出"腰者,肾之府,转摇不能,肾将惫矣""骨伤则痿",由于肾主骨,筋附于骨,肾对筋骨有充养作用。若肾精亏虚,无以主骨养筋,会使骨软麻木、经络不通、筋脉失养等,造成痿病。

　　下肢前侧常用腧穴见图 4-4。腧穴主要使用足三里、阳陵泉、解溪、悬钟、太冲、丘墟、环跳。足三里为足阳明经合穴,能补益脾胃、调和气血、疏经通络;阳陵泉为胆经合穴,八会穴之筋会,具有疏筋利节,强筋骨的作用,是治疗筋病的要穴;解溪为胃经经穴,能够激发阳明经经气、舒筋活络,主治下肢痿痹、足下垂;悬钟为八会穴之髓会,能益髓壮骨、通经活络;太冲为肝经原穴,肝在体合筋,太冲穴具有疏肝理气、调经合血、舒筋活络的作用;丘墟为胆经原穴,具有疏肝利胆、舒筋利节的作用,用于下肢痿痹、足蹙不行;环跳为足少阳与足太阳经之会穴,具有通经活络、强健腰腿的作用。此外值得注意的是,以上穴位除环跳外,余穴的解剖位置均与腓总神经或其分支有关,尤其阳

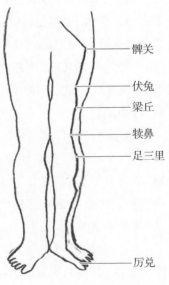

图 4-4　下肢前侧常用腧穴

髀关

伏兔
梁丘

犊鼻

足三里

厉兑

陵泉正当腓总神经分为腓浅、腓深神经的分支处。环跳穴深部为坐骨神经,而腓总神经恰由坐骨神经分出。

针灸治疗腓总神经损伤所用经穴主要集中在足三阳经,其中又以足少阳胆经和足阳明胃经为主。足少阳胆经在下肢沿大腿外侧下行经外踝前绕至足背,足阳明胃经在下肢经下肢外侧前缘止于足趾,二者均循行经过腓总神经损伤规律。腓总神经损伤属"痿证"范畴,《素问·痿论》提出"治痿独取阳明"原则,以足阳明胃经为多气多血之经,又主润宗筋,取之能补益气血,通利关节,气血充足则筋肉得养,而痿病自除。足三里与阳陵泉相配是最常见的配伍形式,两者各为阳明、少阳经合穴,合穴位于肘膝关节附近,经气充盛且入合于脏腑,两穴相配,激发阳明、少阳经经气,共奏补益气血、舒筋利节之功,有益于足痿恢复。从选用腧穴的分类来看,在针灸治疗腓总神经损伤中,特定穴的使用占总频次明显高于非特定穴;并且腧穴使用频次最高的为足三里、阳陵泉、解溪、悬钟、太冲均为特定穴,可见特定穴在针灸治疗腓总神经损伤中具有重要作用,为各医家所重视[1]。

【病案举隅】

患者,男,35岁,因施工摔伤致左髋部骨折,行左股骨粗隆间骨折内固定术,查左足不能主动背伸、外翻、小腿外侧和足背皮肤感觉消失,肌电图显示左腓总神经受损伤。治疗方法:足三里、阳陵泉、解溪、悬钟、太冲、丘墟、环跳针刺。功能训练:单腿下蹲起立,以患肢为支撑点,支撑全身做下蹲起立,以加强肌肉的力量。电针灸取上述穴位每日1次,每次30min,10次为1个疗程,共计7个疗程,左足背伸屈功能、外翻、小腿外侧和足背皮肤感觉基本恢复。后嘱其加强功能训练,半年后随访功能恢复良好,无后遗症。

【小结】

腓总神经损伤通常按"痹证""痿证"进行治疗,采用足少阳胆经和足阳明胃经为主,二者均循行经过腓总神经损伤规律。《素问·痿论》提出"治痿独取阳明"原则,以足阳明胃经为多气多血之经,通利关节,气血充足则筋肉得养,而痿病自除。注意在治疗过程中保护机体正气,保持气血充盈。

【参考文献】

[1] 吴珍铠,朱雪飞,吴巧红.基于数据挖掘的针灸治疗腓总神经损伤选穴规律研究[J].按摩与康复医学,2017,8(1):35-37.

八、下肢静脉曲张

【病因病机治法】

下肢静脉曲张是周围血管病中最常见的疾病之一,好发于长久站立工作者、怀孕妇女、体力劳动者或久坐少动者。下肢静脉曲张的发病率逐年增长,按血流动力学变化,可将下肢静脉曲张分为血液倒流性和回流障碍性两大类,前者主要为静脉瓣膜关闭不全而导致血液倒流,后者则为静脉回流受阻而引起。下肢静脉曲张的临床表现主要是下肢不同程度的浅静脉的曲张,其次为患肢肿胀、胀痛、酸胀或沉重感,小腿下段和踝部皮肤的营养障碍性病变,包括皮肤瘙痒、湿疹、皮炎、色素沉着和溃疡形成等。临床表现为肉眼可见的下肢静脉曲张,尚未出现皮肤改变及破溃,主要以非手术的方式治疗。西医治疗以改善静脉功能的药物口服为主。

下肢静脉曲张相当于中医学"筋瘤""臁疮"等范畴。《外科正宗》云:"筋瘤者,坚而色紫,垒垒青筋,盘曲甚者结若蚯蚓",描述了其未破溃时的典型表现。日久可并发血栓性浅静脉炎,皮下可触及红肿索条状,明显疼痛,皮温升高,谓之"青蛇毒"。后期出现下肢溃疡,中医谓之"臁疮""裤口疮""裙边疮""烂腿"等。《外科正宗·臁疮论第七十四》云:"臁疮者,风热湿毒相聚而成,有新久之别,内外之殊。新者只用三香膏,乳香法纸贴之自愈。外臁多服四生丸,内臁多服肾气丸妙。"阐述了臁疮的病因病机及分期治法,强调了内外兼治。

中医学从整体观念出发,此病多为禀赋不足,后天失养,其本质为全身性体质偏差出现的下肢局部问题。此患者常伴有动则乏力、不耐疲劳、纳食欠馨、食后腹胀、大便多溏、下肢易肿、舌有齿痕、苔多厚腻、脉细尺弱等全身症状。体质状态常以脾肾不足、气虚湿阻为主,治法上以健脾补肾、补气除湿为主。可内服中药(如:逆流挽舟方、补气举陷方),配合冬季膏方整体调理,起到改善体质,减轻症状,延缓发展的作用。

具体疗法有 6 种:

(1)针刺放血疗法:行针前为患者做好宣教,消除患者的紧张情绪。患者取坐位,充分暴露患侧下肢,在瘀络上方约 10cm 处扎止血带,在患侧腿部血管充盈或怒张、结聚成团块状部位做好标记,用聚维酮碘消毒,取出备用状态的三棱针,快速刺破曲张静脉,深 2~5mm,速进速出,勿按压,即有黑色血液顺针孔流出,"血变而止",根据患者情况选取多个针刺点(4～5个)。注意事项:① 注意无痛针刺手法的运用,速刺疾出,减少患者痛苦;② 出血不畅时,可在点刺部位拔火罐以促血外出;③ 待血色变红后自然止血,止血后用 75％乙醇棉球擦拭针孔,若有必要,可加压包扎针孔;④ 嘱咐患者保持局部清洁,避免感染,24h 内不可洗澡。⑤ 每次治疗放血量以 20～30mL 为宜。每周 2 次,共治疗 2 个月。

静脉曲张是由于血液淤滞、红细胞聚集性强,静脉回流不畅导致静脉壁压力增大,从而导致静脉壁代偿性增厚,结缔组织不断增生附着在静脉壁上,静脉壁受压随之扩张变薄或者增生变厚,形成表浅皮下团状淤阻静脉。这些病变导致静脉回流受阻,使血液淤积在下肢静脉中,下肢静脉压随之升高,含氧量降低,毛细血管通透性增加,从而导致物质交换紊乱,使各种营养物质外渗,造成纤维增生和色素沉着,引发溃疡等多种并发症。下肢静脉曲张在中医学属于"筋瘤""脉痹"等范畴,本病多由湿、瘀致气血运行不畅、脉络瘀阻,从而引起筋脉过度充盈。辨证为气滞血瘀证者,治疗当以活血化瘀、理气散结为主;湿热下注者应清热利湿、活血通络为主;气血两虚者应以益气养血、活血利湿为主。针刺放血疗法可祛除脉中瘀血,理通经络、调节气血、化瘀生新,可有效控制下肢静脉曲张症状,具有减轻静脉功能损害的作用。

(2)毫针治疗:取穴为环跳、足三里、阴陵泉。方法可用三穴针感均传至足部,行平补平泻法。留针 30min,中间运行 3 次,每日 1 次。

(3)三棱针治疗:取穴为瘀血局部。方法可用三棱针在怒张结曲的静脉上围刺或排刺放血,隔日 1 次。

(4)芒针治疗:取穴为阴包、漏谷、足三里为主,配以脾关、三阴交、阴廉。方法可选用 31 号 5 寸长芒针 1 根,将针缓缓捻进,一般深度达 3 寸左右,当针下有轻度感觉时,可增大捻转手法,使酸、麻、胀感觉扩散到全腿内侧后则将针提出。

(5)火针治疗:在突起的静脉曲张局部用火针点刺后,局部拔罐,会有瘀血拔出。

(6)艾灸疗法:取穴为足三里、绝骨、上巨虚、下巨虚、破溃局部。方法:用艾灸器或艾条灸,每穴灸 4～5min,以局部皮肤红晕为度,破溃处施灸以糜烂发干为度,每日 1 次。

【病案举隅】

患者,男,58 岁,2019 年 5 月 13 日来诊。诉双小腿青筋显露、胀痛、沉重多年,行走加重。曾去过多家大医院就诊,吃过活血化瘀的中药,吃过地奥司明等改善血液循环障碍的西药,穿过弹力袜,但都少效。查双下肢小腿青筋显露,静脉怒张、迂曲,呈条索块状,出现"青筋凸起"。平时两小腿胀痛,有沉重感,尤其是走路走多了时症状加重。素体脾胃虚弱,食纳少,神疲乏力,经常有腹泻,每天大便2次以上。舌淡暗、苔薄白,脉细涩。以益气通脉、活血化瘀为治疗原则。取百会、合谷、血海、足三里、委中、三阴交、太冲等穴,毫针刺,加电针,用疏密波治疗30min。拔针后,进行刺络放血。严格消毒后,三棱针点刺曲张之静脉放血。刺入曲张之静脉壁,迅速将针退出,血管中瘀血由针孔中自行向外喷出,像抽水机在抽水,血液呈黑褐色,持续40s左右,喷血自行停止,用止血钳压迫针孔周围血管,使瘀血顺利排出。治疗后患者静脉曲张明显减轻,腿部酸胀疼痛、沉重感等症状缓解。

【小结】

既往治疗该病采取穿弹力袜或用弹力绷带,使曲张静脉处于萎瘪状态的方法,治标不治本;手术治疗痛苦较大,多数患者不愿接受。本病病机多为气滞血瘀,火针点刺局部,可直接使恶血出尽,祛瘀而生新,新血生成,血脉得以畅通,血管弹性得到恢复,临床效果颇佳。